实用临床心电图学

主　编　李　保　郭五一
副主编　仵施政　杨晓静
编　委　李　保　郭五一　仵施政
　　　　杨晓静　王素琴　李　芳
主　审　王红宇

科学技术文献出版社
SCIENTIFIC AND TECHNICAL DOCUMENTATION PRESS
·北京·

(京)新登字 130 号

内 容 简 介

本书第一～第六章是心电图初学者易接受的内容,将更深一层次的心电图波形及形成理论放在后面章节结合临床积累的心电图图例进行详述。第七章～第二十章,包括有心肌缺血、心律失常、心动过速等原发性心电疾病心电图,与疾病相关的心电图改变等内容,从基本知识、图形特点、心电图诊断及鉴别诊断等要点做既详细又扼要的介绍。适合各层次临床医师作为掌握心电图技术专业参考。

科学技术文献出版社是国家科学技术部系统惟一一家中央级综合性科技出版机构,我们所有的努力都是为了使您增长知识和才干。

主编简介

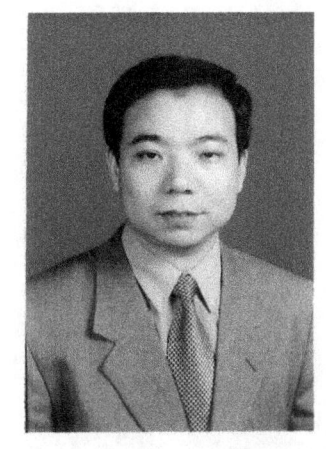

李保,男,1963年出生,医学博士、硕士生导师,享受国务院特贴专家。现任山西省心血管病医院副院长,心血管疾病研究所副所长,心内科主任、主任医师。兼任中华医学会心血管病专业委员会青年委员,中国医师协会心血管内科分会委员,中华医学会心血管学会委员,山西省心血管疾病防治办公室主任,山西省心血管病专业委员会副主任委员,山西省介入心脏病学组组长,山西省卫生厅医疗质量控制中心心血管疾病介入诊疗质控部主任,山西省心血管病学专业委员会心脏介入学组组长,中华医学会山西分会理事,山西省医师协会常务理事。还兼任《中国心血管杂志》,《中国心血管病研究》编委。发表论文50余篇。率先在山西省开展了冠心病的介入性治疗,主持完成卫生部优秀青年科研基金项目一项,山西省科技攻关项目二项,省自然科学基金项目一项,分获山西省科技进步二等奖四项。先后获"卫生部有突出贡献中青年专家","全国技术创新能手","中国青年科技创新奖","全国五一劳动奖章","全国医德标兵","山西省科技奉献一等奖"等殊荣。

序

　　心电图的发展经历了上百年的历史，随着医学科学的不断发展与进步，近年来一些新的检查技术和方法不断推陈出新，使心血管疾病的诊治水平提高到新的水准。尽管如此，心电图检查依然是最基础、最简便、最快捷、最准确的诊断心电变化的检查方法，同时也是各级医疗机构实践工作中极为重要和必备的使用工具。通过临床不断的充实、完善和更新，心电检查已发展成多种系列的综合检查方法，并且成为心血管疾病诊疗中不可替代的检查手段。

　　近年来关于心电图方面的书籍很多，但在心电图与临床两者有机结合方面尚有欠缺，尤其是在鉴别诊断运动心电图与介入检查、治疗、预防保健等方面表现得尤为突出。而本书正是具有这一优势。

　　本书从临床实际需要出发，对部分心电系列的检查方法、诊断标准及临床应用作了较系统全面的介绍，是一本具有较强的基础性、专业性、系统性、全面性的实用书籍，供临床医师、心电专业技术人员及医学院校师生参考。

　　本书在编写的过程中，由于客观原因难免会出现一些不足之处，请各位专家、读者不吝赐教，惠予指正。

目 录

第一章 心脏的解剖生理 ……………………………………………………………… (1)
一、心脏的解剖 ………………………………………………………………………… (1)
二、心脏的生理特性 …………………………………………………………………… (4)

第二章 心脏的电生理基础 …………………………………………………………… (7)
一、心肌细胞动作电位与时相 ………………………………………………………… (7)
二、心肌细胞动作电位与心电图关系 ………………………………………………… (8)

第三章 心电图产生的原理 …………………………………………………………… (11)
一、容积导体 …………………………………………………………………………… (11)
二、心电向量 …………………………………………………………………………… (11)
三、心电图 ……………………………………………………………………………… (12)
四、体表心电图及记录方法 …………………………………………………………… (12)

第四章 心电图导联 …………………………………………………………………… (13)
一、常用导联 …………………………………………………………………………… (13)
二、附加导联 …………………………………………………………………………… (15)
三、爱氏三角定律和六轴系统 ………………………………………………………… (17)

第五章 平均心电轴及心电位 ………………………………………………………… (19)
一、平均心电轴 ………………………………………………………………………… (19)
二、心电位 ……………………………………………………………………………… (22)

第六章 正常心电图 …………………………………………………………………… (23)
一、心电图的测量方法 ………………………………………………………………… (23)
二、心率的测量 ………………………………………………………………………… (24)
三、正常心电图各波间期的形态、时间及电压 ……………………………………… (26)
四、影响正常心电图波形的生理因素 ………………………………………………… (29)
五、影响正常心电图的技术因素 ……………………………………………………… (31)

第七章 房室肥大的心电图诊断 ……………………………………………………… (34)
一、心房肥大 …………………………………………………………………………… (34)
二、心室肥大 …………………………………………………………………………… (36)
三、小儿心房、心室肥大 ……………………………………………………………… (40)

第八章 冠状动脉供血不足 …………………………………………………………… (43)
一、慢性冠状动脉供血不足 …………………………………………………………… (43)
二、急性冠状动脉供血不足 …………………………………………………………… (45)

三、变异性心绞痛 ……………………………………………………………… (46)

第九章 心肌梗死的心电图表现 ………………………………………………… (49)
  一、概述 …………………………………………………………………………… (49)
  二、心肌梗死心电图发生原理 …………………………………………………… (49)
  三、急性心肌梗死再灌注治疗与心电图改变 …………………………………… (51)
  四、急性心肌梗死的分期及演变过程 …………………………………………… (51)
  五、心肌梗死的定位及心电图诊断 ……………………………………………… (53)
  六、特殊心肌梗死的特征 ………………………………………………………… (54)
  七、非梗死性 Q 波急性心肌梗死的心电图诊断 ………………………………… (55)
  八、非梗死性 Q 波心电图鉴别诊断 ……………………………………………… (55)
  九、冠心病与心律失常 …………………………………………………………… (56)

第十章 常见心脏病的心电图表现 ……………………………………………… (57)
  一、先天性心脏病心电图改变 …………………………………………………… (57)
  二、后天性心脏病 ………………………………………………………………… (62)

第十一章 药物及电解质紊乱对心电图的影响 ………………………………… (69)
  一、药物影响的心电图变化 ……………………………………………………… (69)
  二、常见电解质紊乱对心电图的影响 …………………………………………… (74)

第十二章 心律失常总论 ………………………………………………………… (79)
  一、心律失常的概述 ……………………………………………………………… (79)
  二、心律失常的分类 ……………………………………………………………… (79)
  三、心律失常对血流动力学的影响 ……………………………………………… (80)
  四、心电图梯形图的应用 ………………………………………………………… (80)

第十三章 窦性心律与窦性心律失常 …………………………………………… (84)
  一、正常窦性心律 ………………………………………………………………… (84)
  二、窦性心动过速 ………………………………………………………………… (84)
  三、窦性心动过缓 ………………………………………………………………… (86)
  四、窦性心律不齐 ………………………………………………………………… (86)
  五、窦房结内游走性心律 ………………………………………………………… (89)
  六、窦性静止或窦性停搏 ………………………………………………………… (89)
  七、病态窦房结综合征 …………………………………………………………… (90)

第十四章 逸搏与逸搏心律 ……………………………………………………… (93)
  一、逸搏 …………………………………………………………………………… (93)
  二、逸搏心律 ……………………………………………………………………… (96)
  三、过缓的逸搏及逸搏心律 ……………………………………………………… (100)
  四、加速的逸搏心律（非阵发性心动过速）……………………………………… (101)

第十五章 心律失常中的特殊现象 ……………………………………………… (108)
  一、干扰与脱节 …………………………………………………………………… (108)

- 二、折返现象 ……………………………………………………………… (110)
- 三、文氏现象 ……………………………………………………………… (115)
- 四、魏登斯基现象和超常传导 …………………………………………… (117)
- 五、差异性传导 …………………………………………………………… (118)
- 六、隐匿性传导 …………………………………………………………… (121)
- 七、多层传导阻滞现象 …………………………………………………… (123)
- 八、房室传导系统内的多径路传导现象 ………………………………… (123)
- 九、单向阻滞与外出阻滞 ………………………………………………… (125)
- 十、频率依赖型传导阻滞 ………………………………………………… (127)

第十六章 期前收缩 ……………………………………………………… (130)
- 一、期前收缩产生原因 …………………………………………………… (130)
- 二、期前收缩发生机理 …………………………………………………… (131)
- 三、窦性期前收缩 ………………………………………………………… (131)
- 四、房性过早搏动 ………………………………………………………… (131)
- 五、房室交界性期前收缩 ………………………………………………… (138)
- 六、室性期前收缩 ………………………………………………………… (140)
- 七、期前收缩的临床意义 ………………………………………………… (148)

第十七章 异位节律性心动过速 ………………………………………… (149)
- 一、总论 …………………………………………………………………… (149)
- 二、阵发性房性心动过速 ………………………………………………… (150)
- 三、阵发性房室交界性心动过速 ………………………………………… (151)
- 四、阵发性室性心动过速 ………………………………………………… (156)
- 五、QRS宽大畸形的心动过速鉴别诊断 ………………………………… (160)
- 六、阵发性心动过速的临床意义 ………………………………………… (161)

第十八章 扑动与颤动 …………………………………………………… (163)
- 一、心房扑动与心房颤动的发生机理 …………………………………… (163)
- 二、心房扑动 ……………………………………………………………… (164)
- 三、心房颤动 ……………………………………………………………… (168)
- 四、心室扑动与心室颤动 ………………………………………………… (172)

第十九章 心脏传导阻滞 ………………………………………………… (177)
- 一、传导阻滞总论 ………………………………………………………… (177)
- 二、窦房传导阻滞 ………………………………………………………… (178)
- 三、房内传导阻滞 ………………………………………………………… (181)
- 四、房室传导阻滞 ………………………………………………………… (182)
- 五、束支传导阻滞 ………………………………………………………… (190)
- 六、左束支分支传导阻滞 ………………………………………………… (196)
- 七、双束支、三分支传导阻滞 …………………………………………… (199)

第二十章 预激综合征 (204)
一、预激综合征的发生原理 (204)
二、各型预激综合征心电图特征 (206)
三、预激综合征与临床 (208)

第二十一章 心电图负荷试验 (211)
一、概述 (211)
二、运动能力的测试与评定 (213)

第二十二章 各系统常见疾病的心电图 (220)
一、脑-心综合征 (220)
二、肺部疾病心电图 (220)
三、消化系统疾病的心电图改变 (220)
四、内分泌系统疾病的心电图改变 (221)
五、代谢性疾病心电图改变 (221)
六、家族性高血脂症 (221)
七、感染性疾病心电图改变 (222)
八、中毒性疾病心电图改变 (222)
九、手术与心脏 (222)

第二十三章 急性冠脉综合征与心电图关系 (225)
一、发生机理 (225)
二、心电图特征 (226)
三、ACS的临床意义及治疗 (227)

附录 心电系列检查与诊断的正常参考 (291)

主要参考书目 (301)

第一章 心脏的解剖生理

一、心脏的解剖

(一)心脏的结构

心脏在胸腔内,位于纵隔的前下部,膈肌之上,两肺之间,外裹心包,约 2/3 位于前正中矢状切面的左侧,1/3 位于正中线的右侧。上方有出入心脏的大血管,下方有膈,两侧将纵隔分为胸膜与肺,后方邻近左主支气管、食管、左迷走神经,胸主动脉和 5～8 胸椎;前方被肺和胸膜所覆盖。

心脏近似前后略扁倒置的圆锥体,大小似本人的拳头,心尖朝向左前下方,圆钝,游离壁由左心室构成,其体表投影在胸骨左缘第 5 肋间隙,并与大血管相连,其体表投影位于第五至第八胸椎水平,锁骨中线内侧约 1～2cm 处;心底朝向右后上方,大部分由左心房,小部分由右心房构成。

(二)心脏各腔

心脏是一个中空的肌性器官,共有四个腔,分别为右心房、右心室、左心房、左心室。心腔被间隔即房、室间隔分为左、右两半。房间隔分隔左、右心房,室间隔分隔左、右心室。正常心脏左右两半互不相通,以此保证体循环与肺循环的正常运行。右心房壁厚 2mm,位于心脏右上部分。前方为固有心房,后方为腔静脉窦两部分。右心室壁厚 3～4mm,室壁上有一方形隆起称室上嵴。将室腔分为窦部(流入道)和漏斗部(流出道)两部分。左心房,壁厚 2～3mm,构成心底大部分,左心室壁厚 9～12mm,约为右心室的 3 倍,构成心尖和心左缘(图 1-1)。

(三)心壁的构造

心壁由心内膜、心肌层和心外膜构成。

(1)心内膜位于各心腔的内面,为一层光滑的薄膜,由内皮组织及结缔组织构成,与血管的内膜相延续。在房室口及动脉口处折叠形成心瓣膜。

(2)心肌层,大部分由心肌纤维构成。心房肌较薄,约 2～3mm。心室肌较厚,左心室肌最厚,约 12～15mm,大约为右心室的 3 倍。心房肌与心室肌被左右房室口周围的纤维环相隔,因此,心房与心室并不直接相通,所以,心房兴奋只能通过心脏的传导系统传入心室肌引起兴奋。

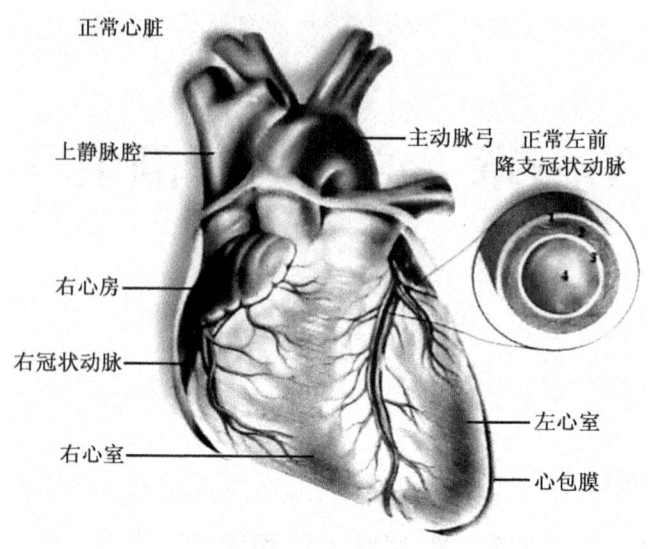

图 1-1　心脏解剖示意图

(3) 心外膜，被覆于心肌层和大血管根部的表面，为透明光滑的浆膜，为浆膜心包的脏层。成人心外膜较心内膜厚，内含有血管及脂肪组织。

(4) 房间隔和室间隔

房间隔由心内膜、少量心肌和结缔组织构成。厚度 1～4mm。室间隔较厚，由心肌和心内膜构成。

(四) 心脏的传导系统

心脏的传导系统主要由特殊分化的心肌细胞组成，它形成结或束位于心壁内，具有产生兴奋性、传导性和维持正常节律性搏动的功能，包括窦房结、房室结、房室束及其分支。

1. 窦房结

呈长椭圆形，分头、体、尾三个部分，大小约 15mm×5mm×1.5mm，是心脏的正常起搏点，位于上腔静脉与右心房交界处，表面不易辨认，窦房结主要受右侧交感神经和副交感神经支配，其内部儿茶酚胺含量最高，若刺激交感神经可引起心率加快；刺激副交感神经，可引起心率减慢。

2. 房室结

呈扁椭圆形，大小约 6mm×3mm×1mm，位于冠状窦口与右房室口之间，冠状窦口的前上方与结的前下方续为房室束，窦房结主要功能为传导性，通过前、中、后三条结间束保证心房向心室的传导。

3. 房室束

又称希氏束，是连接心房和心室的唯一通路，分为前、中、后三条。

正常情况下，房室束是心房与心室间兴奋性传导的唯一路径。但是少数人除房室束外，尚有副传导束(旁路)，提前收缩，可产生心律失常或心动过速。

4. 左右束支

(1)右束支,呈单一细长的圆索状,起源于房室束末端,沿室间隔右侧心内膜深面下行,分成扇形构成蒲肯野纤维,右心室乳头肌和心肌细胞相连。因右束支细长,临床上常易发生右束支传导阻滞现象。

(2)左束支,呈扁带状,沿室间隔左侧心内膜深面走行,在室间隔上1/3交界处分为左前分支和左后分支,多数两支间相互交织又形成蒲肯野纤维网,其末端与左心室前、后乳头肌和室壁的心肌细胞相连。

5. 蒲肯野纤维网

由该网发出的纤维进入心肌,在心肌内形成肌内蒲氏纤维网。

房室束、左右束支和蒲氏纤维网的功能是把心房的兴奋迅速传导到心室的过程。

6. 副传导束共有三条(图1-2)

(1)Kent束。肯特束多位于左房室处,是连接心房和心室肌束。

(2)James束。杰姆束是部分后结间束绕房室结后边连接于房室结下端或房室束。

(3)Mahiam束。马海姆束是连接房室结、房室束和左、右束支,到达室间隔心肌。

一般情况下,窦房结自律性和兴奋性频率最高,依次传导→心房肌→房室结→房室束→左、右束支→心室肌,引起心肌收缩。

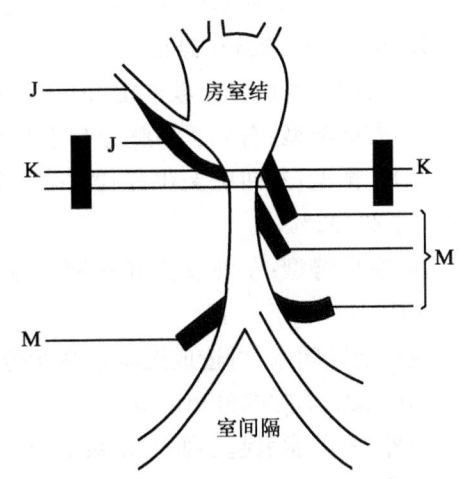

图1-2 副传导束
(1)J=James束(杰姆束) (2)K=Kent束(肯特束)
(3)M=Mahim束(马海姆束)

(五)心脏的血管和血液供应

动脉

心脏的动脉供血主要来自左、右冠状动脉,它们均起源于升主动脉并发出小的分支。

1. 右冠状动脉

始于主动脉右窦,进入冠状沟向右后行,在房室交界处分为后室间支和左室后支。

右冠状动脉的主要分支有:

(1)窦房结支:约60%起始于右冠状动脉近端1~2cm内,沿右心耳走向上腔静脉分布于窦房结。

(2)动脉圆锥支:分布于动脉圆锥上部与前降支吻合。

(3)右室前支:约为2~3支,较粗大,分布于右心室前壁。

(4)右缘支:较恒定,沿心下缘左行,分布于附近心室壁。

(5)后室间支:较粗,沿后室间沟走行,分布于两侧的心室壁和室间隔后1/3部。

(6)左室后支:左行,分布于左心室膈壁的右侧部和后乳头肌。

右冠状动脉分布于右心房、右心室、室间隔后1/3,部分左心室膈壁、窦房结和房室结。

2. 左冠状动脉

起于主动脉左窦,在肺动脉干和左心耳之间左行,分为前降支(前室间支)和回旋支(旋支)。

(1)前降支:沿前室间沟走行,绕心尖部切迹至后室间隔,与右冠状动脉的后室间支吻合。分布于左、右心室前壁和室间隔前2/3。

主要分支有:①动脉圆锥支;②左室前支,细小3~4支;③右室前支,细小3~4支;④室间隔支,多为12~17支,分布于室间隔前2/3。

(2)回旋支:沿冠状沟左行,绕过左心缘至左心室膈面,分为左缘支、左室后支、窦房结支。

3. 冠状动脉的分布类型

左、右冠状动脉分布较恒定,但在膈面分布范围变化较大,根据分布区域大小分为三型。

(1)右优势型:右冠状动脉分布于右心室膈面和左心室膈面的一部分,占71.35%。

(2)均衡型:左回旋支和右冠状动脉分别分布于左、右心室膈面的一部分,相互融汇至后室间沟,占22.92%。

(3)左优势型:左回旋支和右冠状动脉分别分布于左心室膈面和右心室膈面的一部分,占5.73%。

冠状动脉闭塞,可造成冠状动脉所分布区域的心肌缺血、坏死,病人发生心肌梗死,梗死范围基本同冠状动脉的分布区域。

另外,还可能引起心脏传导系统功能障碍,导致恶性心律失常的发生等。

静脉

心脏的静脉血大部汇集到冠状窦,然后再流入右心房。冠状静脉的主要分支有心大静脉、心中静脉、心小静脉。心大静脉与前室间支伴行,向后上流入左冠状窦;心中静脉与后室间支伴行,流入右冠状窦;心小静脉在冠状沟内与右冠状动脉伴行,向左流入右冠状窦。

二、心脏的生理特性

心脏电生理特性具有兴奋性、传导性、自律性和收缩性四种。

(一)兴奋性

是指心肌细胞受到刺激时产生兴奋的能力。衡量心肌兴奋性高低的标准是刺激阈值。阈值高兴奋性低。反之,阈值低兴奋性高。

1. 影响兴奋性的因素

(1)静息电位或最大复极电位的水平:如果阈电位水平不变,而静息电位或最大复极电位的绝对值增大时,和阈电位之间的差距加大,所引起兴奋的刺激强度就需增大,表示兴奋性降低。反之,表示兴奋性增高。

(2)阈电位的水平:如静息电位或最大复极电位不变,而阈电位水平增高时,两者之间的差距增大,引起兴奋所需刺激强度增大,表示兴奋性降低。反之,兴奋性增大。

(3) 引起 0 期去极化的离子通道性状：处于静息状态的 Na^+ 通道数量越多，膜的兴奋性就越高；反之，进入失活状态的通道数量增多时，兴奋的阈值就增高，膜的兴奋性随之降低，当全部 Na^+ 通道由静息状态进入失活状态后，膜的兴奋性就丧失。静息电位的变化是一个相对缓慢的过程，因此，当静息电位减小到一定程度时，就会有部分 Na^+ 通道不经激活而直接进入失活状态。引起兴奋阈值的增高和兴奋性的降低。

2. 兴奋性的周期性变化

是膜上的离子通道由静息状态经历激活、失活、复活等过程。

(1) 有效不应期：心肌细胞受到刺激发生兴奋时，从动作电位的 0 期开始到 3 期复极化至 $-55mV$，这段期间内，膜的兴奋性完全丧失，即对任何强度的刺激不能产生任何程度的去极化反应，这个时期称为绝对不应期。3 期复极化过程中在膜电位 $-55\sim-60mV$ 时间段内，如果给一足够强度的刺激，肌膜可以产生局部的去极化反应，但仍不能发生动作电位，这个时期称为局部反应期。因此，将这段时间又称为有效不应期。

(2) 相对不应期：3 期膜电位复极化过程中，膜电位为 $-60\sim-80mV$ 时，如给予心肌细胞一个阈刺激，仍不能产生新的动作电位；如给予一个阈上刺激，可能产生一次新的动作电位。这段时间称相对不应期。

(3) 超常期：3 期复极化过程中，膜内电位从 $-80\sim-90mV$，这段时间内已恢复，Na^+ 通道已恢复至静息状态，而膜电位的绝对值小于静息电位，与阈电位间的差距较小，因此，这时给予心肌一个阈下刺激，就可引起一个新的动作电位，表明心肌的兴奋性高于正常，故这段时间称为超常期。但所产生的动作电位，去极化的幅度和速率都比正常动作电位小，时程短，兴奋的传导速度也比较慢。

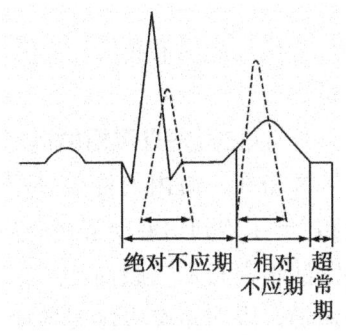

图 1-3 心房及心室易颤期

3. 兴奋性的周期性变化与收缩活动的关系

心肌有效不应期特别长，当下次窦房结兴奋到达之前，心室受到一次外来的刺激，可产生一次提前的兴奋和收缩，称为期前兴奋和期前收缩。在一次期前收缩后，往往会出现一段较长的心室舒张期，称为代偿间歇，然后再恢复窦性心律。

(二) 自律性

心肌组织能在没有外来刺激的情况下，自动地发出节律性兴奋的特点，称为自动节律性。

1. 心脏的起搏点

窦房结细胞的自律性兴奋的频率最高（60~100 次/min），末梢蒲肯野纤维网的自律性最低（约 25 次/min），而交界区（约 50 次/min、房室束（约 40 次/min）的自律性介于二者之间。

正常情况下，窦房结的自律兴奋频率最高，它产生的节律性向外扩展，依次激动心房肌、房室交界区及房室束、心室内传导组织和心室肌，引起整个心脏的节律性兴奋和收缩，称为正常起搏点。

在病理情况下，窦房结的兴奋因传导阻滞而不能控制其他自律组织的活动，或窦房结以外组织自律性的增高,心房或心室就受到自律性最高的部位发出的兴奋节律支配而搏动,这些部位称为异位起搏点。

窦房结对潜在起搏点的控制,可通过以下两种方式实现:

(1)抢先占领。

(2)超速抑制。

2. 影响自律性的因素

(1)迷走神经兴奋时释放的递质乙酰胆碱可使窦房结自律细胞膜上的K^+通道开放概率增高,故在复极3期,K^+的外流增加,导致最大复极电位的绝对值增大,因此自动兴奋的频率降低,心率减慢。

(2)交感神经:交感神经兴奋时释放递质儿茶酚胺,可以增强窦房结的I_I和I_{CaT},加快4期自动去极化的速率,使自动兴奋的频率增高,心率加快。

(三)传导性

心肌细胞具有传导兴奋的能力,称为传导性。传导性的高低可用兴奋性的传播速度来衡量。

1. 心脏内兴奋传播的途径和特点

兴奋在心脏内的传播,是通过特殊传导系统进行有序的扩布。沿心房肌组织的"优势传导通路"迅速传到房室交界区,经房室束、左、右束支到蒲肯野纤维网,引起心室肌兴奋,然后通过心室肌将兴奋从内膜向外膜扩散,使整个心室肌兴奋。房室交界区是兴奋心房进入心室的唯一通道。因房室交界区传导速度慢,所以兴奋由心房传到心室要经过房室交界一段延迟,称为房—室延迟。

2. 影响传导的因素

(1)结构因素:细胞的直径与细胞内的电阻呈反比关系,直径小的细胞内的电阻大。因此,产生的局部电流小,兴奋的传导速度也较慢。

(2)生理因素:心肌细胞的电生理特性是影响心肌传导性的主要因素。

(李 保 郭五一)

第二章　　心脏的电生理基础

　　心房和心室不停地进行有序、协调的收缩和舒张交替活动，是心脏实现泵血功能、推动血液循环的必要条件，而心肌细胞的动作电位则是触发心肌收缩和泵血的动因。因此，掌握心脏的生物电活动的规律，对理解心肌的生理特性，具有重要的意义。

　　心脏是一个中空的肌性器官，由心内膜、心肌、心外膜组成。可将心肌细胞分成两大类：一是普通心肌细胞，包括心房肌和心室肌。含有丰富的肌纤维，具有兴奋性、传导性和收缩性。这类心肌细胞主要执行收缩功能，故称为工作细胞。二是心脏的特殊传导系统的心肌细胞，主要包括窦房结细胞和蒲肯野细胞，除具有兴奋性、传导性外，还有自律性，所以这类细胞又称为自律细胞，它们的主要功能是产生和传导兴奋，控制整个心脏的节律性活动。心脏的特殊传导系统由不同类型特殊的心肌细胞组成，包括窦房结、房室结、房室束和蒲肯野纤维网。

一、心肌细胞动作电位与时相

工作细胞的跨膜电位及其形成机制

1. 静息电位

　　心室肌细胞的静息电位约为$-90mV$，在静息状态下，心肌细胞膜对K^+的通透性较高，而对其他离子的通透性很低，因此，K^+顺其浓度梯度由膜内向膜外扩散，所达到平衡电位，构成静息电位的主要成分。在心室肌细胞实际测到的静息电位数值是K^+平衡电位，少量Na^+内流和生电性Na^+-K^+泵活动的综合反映。

2. 动作电位

　　心室肌细胞的动作电位与骨骼肌和神经细胞的明显不同。心室肌细胞动作电位的主要特征在于复极化过程复杂，持续时间很长，动作电位的降支和升支不对称。通常将心室肌动作电位分为0、1、2、3、4期五个成分。

　　(1)除极化过程：心室肌细胞的除极化过程又称为动作电位的0期。在适宜的外来刺激作用下，膜电位由静息状态下的$-90mV$迅速上升到$+30mV$，首先引起部分电压门控式Na^+通道开放和少量Na^+内流，造成细胞膜部分除极化。当除极化达到阈电位水平$-70mV$时，膜上Na^+通道的开放概率明显增加，出现再生性Na^+内流，于是Na^+顺其浓度梯度和电位梯度由膜外快速进入膜内，使膜进一步除极化，膜内电位由原来的负电位向正电位转化，直到接近Na^+的平衡电位。决定0期去极化的Na^+通道是一种快通道，它激活开放和失活关闭的速度都很快。心室肌细胞Na^+通道的特性和骨骼肌及神经细胞的Na^+通道不完全相同。在心脏电生理学中,通常将由快 Na^+ 通道开放引起快速除极化的心肌细胞称为快反应细胞。如心房肌、心室肌及蒲肯野细胞等。它们的动作电位称为快反应动作电位。

(2)复极化过程:复极化过程较慢,历时 200~300ms,包括动作电位的 1、2、3 期三个阶段。

1 期:复极初期,仅出现部分复极,膜内电位由 +30mV 迅速下降至 0mV 左右,历时约 10ms,故 1 期又称为快速复极初期。0 期除极化和 1 期复极化期间膜电位的变化速度很快,在记录的动作电位图形上表现尖峰状,故把这两部分合成为峰电位。

在除极化过程中又发生一过性外向电流的激活,从而使膜电位迅速复极到 2 期(平台期)的电位水平。

I_{to} 的主要离子成分是 K^+,也就是由 K^+ 负载的 I_{to} 是心室肌细胞 1 期复极化的主要原因。

2 期:在 1 期复极膜内电位达到 0mV 左右后,复极化的过程就变得非常缓慢,记录的动作电位图形较平坦,称为平台期,历时 100~150ms。

平台期的形成是由该期间外向电流(K^+ 外流)和内向电流(主要是 Ca^{2+} 内流)同时存在形成的。

平台期的外向离子流是由 K^+ 携带的。I_{K1} 通过对 K^+ 的通透性因膜的除极化而降低的现象称为内向整流,是造成平台期较长的一个重要原因。膜的除极化使另一种 K^+ 通道(I_K)开放,在平台期 K^+ 外流从低水平开始缓慢增加,细胞膜逐渐复极化。

平台期的内向离子流主要是由 Ca^{2+} 和少量的 Na^+ 负载的。

心室肌细胞的 L 型 Ca^{2+} 通道为电压门控通道,主要对 Ca^{2+} 通透,但也允许有少量 Na^+ 通过。L 型 Ca^{2+} 通道称为慢通道,可被 Zn^{2+} 和多种 Ca^{2+} 阻断剂(如维拉帕米等)可阻滞。

3 期:动作电位的 3 期为快速复极期,膜内电位由 0mV 左右较快速的下降至 -90mV,完成整个复极化过程。故 3 期又称为快速复极末期,历时 100~150ms。到 3 期末 I_{K1} 也参与,并使复极化过程加快。

从 0 期除极化开始到 3 期复极化完毕,这段时间就是整个动作电位的时程,约 200~300ms。

4 期:又称为静止期和电舒张期。因在动作电位期间有 Na^+ 和 Ca^{2+} 进入细胞内和 K^+ 流出细胞外,造成细胞内外离子的分布的改变。Ca^{2+} 的主动转运机制,主要是通过细胞膜上的 Na^+-Ca^{2+} 交换体和 Ca^{2+} 泵进行的。Na^+-Ca^{2+} 交换是一种继发性主动转运,其过程也是生理性的,即产生内向电流,也称 Na^+-Ca^{2+} 交换电流。尚有少量的 Ca^{2+} 可通过细胞膜上的 Ca^{2+}-ATP 酶(即 Ca^{2+} 泵)主动排出细胞。

心房肌的细胞也是工作细胞,其动作电位的形状与心室肌细胞的相似,但动作电位的时程较短,历时仅 150ms 左右,可能是因为心房肌细胞膜对 K^+ 通透性较大所致。

二、心肌细胞动作电位与心电图关系

心肌细胞动作电位是采用微电极插入单个细胞内记录动作电位;心电图采用两个电极即正极和负极,放置体表部位记录整个心脏的电活动变化过程。两者共同点是反映了心脏同一

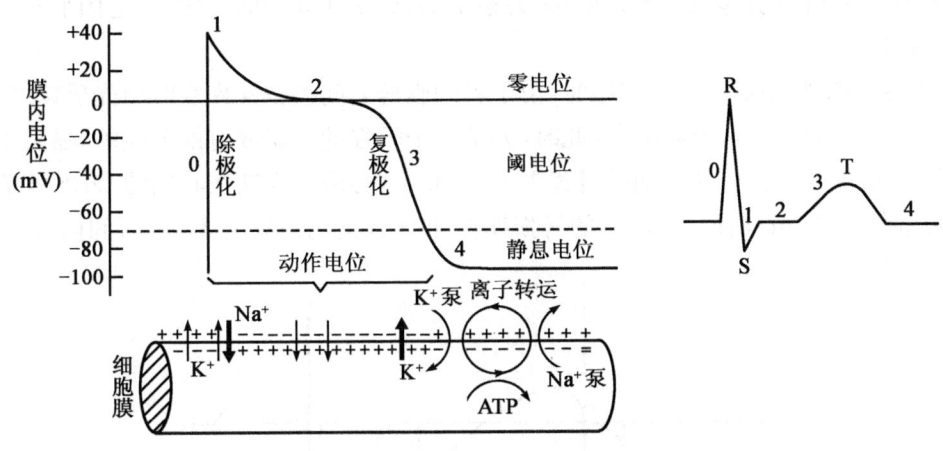

图 2-1 心肌细胞动作电位与心电图关系

兴奋过程,在时间上有显著的对应关系(图 2-1)。

心肌细胞在除极和复极的过程中,随着电位差值的不同,对接受外来刺激的反应有所不同(图 2-2)。心肌纤维对外来刺激不产生兴奋作用的时期,称为绝对有效不应期,通常为除极化期 0 期到复极化期 3 期前半期,心电图对应的是 QRS 波群起始约至 T 波降支前 30ms 处;肌纤维对强的刺激有反应,但传导速度延缓,称为相对不应期,通常为 3 期后半期到 4 期开始阶

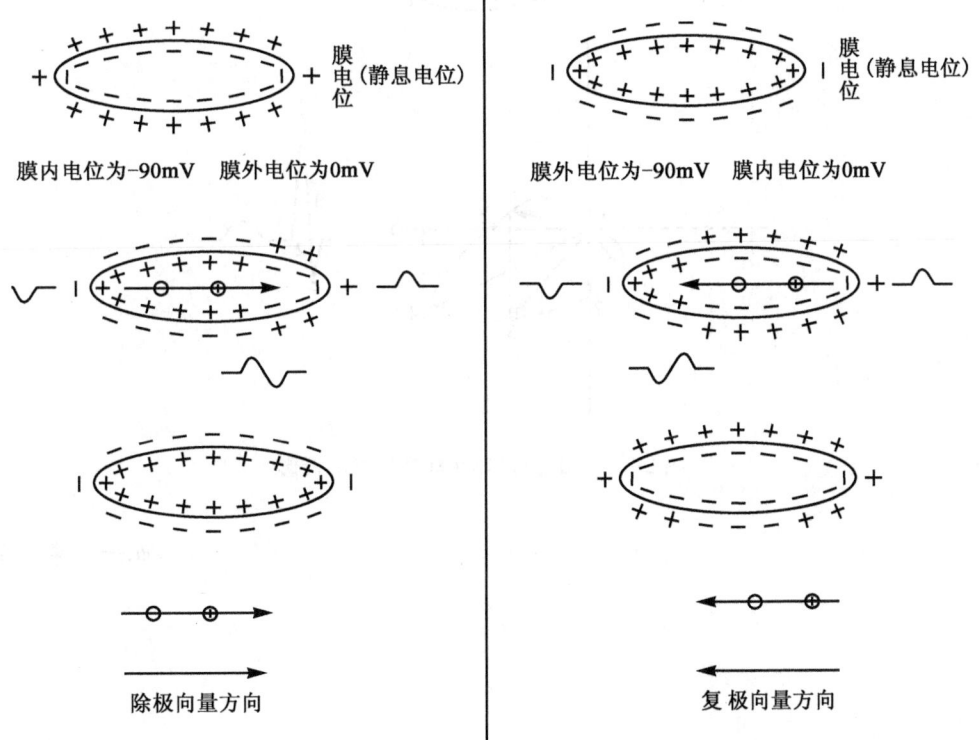

图 2-2 心肌细胞的除极和复极

段;微弱的阈刺激就可引起肌纤维兴奋,称为超常期,通常在 3 期的后段,心电图上对应的是 T 波降支的末端。

心房肌和心室肌相对不应期起始时,由于各细胞群之间兴奋性恢复时间先后速度不同,引起心电图短时的不稳定,称为易损期,此时,如给一个较强的刺激或有期前收缩,易发生严重的心律失常,如房颤或室颤。易损期的时程为 10～50ms,心房易损期在心电图 QRS 波群终末和 ST 段起始部分约 20ms 时间内;心室的易损期在 T 波升支到顶峰前 30ms 时间内(图 2-3)。

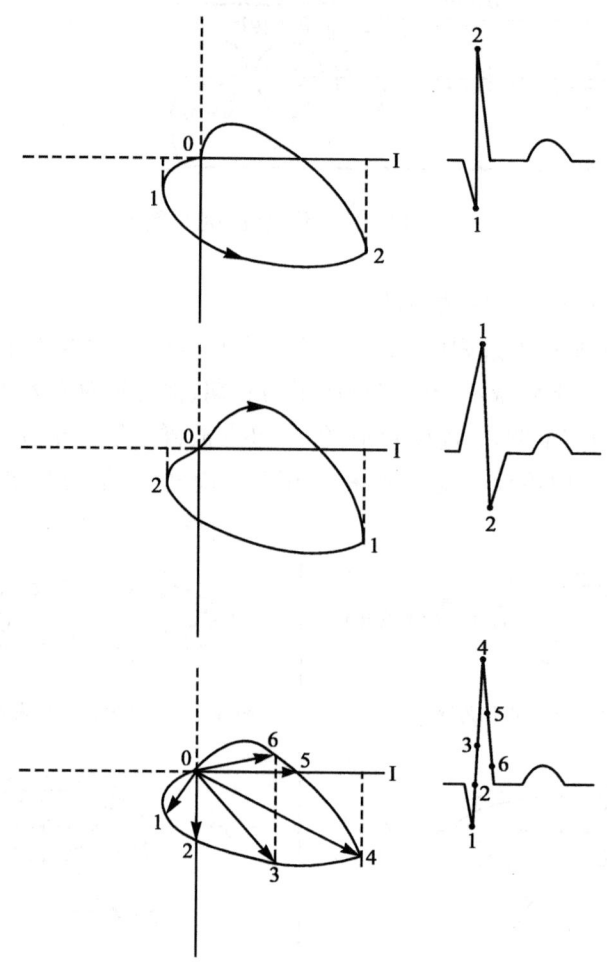

图 2-3 QRS 向量环在标准导联的投影

(郭五一 李 保)

第三章 心电图产生的原理

心肌细胞生物电活动是心电图产生的本质。人体是一个非均质容积导体，心肌细胞产生的生物电活动可通过外周导电组织传导到体表任何不同部位，若将电极安放在体表或体内的某一部位，均可记录到相应的心电变化，因而产生心电图。

一、容积导体

心肌细胞兴奋性产生生物电流，必须具备两个条件：①带电粒子；②中介子使带电粒子流动产生电位差。为了方便理解心电图产生原理，假设电池的正极和负极看做是"电源"和"电穴"，二者形成"电偶"，电流从正极→负极，心肌细胞膜除极时，电流从膜外进入膜内，先兴奋的部位先变成电穴，电源在先，电穴在后，一系列移动的电偶形成除极化过程，假定心脏是一个综合大电偶，人体是导电容积，心肌细胞溶于导电体液中，电流从正极流向负极时，不同强度的电流布满整个溶液中，这种导电方式称为"容积导体"。心电图采用容积导体的方式把体表不同部位变动着的电位差记录下来，形成了心电图，并予以解释。

二、心电向量

心肌细胞在除极和复极的过程中形成的电偶，既有矢量的大小，又有矢量的方向，称为电偶向量，又称为单个心肌细胞的心电向量，但在整个心肌电活动的周期中，各部分心肌按照一定的顺序和规律有条不紊地除极和复极，每一瞬间产生不同的向量，将不同的瞬间向量综合，称为瞬间综合向量（图 3-1）。

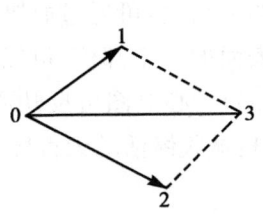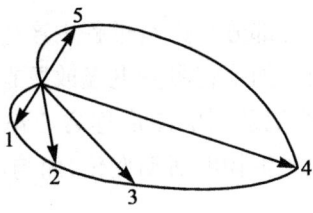

图 3-1　心电综合向量及向量环

在心电活动除极与复极的过程中,每一瞬间向量对应着一个综合向量,此向量的尖端点随着时间而推移,将这些尖端点相连构成了有顺序、方向、大小的空间心电向量环(图 3-2～图 3-3)。

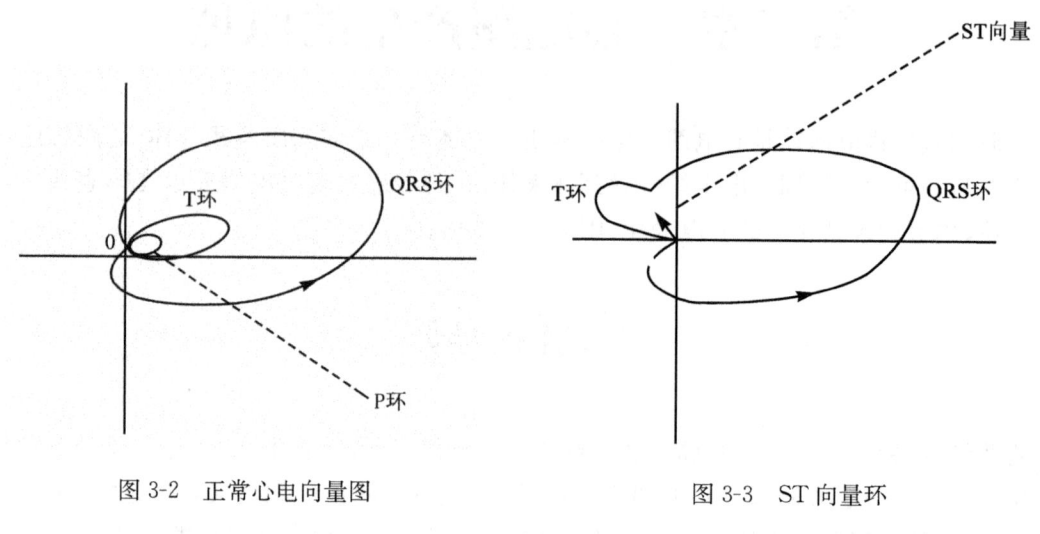

图 3-2　正常心电向量图　　　　　图 3-3　ST 向量环

三、心　电　图

将人体分为三个面,额面、水平面和侧面。用平行光照射,在这三个平面上立体向量环就得到了三个平面的心电向量图,这是空间向量环的第一次投影。然后将平面向量图两个电极导联轴上进行二次投影,用心电图进行描记,就得到了心电图波形。平面向量图反应二维变化,其纵轴为 Y 轴,横轴为 X 轴,反应向量在该方向上的强弱变化。而单导联记录心电变化是横轴反映时间变化,纵轴反映向量强弱变化(图 2-3)。

四、体表心电图及记录方法

正常人体,由窦房发出的兴奋按照一定的途径和时程依次向心房、心室传导,从而引起整个心脏的兴奋。心脏各部分在兴奋过程中产生的生物电活动,可通过心脏周围的导电组织和体液传导到身体表面。如果将测量电极放置在人体表面的一定部位,可以记录到心脏兴奋过程中发生的电变化,所记录到的图形称之心电图(ECG)。心电图可反映心脏兴奋的产生、传导和兴奋恢复过程中的生物电活动变化,而与心脏的机械收缩活动无直接关系。

(仵施政　郭五一)

第四章　心电图导联

目前,常规心电图为标准12导联,即双极肢体导联Ⅰ、Ⅱ、Ⅲ单极加压肢体导联avR、avL、avF,单极胸导联V_1、V_2、V_3、V_4、V_5、V_6,必要时可加做18导联V_7、V_8、V_9、V_{3R}、V_{4R}、V_{5R}。

一、常用导联

1. 肢体导联(标准导联或双极肢体导联)(图4-1)

(1)标准第一导联(Ⅰ),左上肢接心电图机导线的正极,右上肢接负极,所得电位是两上肢电位之差。当左上肢的电位多于右上肢电位时,描记出的波形向上;反之则向下。

(2)标准第二导联(Ⅱ),左下肢接正极,右上肢接负极。当左下肢的电位高于右上肢时,描记出的波形向上;反之则向下。

(3)标准第三导联(Ⅲ),左下肢接正极,左上肢接负极。当左下肢的电位高于左上肢时,描记出的波形向上;反之则向下。

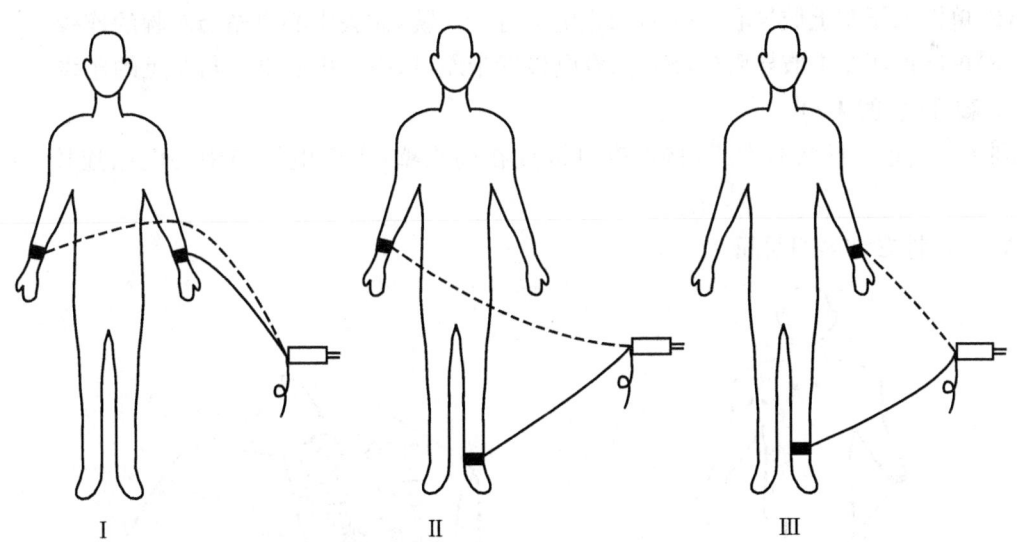

图4-1　标准导联连接方式

2. 加压单极肢体导联(图4-2)

avR导联是测量右肩电位与左肩左足平均电位之差,即avR=(VL+VF)/2
根据三角形学说,VR+VL+VF=0,即VL+VF=-VR,亦即(VL+VF)/2=-VR/2,

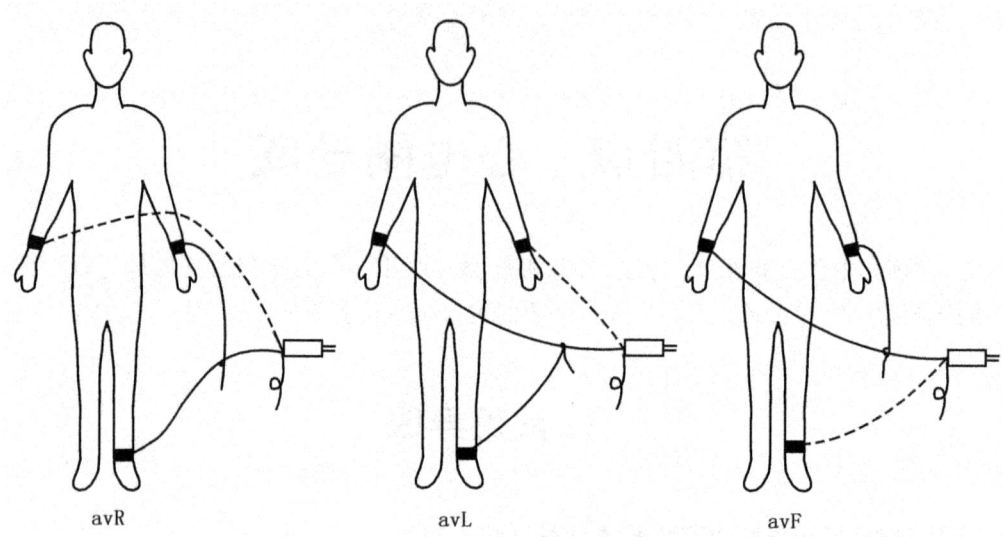

图 4-2 加压单极肢体导联连接方式

将最前面的公式代入此公式内,则可改为:avR=VR-(-VR)/2=3VR/2,同理 avL=3VL/2;avF=3VF/2。

各加压单极肢体导联的连接方式如下:

(1)单极加压右上肢导联(avR),探查电极置于右腕,撤去中心电站与右腕的连线。

(2)单极加压左上肢导联(avL),探查电极置于左腕,撤去中心电站与左腕的连线。

(3)单极加压左下肢导联(avF),探查电极置于左足,撤去中心电站与左足的连线。

3. 胸导联(图 4-3)

利用上述单极导联的方式,将探查电极放在前胸壁,无干电极与中心电站连接,即为胸导联。

V_1 胸骨右缘第四肋间。

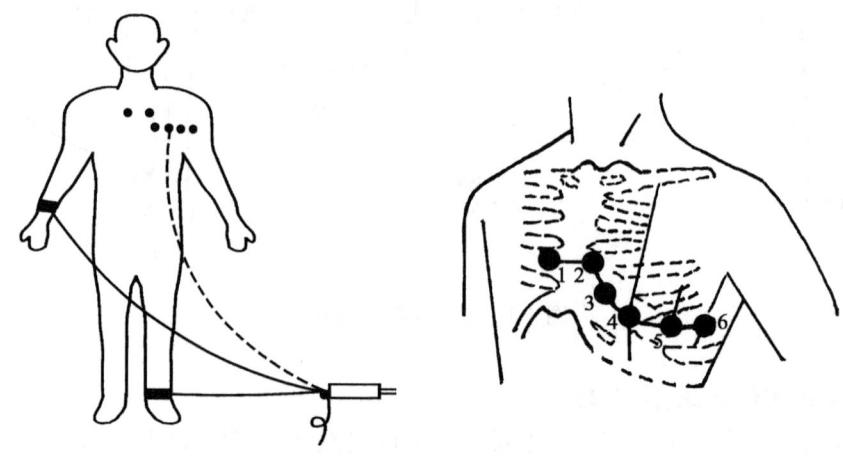

图 4-3 胸导联连接方式及安放电极位置

V_2　胸骨左缘第四肋间。
V_3　在 V_2 和 V_4 连线的中点。
V_4　左锁骨中线第五肋间。
V_5　左腋前线第五肋间。
V_6　左腋中线第五肋间。

二、附加导联

1. 双极胸导联

将正极置于胸部,负极置于肢体,即成为双极胸导联。负极置于右上肢、左上肢或左下肢,称之为 CR、CL、CF 导联。正极可分别置于单极图导联相同的部位。比如:正极置于 V_5,负极置于右上肢,则以 CR_5 表示。依次类推,但唯一振幅较单极胸导联小。

2. 右胸导联

将探查电极置于右胸壁,相当于 $V_3 \sim V_5$ 相对应的部位,无干电极接于中心电站,称为右胸导联,可分别以 V_{3R}、V_{4R}、V_{5R} 表示。常用于右心室增大,右位心及心脏移位等情况,以协助诊断。

3. $V_7 \sim V_9$ 导联(正后壁导联)

将探查电极分别后移至左腋后线、左肩胛线及后壁中线,与 V_4、V_5、V_6 同一水平,对疑有左心室肥大,后壁心肌梗死或心脏移位等情况,采用一般导联难以诊断时,可加做这些导联。

4. $V'_1 \sim V'_5$ 及 $V'_1 \sim V'_5$ 导联

在特殊情况下,偶需描记上一肋间 $V'_1 \sim V'_5$ 或下一肋间 $V'_1 \sim V'_5$ 导联,极少数情况下需要加做 $V_1 \sim V_5$ 位置的上下二、三肋间导联,分别以 $V''_1 \sim V''_5$、$V'''_1 \sim V'''_5$ 等表示。

有时需要在胸导联两个常规部位之间加做一个导联,如 V_4 与 V_5 连线中点放置探查电极,则以 $V_4 \sim V_5$ 表示。

这些特殊导联大多用于疑有心肌梗死或身体高大,心前区宽阔的患者。

5. V_E 导联

探查电极置于胸骨剑突处,无干电极与中心电站连接,称为 V_E 导联。疑有心肌梗死时偶需加做此导联。

6. S_5 导联

正极置于胸骨后缘第五肋间,负极置于胸骨柄处。S_5 导联对 P 波的观察较为清晰,故在心律失常一般导联心电图 P 波显示不清时,采用此导联。

7. 心房导联(A 导联)

探查电极置于胸骨右缘第三肋间,无干电极与中心电站连接。此导联对显示 P 波亦也清晰。

8. 改良导联(MCL_1 导联)

正极置于胸骨右缘第四肋间(V_1 位置),负极置于左侧锁骨外 1/3 的下方(左肩附近),地线接右侧锁骨外 1/3 的下方(右肩附近)(图 4-4)。此导联描记的波形与 V_1 相似,是鉴别左、右束支传导阻滞,左、右室性早搏以及左心室早搏与右束支传导阻滞合并迷走性室内传导的最好导联,也是显示和识别 P 波常用的较好导联。MCL_1 导联对开展冠心病监护及危重病人的抢救颇为实用与方便。

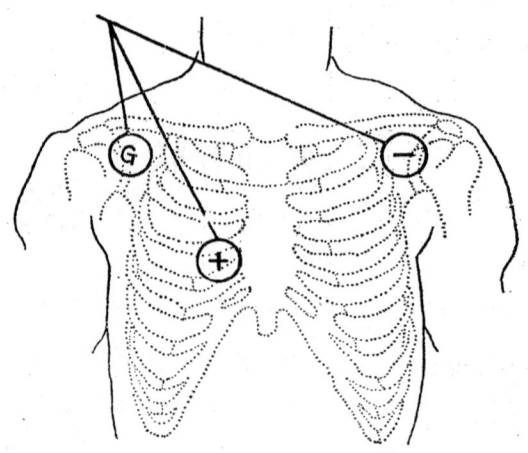

图 4-4　改良 CL_1(MCL_1)导联电极放置的部位
⊕正极　⊖负极　Ⓖ地线

9. A、B、C 导联

为双极导联,三个导联的正极均置于剑突部,导联 A 置于胸骨柄正中,导联 B 置于左腋中线剑突水平,导联 C 置于右肩胛线剑突水平(图 4-5)。导联 A 反映心房大,较常规导联敏感,正确振幅较高,故对心律失常的分析大有帮助,三个导联相互垂直并相交于剑突,探查电极靠近心脏。能较确切地反映心电向量的变化,三个导联已满足需要。

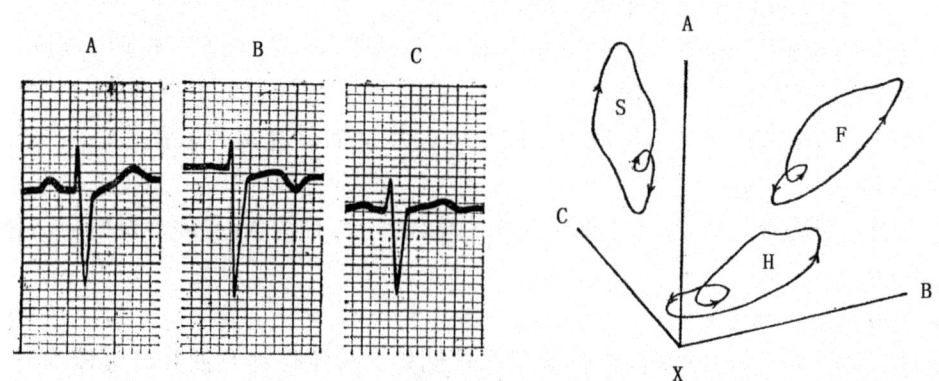

图 4-5　ABC 导联心电图与心向量图

10. 食道导联

近年来,对食道导联心电图描记,逐渐引起临床重视(图 4-6)。它对心律失常、后壁心肌梗死的判断,有辅助诊断价值,唯一缺点,操作复杂,有创伤性,价格昂贵,病人难以接受,目前

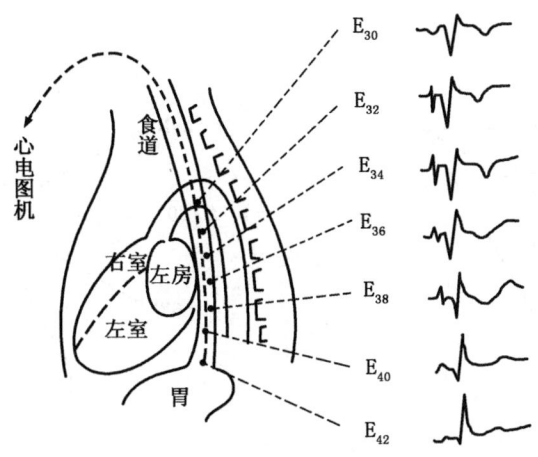

图 4-6 食道导联

尚难以推广使用。

正常食道导联有三种波形:即心房上部、心房、心室波形。

11. 心房内导联

通过右心导管将探查电极插入右心房内,直接记录心房电活动的变化。其振幅较食道导联更为清晰易辨,对疑难心律失常,心电图上 P 波不易辨认特殊情况,心房内导联可提供有价值的诊断依据。

另外,通过右心电极导管还可记录到希氏束电位,对阐明许多类型心律失常发生机理有十分重要作用。

三、爱氏三角定律和六轴系统

爱氏三角定律和六轴系统,创建于临床心电图学的早期,有的学者将肢体导联(左上肢、右上肢、左下肢、右下肢)与心脏的距离相等,相互连接三点构成等边三角形;根据等边三角形的几何学原理,从任何两个标准导联上测得电位差,来计算电偶的方向与大小,即为心电向量(图4-7～图 4-8)。

等边三角形定律:

因为,Ⅰ=LA+RA　　Ⅲ=LL+LA

所以 Ⅰ+Ⅲ=LA−RA+LL−LA=LL−RA=Ⅱ

RA(右上)　LA(　左上)　LL(左下)

三角定律的意义,主要是审校导联连接或标记有无差错,但人体实情况远较理论上复杂的多。因此,多年来一直寻求更精确的新概念,1946 年又提出了斜三角形概念,这三角形的三个边Ⅰ、Ⅱ、Ⅲ导联各边的中线分别代表 avR、avL、avF 导联。

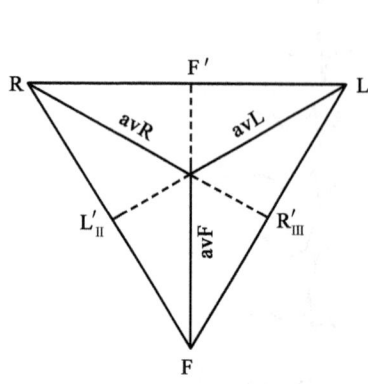

图 4-7 爱氏三角等边三角形定律

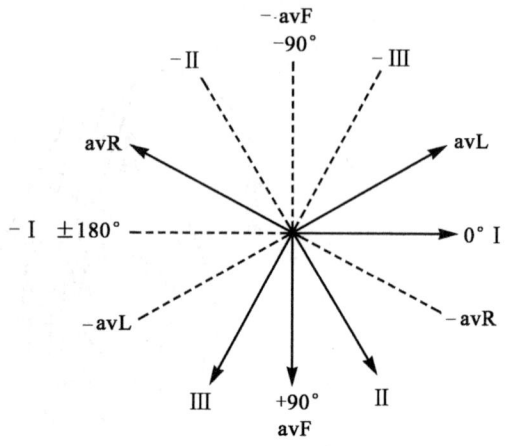

图 4-8 六轴系统

显然,斜三角形较等边三角形更符合人体真实情况。而后在斜三角形的基础上又进行了改进,发展为六轴系统,更能准确地阐明各导联上测得的电位差与心电向量之间的关系。

目前,多数学者认为,胸导联心电图是水平面心电向量图在各胸导联上的投影,这个概念基本上是正确的。但对各导联轴的角度有必要做适当的矫正。因为：①$V_1 \sim V_6$导联轴并非在同一水平面上；②各胸导联电极与心脏各部分的距离远近不等。因此,胸导联心电图水平面向量图,在矫正后胸导联轴上的投影(图 4-9～图 4-10),更符合人体的真实情况。

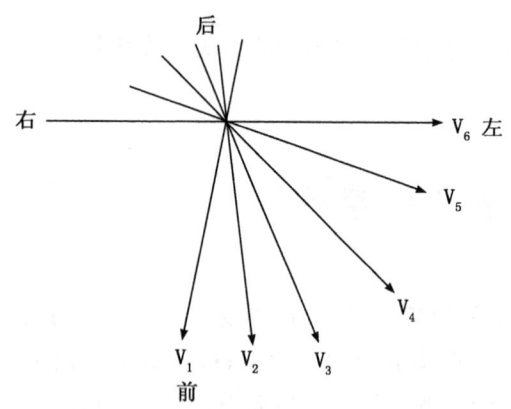

图 4-9 胸导联的各导联轴示意图

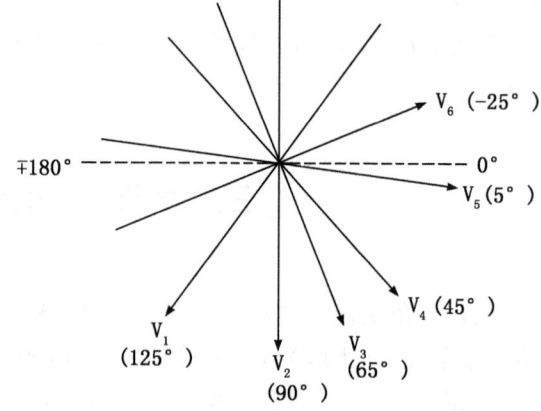

图 4-10 矫正后的胸导联轴及其角度

(郭五一 仟施政)

第五章　平均心电轴及心电位

一、平均心电轴

通常指的是额面 QRS 向量瞬时的综合向量。它代表整个心肌除极向量在额面向量环上的大小和方向。从而得出，心电轴实际上是心电图和心电向量图之间的一种过渡。

心电图上 P、QRS、T 波分别代表心房和心室除极和复极过程，由此，可根据波形来测算出各导联 QRS 的平均心电轴。由于 QRS 波形明显，我们通常指的是 QRS 平均心电轴，只在特殊情况下才测算 P、T 或 U 波的电轴。

在临床心电图中，普遍采用测量 QRS 波群的高度，以计算平均心电轴，测算方法有以下几种：

（一）坐标法

采用坐标法测算心电轴，简便实用。由于Ⅰ和 avF 导联轴相互垂直，测算较简单。所以多年心电图工作中，一直作为测量心电轴的常用方法。例如：在一份心电图中，Ⅰ导联 QRS 主波向上，则平均心电轴<90°，主波向下>90°。若 avF 的 QRS 主波向上，平均心电轴>0°，主波向下<0°。

肺心病的患者，由于Ⅰ导联 QRS 振幅较低不易测量，因此，鉴于Ⅲ导联与 avR 导联相互垂直的关系，来测量平均心电轴更为准确。

（二）目测法（图 5-1）

根据Ⅰ、Ⅲ导联 QRS 波群的主波方向进行粗估算。其一般认为：Ⅰ、Ⅲ导联主波均向上，电轴正常；Ⅰ、Ⅲ导联主波方向相反（背靠背），电轴左偏；主波相对（尖对尖），电轴右偏，Ⅰ、Ⅲ导联主波均向下，极度右偏。

根据三个标准导联上的波形和振幅的高低，估计心电轴的方向和角度。

电轴角度与各导联的关系如下：

根据三角定律学说等证实，心电轴与哪一导联轴平行该导联上的振幅最大，垂直于哪一导联轴，该导联上的振幅最小，等电位线；指向哪一导联轴的正侧，波形为正向；指向负侧，波形为负向。

0° 平行Ⅰ导联轴,心电轴指向正左方。
+30° 垂直指向Ⅲ导联轴。
-30° 垂直Ⅱ导联轴,指向左上方。
+60° 平行Ⅱ导联轴,指向左下方。
-60° 平行导Ⅲ联轴,指向左上方。
+90° 垂直Ⅰ导联轴,指向正下方。
-90° 垂直指向Ⅰ导联轴。
+120° 平行导Ⅲ联轴,指向右下方。
-120° 平行导Ⅱ联轴,指向右上方。
+150° 垂直指向Ⅱ导联轴。
-150° 垂直Ⅲ导联轴,指向左上方。
±180° 平行Ⅰ导联轴,指向正右方。

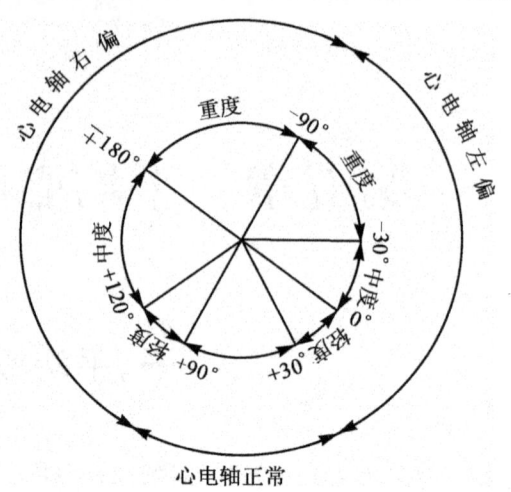

图 5-1　心电轴偏移分类

(三)三角系统法(查表法)(表5-1)

(1)根据心电图导联上 QRS 波群的电压,将向上的波作为正值,向下的波为负值,计算该导联 QRS 波群的代数和,标记Ⅰ导联轴上相应部位数值点,由此点做垂线。

(2)用相同方法,计算Ⅲ导联代数和,标记Ⅲ导联轴上的相应数值点,由此做垂线。

(3)自两条垂线的交点做三角形中点连线,即代表 QRS 平均心电轴的方向。

(四)六轴系统法

(省略,方法基本同三角系统法)

(五)平均心电轴的意义

正常情况下,QRS 额面平均心电轴为+30°～+90°,少数正常人为-30°或+110°。在临床心电图中,通常规定小于+30°为电轴左偏,大于+90°为电轴右偏。0°～+30°为轻度左偏,-30°～0°为中度左偏,小于-30°为重度左偏。+90°～+120°为轻度右偏,+120°～+180°为中度右偏,大于180°为重度右偏。

测定平均心电轴有助于了解以下情况:

(1)心脏在胸腔内的位置,垂位心常表示电轴右偏,横位心常表示电轴左偏。

(2)右心室肥大电轴常右偏,左心室肥大电轴常左偏或正常。

(3)心室内传导阻滞,可导致电轴偏移。

(4)心肌硬化、萎缩或梗死导致电轴偏移到相反方向。

(5)有助于先心病的鉴别诊断,电轴明显左偏可排除房、室间隔缺损、肺动脉狭窄、紫绀型四联征等。电轴右偏可排除动脉导管未闭,主动脉瓣狭窄、缩窄等。一般先心病多数为电轴右偏,大于+110°。

轻度电轴右偏,不能作为疾病的诊断依据。如婴儿、无体力型成人,常属正常变异。

表 5-1 额面心电轴表

II \ I	-10	-9	-8	-7	-6	-5	-4	-3	-2	-1	0	1	2	3	4	5	6	7	8	9	10
-10	240	238	236	234	231	229	226	222	219	214		-155	-161	-168	-174	180	173	167	160	155	150
-9	-118	240	238	236	233	230	227	224	220	215		-156	-162	-169	-177	176	169	161	155	150	145
-8	-116	-118	240	237	235	232	229	225	221	215		-157	-164	-172	180	170	164	156	150	144	139
-7	-114	-116	-117	240	237	234	231	227	222	216		-158	-167	-175	175	166	157	150	143	138	138
-6	-111	-113	-115	-117	240	237	233	229	224	217		-158	-170	180	168	158	150	142	136	129	125
-5	-109	-110	-112	-114	-117	240	236	232	226	219		-151	-175	173	161	150	140	134	128	124	119
-4	-106	-107	-109	-111	-113	-116	240	235	229	221		-167	179	163	150	139	131	124	120	115	113
-3	-102	-104	-105	-107	-109	-111	-115	240	233	224		-170	168	150	135	127	120	116	112	109	107
-2	-99	-100	-101	-102	-104	-106	-109	-113	240	229	210	180	130	110	120	112	109	106	102	101	100
-1	-94	-95	-95	-96	-97	-99	-101	-104	-109	-120		150	120	110	105	102	99	98	97	96	95
0										-90		90	70	75	78	81	82	83	84	85	85
1	-86	-85	-84	-83	-82	-78	-73	-70	-57	-30	30	60	60	67	71	74	76	78	79	80	81
2	-79	-78	-77	-73	-70	-65	-60	-47	-30	5		50	50	60	65	68	71	73	75	76	77
3	-72	-70	-67	-63	-60	-51	-41	-30	-8	10		43	45	56	60	64	67	69	71	73	74
4	-66	-63	-60	-50	-47	-38	-30	-13	8	18		41	45	52	57	60	63	66	68	69	71
5	-60	-56	-51	-45	-38	-30	-18	-5	7	20		39	44	49	53	57	60	63	65	67	68
6	-53	-49	-43	-36	-30	-19	-10	2	11	22		37	42	47	51	55	57	60	62	64	66
7	-46	-42	-36	-30	-23	-13	-4	5	15	23		36	41	45	49	53	55	58	60	62	64
8	-40	-35	-30	-22	-16	-7	1	10	16	24		35	40	44	47	51	53	56	58	60	62
9	-34	-30	-24	-17	-10	-3	6	11	18	24		35	39	43	46	49	52	55	57	59	60
10	-30	-24	-19	-13	-7	1	7	13	19	25		34									

轻度电轴左偏,提示有心脏病的可能。如肥胖、超体力型成人、腹水、妊娠等。

心电轴正常,不能一定认为心脏正常。如器质性心脏病患者伴双室肥大时,因双心室的除极向量相互"中和",故电轴正常。

二、心 电 位

心脏在胸腔中的位置,可因心脏本身或心外因素而变化,如前后轴、长轴及横轴在一定程度均可影响心电波形(图 5-2)。

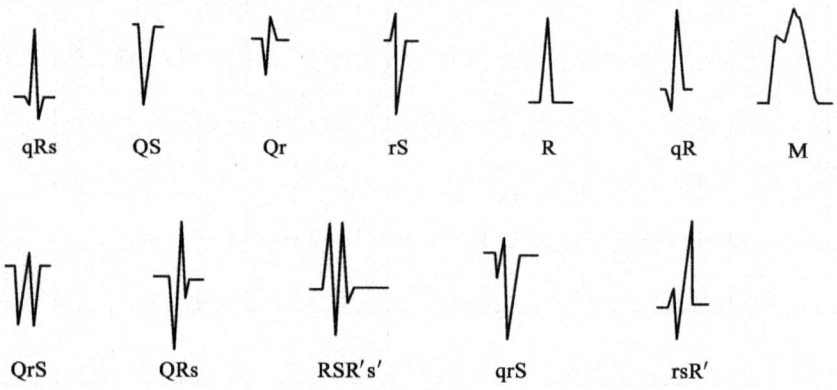

图 5-2 QRS 波群的形态命名

1. 垂位心

avL 与 V_1、V_2 相似,多呈 rS 型;avF 与 V_5、V_6 相似,多呈 qR 型。

2. 横位心

avL 与 V_5、V_6 相似,多呈 qR 型,avL 与 V_1、V_2 相似,多呈 rS 型。

3. 中心位

avL 及 avF 均与 V_5、V_6 相似,一般呈 QR 型。

4. 半垂直位

avL 面向左、右心室,描记出心电图错综小波,avF 呈 qR 型。

5. 半横位

avF 面向左、右心室,描记出心电图错综小波,avL 呈 qR 型。

6. 不定位

指不符合以上列举关系的均属不定心电位,但并不表示有心脏疾病存在。

(李　保　郭五一)

第六章 正常心电图

一、心电图的测量方法

心电图记录纸上有粗细两种纵线和横线。横线代表时间,纵线代表电压。细线间距为1mm,粗线距离为5mm。纵横交错组成许多大小方格。通常记录纸的滑行速度为25mm/s,每一小横格为0.04s。每一大横格(5小格)为0.20s。每一小纵格为0.1mV,每一大纵格为0.5mV,通常定准电压为1mV(10小格)(图6-1)。

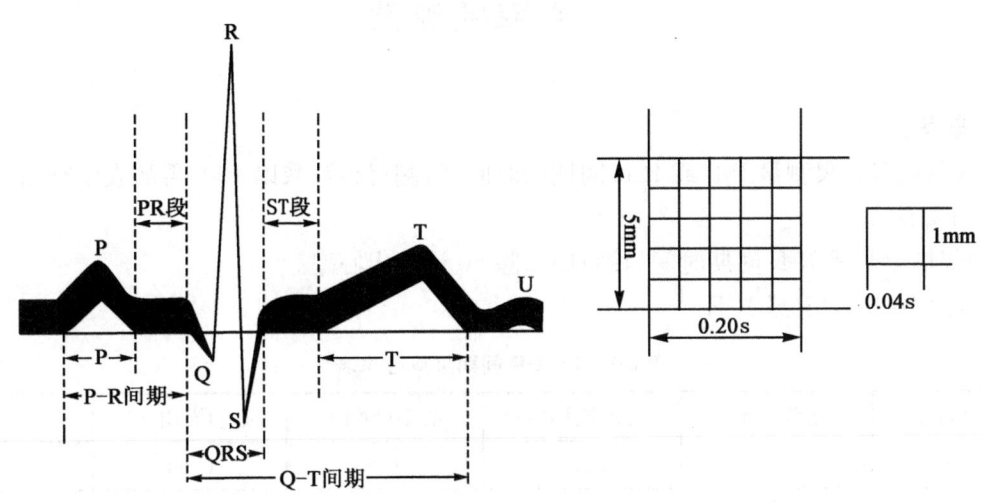

图6-1 心电图的测量方法

有时走纸速度为50~100mm/s。临床上可根据需要调整定准电压增长至2mV,或减低至0.5mV。如心电图振幅高电压可增至2mV,若振幅过高,电压可减至0.5mV。

测量心电图时应注意,定准电压和纸速是否符合标准。测量正向波的振幅,应从等电位线的上缘量至波顶;测量负向波时应从等电位的下缘量至波底。等电位线以T-P段为标准,电位等于0。以P-R段做等电位线相对不准确,因为心房负极波(Ta)常与P-R段融合,致使其向下偏移。在测量各间期应选择振幅高大,波形清楚的导联(图6-2)。

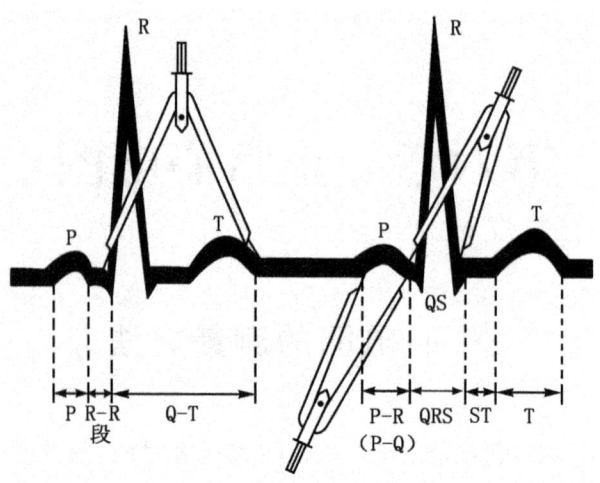

图 6-2　心电图各波时限测量方法

二、心率的测量

1. 查表法

用双角规和直尺测量 P-P 或 R-R 间期的时间，将测得秒数乘以 100，再从表中查出心率。

2. 计算法

（1）测量 P-P 或 R-R 间期时间（秒）；用以除 60 计算出心率。

例：心率＝60/P-P 或 R-R

表 6-1　自 R-R 间期推算心率表

心动周期(s)	心率(bpm)	心动周期(s)	心率(bpm)	心动周期(s)	心率(bpm)
0.20	300	0.57	105	0.94	63
0.21	284	0.58	103	0.95	62
0.22	270	0.59	101	0.96	62
0.23	260	0.60	100	0.97	61
0.24	250	0.61	98	0.98	61
0.25	240	0.62	96	0.99	60
0.26	230	0.63	95	1.00	60
0.27	222	0.64	93	1.01	59
0.28	215	0.65	92	1.03	58
0.29	206	0.66	91	1.05	57
0.30	200	0.67	90	1.07	56
0.31	192	0.68	89	1.09	55

续表

心动周期(s)	心率(bpm)	心动周期(s)	心率(bpm)	心动周期(s)	心率(bpm)
0.32	186	0.69	87	1.11	54
0.33	182	0.70	85	1.13	53
0.34	177	0.71	84	1.15	52
0.35	173	0.72	83	1.17	51
0.36	168	0.73	82	1.20	50
0.37	164	0.74	81	1.23	49
0.38	158	0.75	80	1.25	48
0.39	155	0.76	79	1.27	47
0.40	150	0.77	78	1.29	46
0.41	145	0.78	77	1.33	45
0.42	142	0.79	76	1.36	44
0.43	138	0.80	75	1.38	43
0.44	136	0.81	74	1.42	42
0.45	133	0.82	73	1.45	41
0.46	129	0.83	72	1.50	40
0.47	127	0.84	71	1.55	39
0.48	125	0.85	70	1.58	38
0.49	123	0.86	70	1.64	37
0.50	120	0.87	69	1.68	36
0.51	117	0.88	68	1.73	35
0.52	115	0.89	67	1.77	34
0.53	113	0.90	66	1.82	33
0.54	111	0.91	66	1.86	32
0.55	109	0.92	65	1.92	31
0.56	107	0.93	64	2.00	30

(2)将测量的 P-P 或 R-R 间期换算成格数(0.04s 为 1 格),同时将 60s 也换算成格数(1500 格)再用以除 1500 计算出心率。

即:心率=1500/P-P 或 R-R。例如:某患者心率为 60 次/min,换算成格数等于 25 个小格。心率=1500/25=60 次/min。

3. 若心率明显不齐

(1)应连续测量 8~10 个 P-P(f-f 或 F-F)或 R-R 间期,取其平均值,用以除 60,分别计算出心房率和心室率。

(2)如房率和室率不一致时,应分别计算心房率与心室率,连续测量 6s 内 f 波及 R 波的数目,再乘以 10,可分别计算出心房率和心室率。

三、正常心电图各波间期的形态、时间及电压

正常心电图（图6-3）包括以下部分：

1. P波

代表心房除极向量，额面指向左下方，角度约为45°～50°之间，与Ⅱ导联平行，故$P_Ⅱ$波形较为清晰，正常P波形态直立，偶呈低平、倒置或双向等。P波时限为0.08～0.11s。振幅在肢体导联上应<0.25mV，在胸导联上应<0.20mV（图6-4）。

2. Ta波

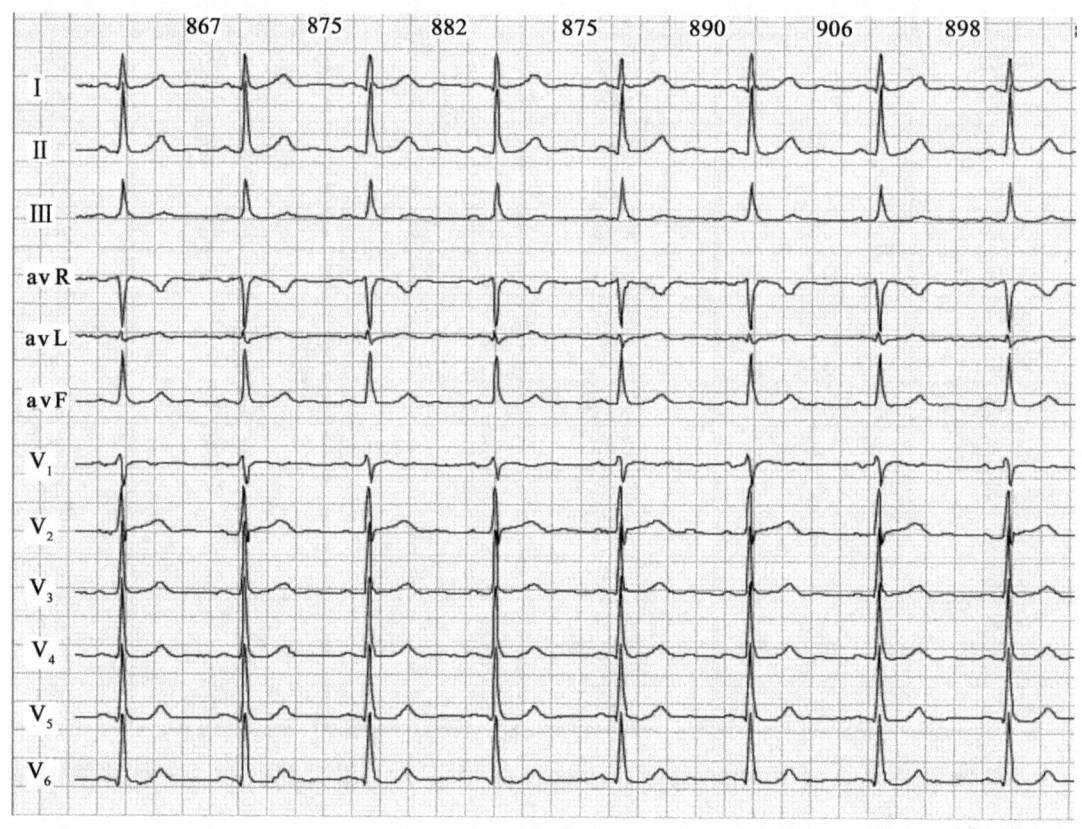

图6-3 正常心电图

代表心房的复极波，正常与P波的方向相反，常重叠于P-R段，QRS或ST段中不易辨认，并使其下移。正常Ta波时限为0.15～0.45s，平均为0.30s，Ta波的临床意义尚未肯定，但有助于辨别心脏传导阻滞时P波的变化。

3. P-R间期及P-R段

P-R（P-Q）间期代表窦房结经过心房、房室结到达房室束的总时间。正常成人P-R间期为0.12～0.20s。但P-R间期受年龄和心率的变化略有差异，心率快时，P-R间期较小，反之较长。

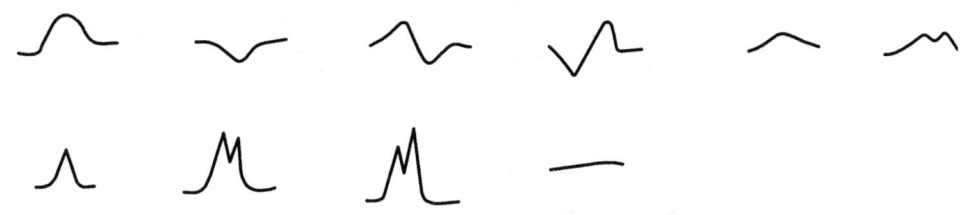

图 6-4　P 波的各种形态

表 6-2　正常 P-R 间期最高值

心率(bpm) 年龄	70 以下	71~90	91~110	110~130	130 以上
成年人	0.20	0.19	0.18	0.17	0.16
14~17 岁	0.19	0.18	0.17	0.16	0.15
7~13 岁	0.18	0.17	0.16	0.15	0.14
1.5~6 岁	0.17	0.165	0.155	0.145	0.135
0~1.5	0.16	0.15	0.145	0.135	0.125

P-R 段，代表激动通过房室结及房室束的总时间。P-R 段形态呈一等电位线。

在正常情况下，P-R 段与 P 波时间保持一定的比例关系：

$$P/P\text{-}R 段 = 1.0 \sim 1.6$$

4. QRS 波群

代表左右心室除极过程的总时间。正常 Q 波小于 0.03~0.04s，QRS 间期为 0.06~0.10s，平均 0.08s。胸导联略增宽，小儿较成人略窄，多在 0.045~0.09s。QRS 波群的形态呈多种形态，取决于额面和水平面在肢导和胸导联轴上投影。正常 QRS 波时间在 0.06~0.10s。

室壁激动时间(VAT)：心电图上是指从 QRS 波群到 R 波顶点垂线之间距离。正常人 $VAT_{v1} < 0.03s$，$VAT_{v5} < 0.05s$（女性 0.045s），室壁激动时间通常作为心室肥大的诊断条件之一。

5. J 点

代表 QRS 结束与 ST 段交接处。通常 J 点在等电位上，上下偏移小于 1mm。

6. ST 段

代表心室除极结束到复极开始一段时间。故测量 ST 段应在 J 点后 0.06~0.08s 开始计算，以确定 ST 段偏移幅度。ST 段正常时限为 0.05~0.15s，正常 ST 段应位于等电位线上，但个别情况可略高或低。肢导联中 ST 段可上移 1mm，偶达 1.5mm，仍属正常。胸导联 ST 段上移的幅度常较肢导联为明显。在 $V_1 \sim V_3$ 导联可达 3mm，$V_4 \sim V_6$ 可达 1mm。

7. T 波

代表两侧心室复极过程 P 波形态有多种，呈直立、低平倒置、双向等。正常 T 波的方向多与 QRS 主波方向一致。以 R 波为主的导联 T 波直立 T/R>1/10（图 6-5）。

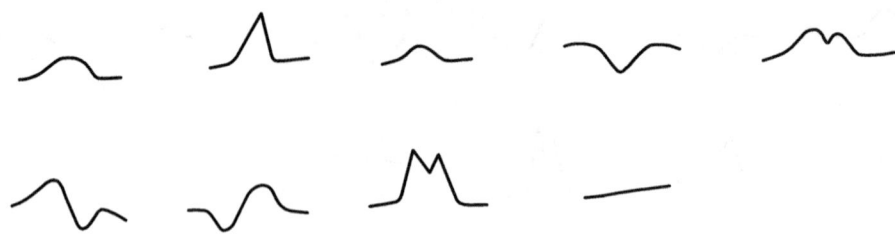

图 6-5　T 波的各种形态

8. Q-T 间期

从 QRS 起点至 T 波终点的距离，表示心室除极到复极所需要的时间。Q-T 间期与心率的关系，Q-T 间期愈短，心率愈快，反之则心率愈慢。测量正常 Q-T 间期用公式 $Q\text{-}T = K\sqrt{R\text{-}R}$，其中 K 为常数，男性 0.37，女性 0.40。

Q-T 间期缩短临床见于洋地黄作用和血钙过高等。Q-T 间期延长见于电解质紊乱引起的低血钾症、Q-T 延长综合征、慢性心肌缺血、药物作用等。

表 6-3　Q-T 间期的正常最高值

R-R 间期(s)	心率(bpm)	Q-T 间期正常值	Q-T 间期正常最高值
1.50	40	0.478	0.52
1.40	43	0.461	0.50
1.30	46	0.445	0.49
1.25	48	0.437	0.48
1.20	50	0.427	0.47
1.15	52	0.418	0.46
1.10	54.5	0.409	0.45
1.05	57	0.400	0.44
1.00	60	0.390	0.43
0.95	63	0.380	0.42
0.90	66.5	0.369	0.41
0.85	70.5	0.359	0.40
0.80	75	0.348	0.39
0.75	80	0.337	0.38
0.70	86	0.326	0.37
0.65	92.5	0.314	0.35
0.60	100	0.302	0.34
0.55	109	0.289	0.33

续表

R-R 间期(s)	心率(bpm)	Q-T 间期正常值	Q-T 间期正常最高值
0.50	120	0.276	0.32
0.45	133	0.261	0.30
0.40	150	0.246	0.29
0.35	172	0.230	0.27

9. U 波

正常 U 波较低，在心电图上不显著，胸导联较清晰。U 波的形态与 T 波基本相同。时限为 0.20s，电压 0.5～1.5mV。U 波增高可见于冠心病心肌缺血（图 6-3）。高血压病以及心力衰竭，还可见于低钾血症及乙胺碘呋酮、奎尼丁过量等。

四、影响正常心电图波形的生理因素

心电图是反映心脏除极和复极的电位差，心电图波形的变化，主要取决于心脏本身的改变。但一些生理因素，也可导致心电图波形发生改变。

1. 神经因素

人体的一切活动，都是在中枢神经的控制下完成的。所以心脏的除极和复极过程必然受中枢神经的影响。实验证明，通过各种条件反射的方式，可以引起心电图的相应改变。

交感神经兴奋时，可引起心率增加，P-R 及 Q-T 间期缩短、P 波及 T 波增大；迷走神经兴奋时则常引起相反的结果，即心率减慢、P-R 及 Q-T 间期延长、P 波及 T 波降低。若压迫眼球或颈动脉窦，也可通过迷走神经反射，出现与上述影响相同的心电图。

2. 年龄

小儿由于解剖生理不同于成人，故其心电图也与成人有所差异。老年人与一般成人的心电图也有区别。老年人在心血管系统较常见的变化是心肌萎缩和血管硬化，心电图上常显示 P 波低平，P-R 及 QRS 间期延长。在标准导联中出现 Q 波的较青年及中年人多，QRS 电轴多左偏。在 V_4、V_5、V_6 常有 ST 及 T 波降低。可能与老年人潜在的冠状动脉供血不足有关，故不轻易作出诊断，结合临床进一步检查确定。

3. 体型

肥胖体型者膈肌位置较高，心脏常趋向横位并伴有逆钟向转位，故 QRS 平均电轴偏左。因体胖者皮下脂肪丰满，胸壁较厚，显示 QRS 低电压。反之，瘦长体型者膈肌位置偏低，心脏多呈垂直及顺钟向转位，心电图上平均电轴偏右。若胸壁较薄，则各波电压多较一般体型者高。

4. 体位

心脏在胸腔中的位置可因体位的变化而发生移动，同时也改变心电向量环在各导联轴上投影的方向。坐位和立位时，心脏较垂直，Ⅱ、Ⅲ、V_2、V_3、V_4 ST 中段多轻微下移，而 T 波多低平或倒置。左侧卧位时心脏左移，心电轴左偏，胸部各导联的探查电极相对右移，致 R 波振幅减低、S 波加深。右侧卧位时情况相反，使胸导联上的 R 波振幅较平卧位时增高而 S 波变浅。

通常描记心电图时均取平卧位，但在严重心力衰竭或其他特殊情况下，患者不能平卧而被迫采取坐位或其他特殊体位时，必须考虑到上述因素的影响，在心电图上加以注明，以免发生误诊。在一些病理情况下，如纵隔心包炎、广泛胸膜粘连，由于心脏与周围组织固定，心脏并不随体位的变化而发生移动。在心电图上表现为心电轴及胸导联中波形固定，以此可作为诊断上的参考。另外在气胸、胸腔积液、肺不张、肺切除等，由于纵隔移位，心电图往往伴有相应的图形改变，也需加以注意。

5. 呼吸

呼吸动作对心电图波形的影响很大，以深呼吸时更为显著。与下述原因有关：

（1）心脏位置的变动，深吸气时膈肌下降，肺充血量增加，心脏趋于垂直。深呼气时膈肌上升，心脏转向横位，伴随着心脏在胸腔中位置的变化，P、QRS、T 向量环在各导联轴上的投影部位也发生改变。

（2）肺组织导电的改变，吸气时肺组织膨胀，充气量增加，电阻加大，使传导至胸壁上的电压降低，故波幅变小。呼气时则正相反，因此波幅增大。

（3）心室充血量的变化，吸气时右心室回心血量增加，呼气时左心室充血量增加。根据电学上短路传导原理，可知心腔内充血量越多，短路传导越显著，在胸壁上记录的波形越低。

（4）自主神经张力变化，吸气时可使交感神经张力增高，心率增加，传导速度增快；呼气时使迷走神经张力增强，心率减慢，传导速度减慢。

6. 性别

女性在生理解剖上因心脏大小（平均较男性小 10%～15%）及乳房的发育的影响，P-R 及 QRS 间期较男性短，QRS 及 T 波电压较男性低。

7. 运动

运动时，由于交感神经兴奋，儿茶酚胺分泌增加，心脏在胸腔中的位置发生改变，及其它因素的影响，P、QRS、T 波的电压常较运动前增大，P-R、Q-T 间期多较运动前缩短，且常出现 ST 段轻度下移。

8. 饮食

进食后可使 T 波略减低，Q-T 间期轻度延长，心率稍加快，尤其在饭后 1 小时较明显，两小时内恢复原状。可能与餐后血清及心肌内钾含量暂时降低有关。

9. 妊娠

在妊娠晚期，由于膈肌升高是，心脏在胸腔中的位置发生改变，使 QRS 向量环及 QRS 波群发生相应改变，在Ⅲ导联常出现 Q 波，必须结合临床与下壁心肌梗死进行鉴别。这种 Q 波在分娩后可迅速变小或消失。

五、影响正常心电图的技术因素

1. 定准电压

为便于心电图的测量及前后对比,在每次描记心电图前,必须精确地定准电压。即外加 1mV 电压使描笔恰好摆动 10mV(特殊情况下可使描笔移动 5mm 或 20mm)。如<10mm,描出图形波幅较实际小,反之则大。这两种情况,均可造成分析上的错误。

2. 皮肤阻力及电极阻力

人体的皮肤电阻很高,在放置电极板前,必须使用良好的导电糊或导电胶涂擦局部皮肤,使导电糊易于渗入皮内,从而减低皮肤的电阻。肢体上安放电极板的部位,应选择在两侧腕关节上方 3~4cm 及两下肢内踝上方 5~6cm 处。电极板应与皮肤紧密接触,松紧适度。在描记胸导联时,若遇有体格消瘦者尤其应注意。每次描记结束,宜用温水洗净并擦干电极板,勿使其上有残存的导电糊,以免发生腐蚀而增加电极阻力。当皮肤阻力或电极阻力增加时,将影响心电图波形的振幅,使其较实际的波幅低。

3. 阻尼

为消除电流计的弦线或线圈在心电流中断后的连续振荡,从而防止心电波的变形失真,在心电图机内均有特殊装置,称为阻尼。理想的阻尼应是与心电流的断续完全和谐,刚好能抵消电流计本身的振荡运动。否则,即为阻尼不足或阻尼过度,二者均可造成波形失真而影响诊断。如图所示:①为阻尼适当,描得的方形波四角锐利,无圆钝曲折;②为阻尼不足,可见方形波的上升及降落开始处均有小的曲折,说明电流计本身仍有连续的振荡运动;③为阻尼过度,波形圆钝,上升及降落均较延缓(图 6-6)。

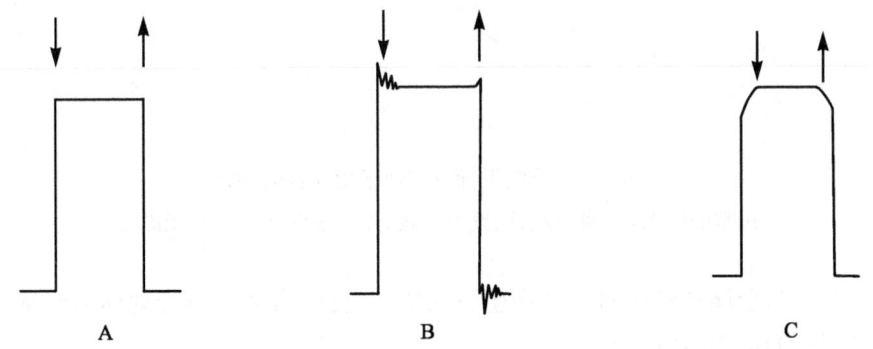

图 6-6 阻尼试验 A 正常阻尼 B 阻尼过小 C 阻尼过大

4. 交流电干扰(图 6-7C)

表现在心电图上呈规律性每秒 50 次(国内用交流电一般是 50 周/s)的细小波纹。发生交流电干扰的常见原因有:

(1)附近有交流电设备,如 X 线机、电疗机、电动机、电吸引器、电风扇、电冰箱等。

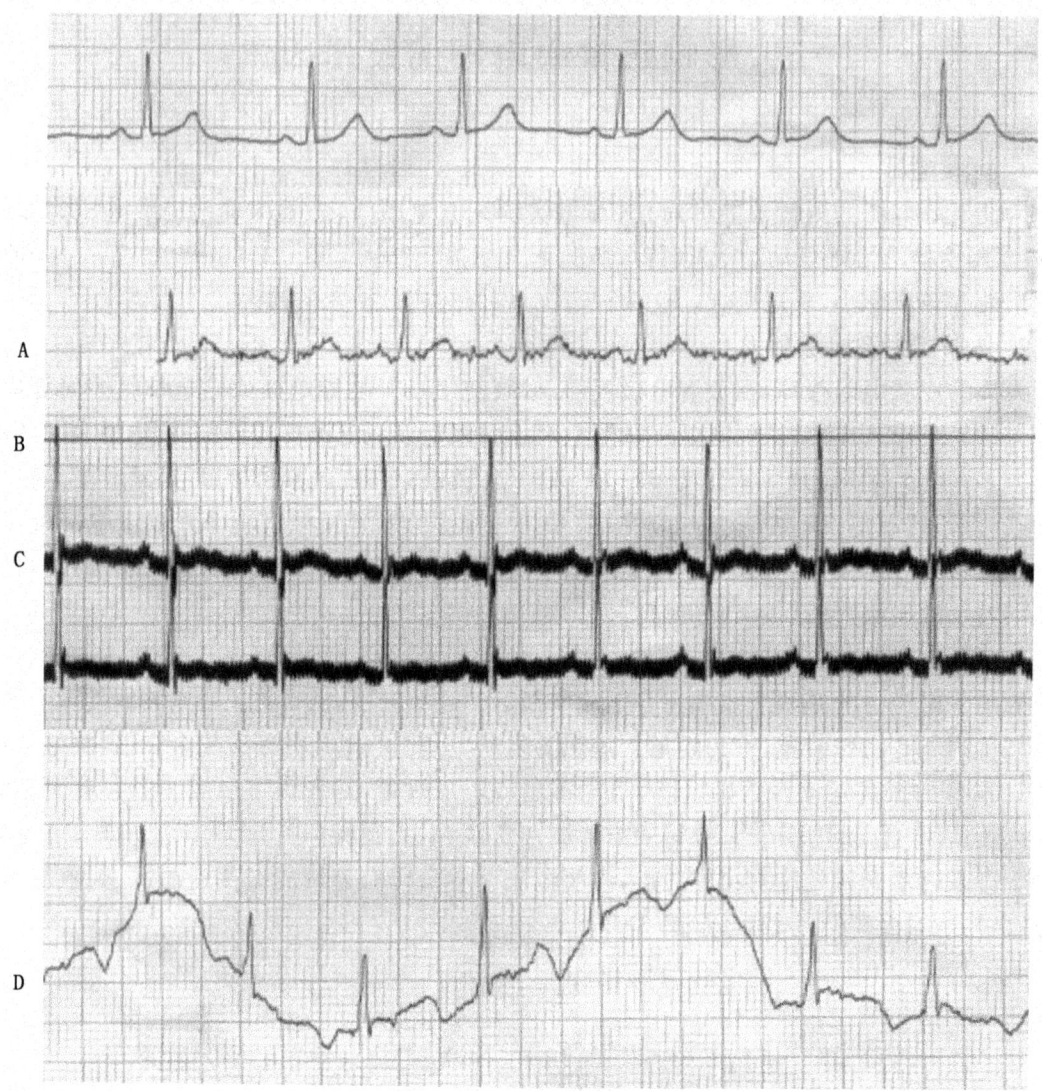

图 6-7 交流电干扰及其他干扰导致的伪差

正常心电图、肌肉震颤、交流电干扰、呼吸过度导致的基线漂移

(2)病人身体与金属物件接触。如在坐位录取心电图,常为两脚着地而未予绝缘。

(3)心电图机的地线接触不良。

(4)心电图机与其他金属物接触。

(5)导线线端折断或半断。

(6)电极板不洁生锈。

(7)电极板松脱离开皮肤。

5. 肌肉震颤(图 6-7A)

在情绪紧张、精神失常、寒冷、甲状腺功能亢进、脑溢血或震颤性麻痹等情况下,均可因骨骼肌的肌肉震颤而使心电图受到干扰,其中以情绪紧张引起者最为常见。表现为不规则的细小波纹,易误认为心房颤动(图 6-7A)。因此,在描记之前,应先让病人静卧几分钟,使全身肌肉松弛。在冬季应注意保暖,避免寒战。同时应向病人进行适当的解释,以消除对心电图检查的误解。

6. 导联线松脱和断离(图 6-7B)

会使描记的心电图在一段时间内无波形出现,很易误认为窦性静止或窦房阻滞。若导线使用日久或保护不善,往往使导联线铜丝折断或半断,造成时而接触,时而断离,因此描出的心电图可时有时无。凡遇有上述情况,必须及时检查电极板连接是否牢固,有无松脱,导联线的线端有无铜丝脱落、折断等情况,并及时做好相应处理。

7. 心电图基线不稳(图 6-7D)

描记心电图时,若患者躁动不安、身体移动或过度呼吸,则必然出现基线上下摆动或突然升降,往往遮盖了 ST-T 的正确判断。在遇有基线不稳时,应仔细检查电极板与皮肤接触有无过松或过紧;电极板是否生锈腐蚀影响导电;导电糊涂擦有无过多或过少;导联线是否牵拉过紧;病人有无过快呼吸、情绪紧张等。此外,若心电图机内部干电池电源耗竭或交流电电源不稳,亦可使基线上下摆动。

8. 导联线连接错误

常见的是左右上肢导联线连接颠倒,描记出的六个肢体导联心电图图形酷似右位心,即Ⅰ颠倒,Ⅱ与Ⅲ互换,avR 与 avL 互换,avR 正常。但观察胸导联中的图形,并无右位心的特征性改变。还应注意下列几种可能发生的差错。

(1)左手与左足连接颠倒:Ⅰ实际为Ⅱ,Ⅱ实际为Ⅰ,Ⅲ颠倒,avR 正常,avL 与 avF 交错。

(2)右手与左足连接错误:Ⅰ实际为颠倒的Ⅲ,Ⅱ颠倒,Ⅲ实际为颠倒的Ⅰ,avR 与 avF 交错,avL 正常。

(3)左手与左足连接错误,左足线错接于右手,右手线错接于左手:Ⅰ实际为Ⅲ,Ⅱ实际为颠倒的Ⅰ,Ⅲ实际为颠倒的Ⅱ,avR 实际为 avL,avL 实际为 avF,avF 实际为 avR。

(李　保　郭五一)

第七章　房室肥大的心电图诊断

一、心房肥大

在某些先天性心脏病、风湿性心脏病等均可造成单侧或双侧心房肥大。心房肥大时大多数表现为心房扩张，较少出现心房肥厚。其病理改变为心房肌纤维增长变粗，以及房间束被牵拉和损伤而发生的功能性改变。使 P 波综合向量发生改变，主要表现为 P 波量环增大，运行时间延长及运行方向改变及 P 环不闭合，在心电图上主要表现为 P 波电压增高，时间延长，形态改变。

（一）左心房肥大（7-1）

1. 心电图发病机理

当左心房肥大时，由于左房扩张，牵拉房间束，使其传导速度减慢，造成左心房的除极时间延长，导致 P 波时间延长。左心房肥大后 P 向量的环体也增大，在额面上，P 环左上方明显增大，环形扭曲不规则。因此，在 Ⅰ、Ⅱ、avL 等肢导可见双峰 P 波，峰间>0.04s。在水平面上，P 环主要向右后方增大，V_1～V_2 导联出现正负双相 P 波，且负向部分 Ta 波增深加宽，Ptf_{V_1} <－0.03mm/s。

2. 心电图诊断特点

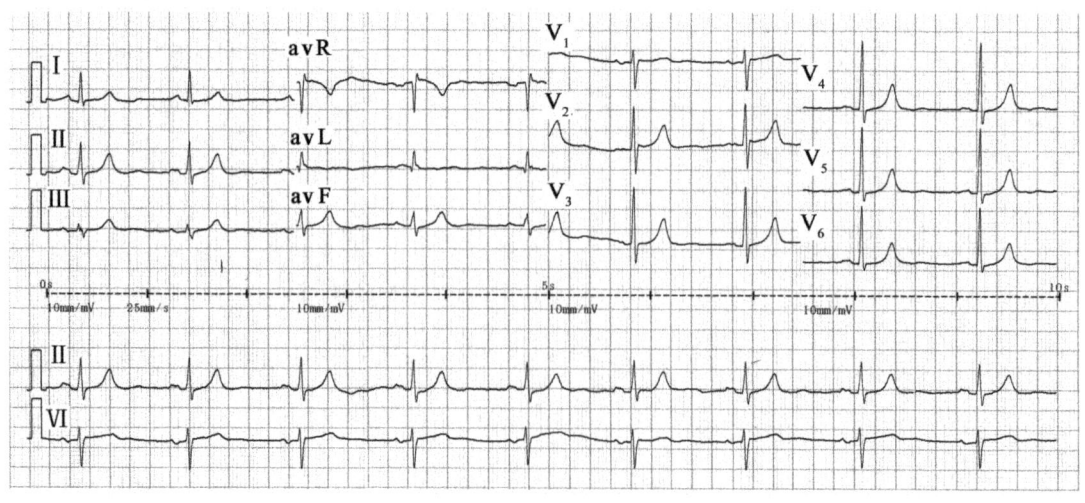

图 7-1　左心房肥大

(1)多数导联P波增宽,时限>0.11s。
(2)P波双峰,峰间距≥0.04s,在Ⅰ、Ⅱ、avL、V₄~V₆导联中明显。
(3)V₁导联P波呈正负相波,Ptf$_{V_1}$<-0.03mm·s。
(4)P/P-R段>1.6。正常情况下,P/P-R段在1.0~1.6之间,在左房肥大时,P波时间延长,而P-R段间期无改变所致。

(二)右房肥大(图7-2)

1. 心电图发病机理

当右房肥大时,除极P向量环的改变主要是环体向右前下方明显增大,额面P环呈柳叶状,最大P向量位于+50°~+90°,大致与Ⅰ、Ⅱ、avL导联平行,致使这些导联的P波异常高尖。在水平面上,P环主要是向前增大,其最大向量与V₁~V₂平行,因此V₁~V₂导联比较高耸。

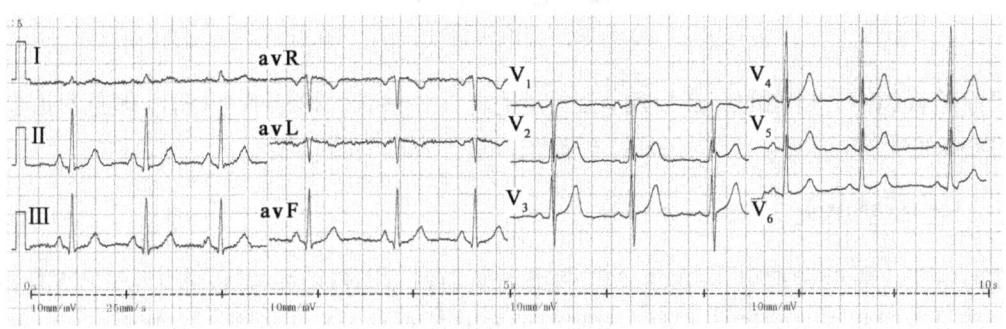

图7-2 右房肥大

2. 心电图诊断特点

(1)Ⅰ、Ⅱ、avL导联P波呈高尖,振幅>0.25mV,时限一般<0.10s。
(2)V₁~V₂导联P波多数高尖,振幅≥0.15mV。
(3)当肢导QRS波呈低电压时,P波高度>R/2。

(三)双侧心房肥大(图7-3)

1. 心电图发病机理

心房的除极程序是激动最先引起右心房除极产生P波的前半部分,后是左心房除极产生P波的后半部分,由于除极时间不同步,所以当左右心房肥大时,各自增大的向量不互相抵消而显示出来。

2. 心电图诊断特点

(1)以右房为主的导联P波振幅增大,>0.25mV。
(2)P波时限延长,>0.11s。

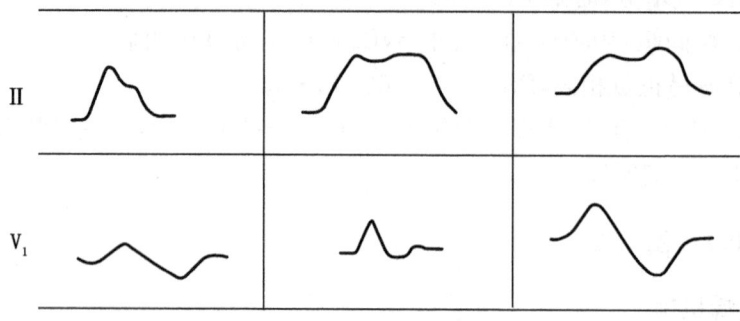

图 7-3 心房肥大示意图
右心房肥大　左心房肥大　双心房肥大

二、心室肥大

目前随着超声心动图的广泛应用,已大大提高了心室肥大诊断的准确性,但是对心室肥大合并冠心病心肌缺血的病人,心电图仍不能作为其重要的检查诊断手段。

(一)左心室肥大

左心室肥大有两种情况:一种为心室收缩期负荷过重引起心室壁的增厚,另一种为心室舒张期负荷过重引起心室腔扩张。在心室肥厚的同时伴有心室扩张称为心室肥大。

1. 心电图发病机理

心室肥大时,由于 QRS 表面积和除极面积增大,电偶数目增加,同时心肌细胞增粗使内部电阻减小与电流增大,投影在左室面导联上,引起 QRS 波群振幅增大。另外,左室肥大后距胸壁的距离缩短,根据容积导体中,心电向量的大小与距离的平方成反比的原理,而使 QRS 波群振幅加大。

QRS 波群的时间代表激动从心内膜向心外膜扩布所需的时间,当左室肥大时,由于室壁增厚,除极时间延长,而使 QRS 波群时间延长。一般情况下,QRS 时间可以轻度延长为 0.08~0.10s,如果 0.11s,则提示不仅肥大明显,还可能是左室肥厚以后牵拉左束支传导系统造成左束支传导延迟所致。

当左心室肥大时,由于激动从心内膜到达心外膜的时间延长,在激动还没有完全到达心外膜时,心内膜已开始发生变化,致使最大 QRS 向量与 ST-T 向量形成的方向相反,这种由于心室除极异常而引起的复极异常称为继发性 ST-T 改变。左室肥大时,由于营养心肌血管的数目相对减少,而使心肌缺血缺氧。另外,由于肥厚的心肌纤维横断面积增大,致使纤维内部与毛细血管之间距离加大,而使心肌代谢发生障碍。

左室肥大时,因心电轴多呈逆钟向转向左后上方,出现电轴偏移,也有人认为左室肥大时,可能牵拉损伤左前分支的纤维,造成电轴左偏,但需说明,左室肥大时电轴可能正常,所以它不是诊断左室肥大的可靠指标。

2. 心电图诊断特点

(1)QRS电压增高:当左室肥大患者最大QRS向量指向左上方时,Ⅰ导联可产生高大的R波,$R_Ⅰ>1.5mV$,同时在Ⅲ导联产生较深的S波,$R_Ⅰ+S_Ⅲ>2.5mV$,$R_{avL}>1.2mV$。当QRS向量向左上方增大时,avF的R波可增高,$R_{avF}>2.0mV$(图7-4)。

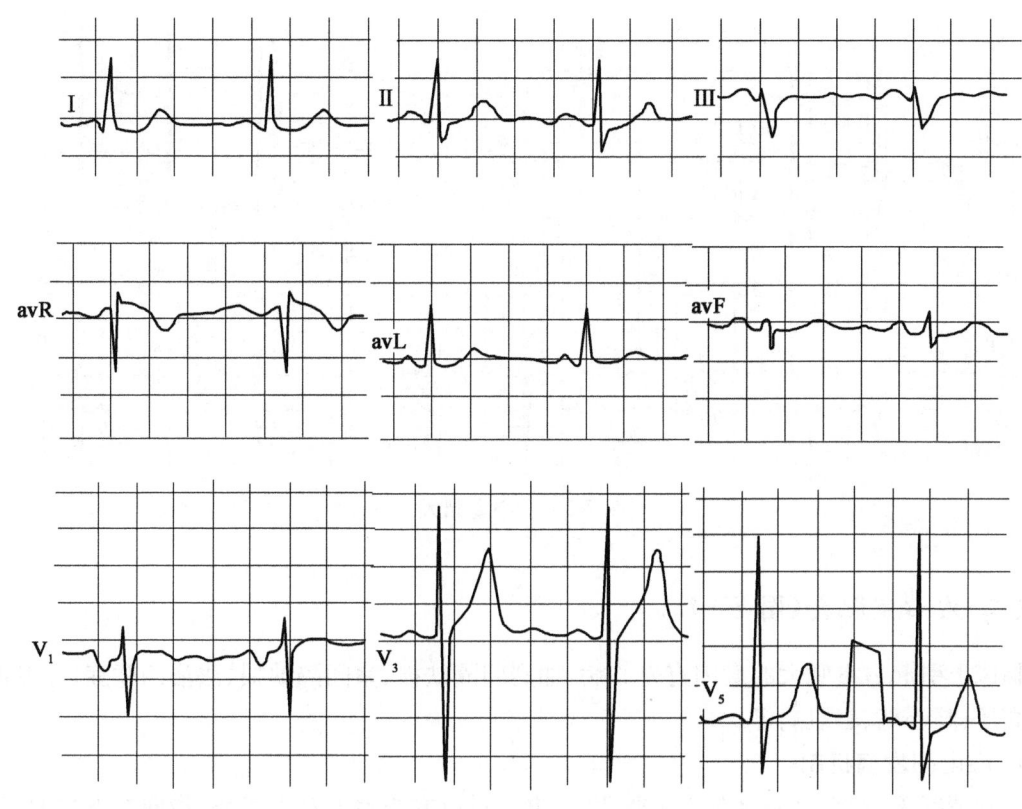

图7-4 单纯左室高电压

胸导联左心室肥大时,水平面QRS向量环主要指向左后方,使右胸导联产生很深的波,$S_{V_1}>2.5mV$,$S_{V_2}>2.9mV$,左心前导联R波异常增高,R_{V_5}或$R_{V_6}>2.5mV$其诊断的可靠性更高,$R_{V_5}+S_{V_1}>4.0mV$(男性)或3.5mV(女性)。

(2)心电轴轻度左偏,单纯左心室肥大,额面QRS电轴可以出现轻度左偏,一般在-30°以内,如果心电轴左偏>-45°时常提示合并有左前分支阻滞,有时也可以呈心电轴正常。

(3)QRS波群时限及室壁激动时间(VAT)延长:在左心室肥大时QRS波群的时间可以轻度延长,一般情况在0.11s之内,如果>0.11s时,可以考虑同时合并有左束支传导阻滞,此时,V_1的r波及的V_5的q波消失,这是因为左束支传导阻滞使得室间隔的除极顺序异常所致。V_5导联的室壁激动时间延长超过0.05s(女性超过0.045s)。

(4)ST-T改变:以R波为主的导联最明显。ST_{V_5}~ST_{V_6},avL或avF下移≥0.05mV,同导联T波倒置或呈负正双相。若T波<R1/10或$T_{V_1}>T_{V_5}$也有意义。

以上心电图的诊断应该结合临床病史及其他检查项目如超声心动图和X线心脏片。如果心电图上单纯出现 QRS 波群电压增高时,只能诊断为左室高电压。

我们在临床诊断中,把有 QRS 波群电压增高及电轴轻度左偏和室壁激动时间延长,而没有 ST-T 改变者诊断为舒张期负荷过重型左室肥大,而伴有 ST-T 改变者诊断为收缩期负荷过重引起的左室肥大(图 7-5)。

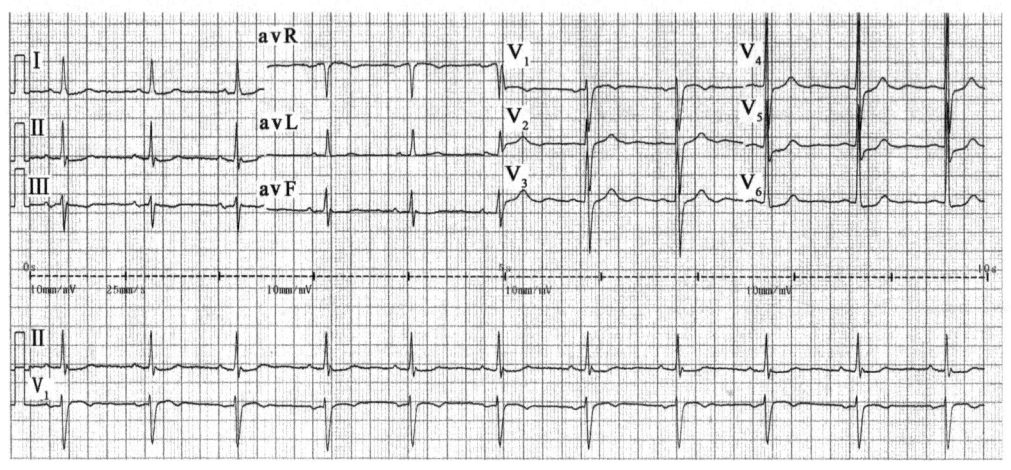

图 7-5 左心室肥大

(二)右心室肥大(图 7-6)

临床上引起右室肥大的病因有先心病,如房间隔缺损、室间隔缺损、法洛四联症、原发性肺动脉高压、肺心病、心肌病等。

1. 心电图发病机制

正常情况下,右心室壁比左心室壁薄,心电向量以左心室电势占优势,指向左下方偏后,轻度的右室肥大时其右前方偏移表现出右室肥大的心电图特征。

2. 心电图诊断特点

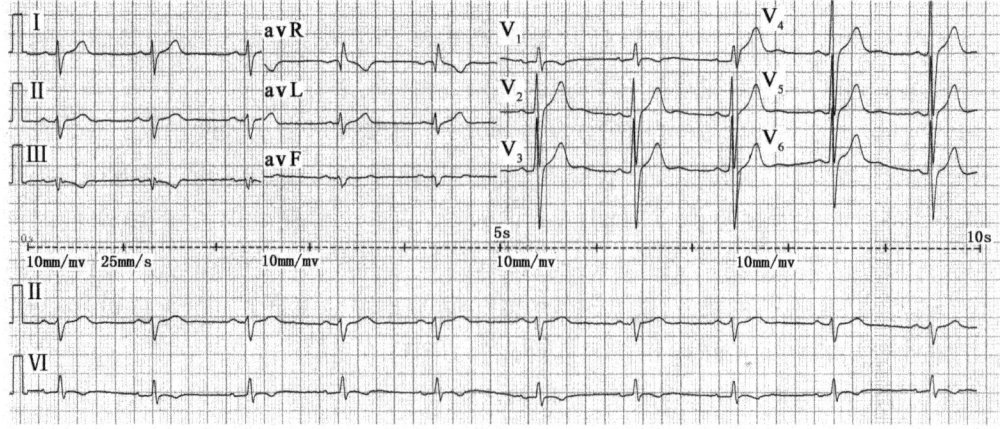

图 7-6 右室肥大

(1)QRS 波群形态电压的改变：Ⅰ、avL 导联多呈 rs 或 QS 型，S 波明显增深，avR 导联 qR 型、QR 或 R 型，R 波＞0.5mV 且 R/Q＞1。

$V_1 \sim V_3$ 导联呈 Rs、R、qR、rsR′型，且 R_{V_1}＞1.0mV，R/S＞1，$V_5 \sim V_6$ 呈 rS 或 RS 型，S 波增深，呈显著的顺钟向转位。

(2)心电轴右偏，＞+110°，这是诊断右室肥大的主要指标。

(3)右室壁激动时间延长，＞0.03s。

(4)继发性 ST-T 改变：$V_1 \sim V_3$ 导联 ST 段下移，T 波双向或倒置。

①V_1 导联 QRS 波群呈 qR 或 qRs 型，是由于心脏发生显著的顺钟向转位，室间隔起始向量由正常时的右前方转向左后方，投影在 V_1 导联上，产生 q 波。

在心电图上只要 V_1 导联出现 q 波，无论其大小，只要能除外前间壁心肌梗死和左前分支阻滞，即表示右心室极度肥厚。

②右心室向心性肥厚，V_1 导联呈 R 型或 Rs 型，R 波异常增高，这是因为 QRS 向量偏向右前方，投影在 V_1 导联的正侧产生的 R 波。

③右室流出道或室上嵴肥厚 V_1 导联呈 rsR′型。

④慢性肺心病 $V_1 \sim V_6$ 导联均呈 rS 型，同时伴有电轴右偏，肺型 P 波和低电压。由于心脏呈显著的顺钟向转位，QRS 向量大部分位于右后方，除起始向量投影在胸导联正侧外，其余 QRS 向量均投影在负侧，故 $V_1 \sim V_6$ 导联均呈 rS 型。

总之，在诊断右室肥大时，除 QRS 波群的形态和电压改变，以及心电轴右偏，还应结合临床病史及其他检查项目，超声心动图和 X 线心脏片。

(三)双侧心室肥大(图 7-7)

双侧心室肥大包括双侧心室扩大。前者见于先心病动脉导管未闭、风心病联合瓣膜病等，后者多见于扩张型心肌病。

1. 心电图发病机制

双侧心室肥大时，右室除极向量向右前增大，投影在右胸前导联上，出现高大的 R 波，左

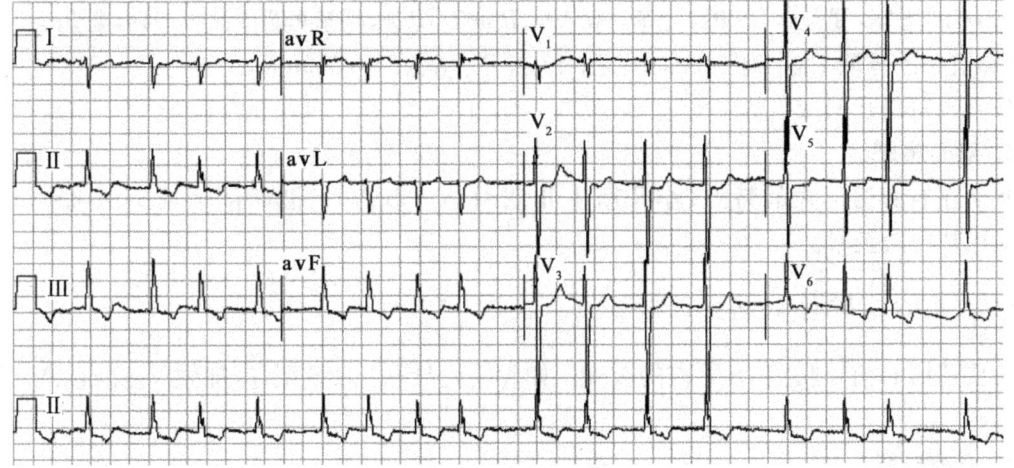

图 7-7 双侧心室肥大

室除极向量向左后增大,投影在左胸前导联上出现高大的 R 波,所以在胸导联呈现双侧心室肥大的图形。但这种现象比较少见。临床上最多见为显示左心室肥厚的图形,这是由于左室壁厚较右室壁厚而轻度增大的右心室被掩盖,另外还可出现正常或大致正常心电图,其原因是左右心室的除极向量同时增大,其方向相反,互相抵消。

为了准确做出诊断,应结合临床病史超声心动图、心电向量图和 X 线检查。

2. 心电图诊断特点

(1)胸前导联 QRS 波群呈典型的左右心室肥大的图形。

(2)心电图显示右室肥大的图形伴有 QRS 电轴左偏,R_{V_5} 电压增高>2.5mV,$R_{V_5}+S_{V_1}>4.0$mV。

(3)心电图显示有左室肥大图形伴有下列一项或几项者:心电轴右偏,V_1 导联 R 波增高,且 $R/S>1$,$R_{aVR}0.5$mV 且 $R/Q>1$,$V_5 \sim V_6$ 导联 S 波增深且 $R/S<1$。

(4)心电图呈现大致正常,但有一些非特异性改变,如 QRS 波群轻度增宽,T 波低平等,再结合超声心动图及 X 线也可诊断。

三、小儿心房、心室肥大

(一)心电图诊断标准

1. 右心房肥大:主要依据为 P 波电压增高

(1)P 波高耸,肢体导联 Ⅱ、Ⅲ、avF 最明显,小儿新生儿期后>0.2mV,右心前导联 P 波双向,正向明显,成人电压>0.2mV,小儿新生儿期后>0.15mV。

(2)P-R 段下移,Ⅱ、Ⅲ、avF 导联较显著。

(3)P/P-R 段<1.0。

2. 左心房肥大,主要依据为 P 波时间延长

(1)P 波增宽,婴儿>0.09s,儿童>0.10s,P 波有切迹,切迹间距离>0.04s,婴儿>0.03s。

(2)右心前导联 P 波双向,负向明显。终末 P_{V_1} 指数>0.015mm/s。

(3)P/P-R 段>1.6。

3. 双心房肥大

具有左右心房肥大的特点,小儿新生儿期后>0.2mV,P 波时间婴儿>0.09s,儿童>0.10s,P/P-R 段正常。

(二)左心室肥厚心电图诊断

主要依据心前导联 QRS-T 波的改变。如 V_1、V_5 导联呈 RS 型,应加做 V_{3R}、V_{4R}、V_6、V_7 导联。

1. 心前导联

(1)3 岁以下 $R_{V_5,V_6}>3.0$mV,3 岁以上 $R_{V_5,V_6}>3.5$mV。

(2)$S_{V_1,V_2} > 2.0mV$。

(3)$R_{V_5} + S_{V_1}$ 3岁以下>4.5mV,3岁以上>5.0mV。

(4)左室壁激动时间(VAT)>0.04s。

(5)V_5导联ST段下降,T波倒置(初生5天之内的新生儿例外)。

(6)V_5、V_6导联Q波较深>0.45mV,T波高且前后肢对称。

2. 标准肢体导联

(1)$R_{II} + R_{III} > 4.5mV$。

(2)$R_I + S_{III} > 3.0mV$。

(3)心电轴<0°。

3. 加压单极肢体导联

(1)$R_{aVL} > 2.0mV$。

(2)$R_{aVF} > 2.5mV$。

正常小儿QRS波群电压较成人高,以上左心室肥厚心电图依据较适用于年幼儿童,年长儿童则可参考成人左心室肥厚的心电图诊断数值。

(三)右心室肥厚心电图诊断

诊断小儿右室肥厚,必须结合小儿不同年龄组的心电图特点,在新生儿或婴儿期属于正常的,对儿童则为显著异常。

1. 心前导联

(1)3个月以后$R_{V_1} > 1.7mV$,QRS_{V_1}呈rsR′型,R′>1.5mV。

(2)V_{3R}、V_1、V_2导联呈qR型。

(3)V_1导联R/S比值异常,各年龄分别超过下列比值:3~6个月>7.2,6~12个月>5.1,1~2岁>4.6,2~3岁>2.6,3~5岁>1.9,5~10岁>1.4,10~14岁>1.1。

(4)右室壁激动时间(VAT)>0.03s(无右束支传导阻滞)。

(5)5天~4岁T_{V_1}直立。

(6)3岁以内$S_{V_5} > 1.5mV$,3岁以后的$S_{V_6} > 0.9mV$,3个月以后的小儿V_5导联的R/S<1。

2. 标准导联

(1)新生儿期后心电轴>+135°。

(2)Ⅰ、Ⅱ、Ⅲ导联S波较深。

3. 加压单极肢体导联

aVR导联R/S或R/Q>1(2个月以后的小儿),由于新生儿期右室占优势,故诊断右心室肥厚的心电图诊断数据:

(1)$R_{V_1} > 1.0mV$,$R_{V_1} + S_{V_5} > 1.2mV$,$R_{aVR} > 0.5mV$,$V_1$导联R/S>1,$V_5$导联R/S<1。

(2)心电轴>+110°。

(四)双侧心室肥厚

心电图上有三种表现:

(1)大致正常的心电图,因左、右两侧肥厚的电压增高互相抵消,以致呈现一种大致正常的心电图,或者只有一些非特异性的 ST 段及 T 波的改变。

(2)左或右室肥厚,一侧的电压大于另一侧,心电图往往表现为一侧的心室肥厚,另一侧肥厚被掩盖。

(3)双侧心室肥厚,心电图具有左室及右室的改变,约有 10%～30% 双侧心室肥厚的患者,心电图上呈现双侧心室肥厚的特点。心电图诊断如下:

①右心前导联呈现右室的图形,左心前导联呈现左室肥厚的图形。

②心电图有左室肥厚的图形,而 S_{V_1} 等于或超过正常高值,或 V_1 导联 R/S>1,avR 导联 R/S 或 R/Q>1 或心电轴右偏。

③心电图有右室肥厚的图形,而 $R_{V_5、V_6}$ 等于或超过正常高值,$Q_{V_5、V_6}>0.45mV$。

(王素琴　李　保　仵施政)

第八章　冠状动脉供血不足

病理生理：冠状动脉供血不足是由于冠状动脉粥样硬化，使冠状动脉管腔发生严重狭窄的心肌供血障碍，心脏本身血液供应的三大冠状动脉，为左前降支、左回旋支、右冠状动脉。最常见是左前降支狭窄。

冠状动脉发生粥样硬化的主要原因是：

(1)冠状动脉是主动脉的第一分支，其承受的压力和血液的冲击较其他动脉大。

(2)冠状动脉与主动脉形成直角，该处受血流冲击时内膜损伤，有利于粥样斑块形成及血小板集聚。

(3)由于血液中的脂蛋白尤其是低密度脂蛋白，通过管腔直接进入内膜和中层引起脂质沉着和粥样斑块的形成。管腔狭窄的程度分四级，一级狭窄在25%以下，二级在26%～50%，三级在51%～75%，四级超过75%。一般来说超过50%以上的狭窄才具有临床意义，心电图有可能被显示出来。但心肌缺血的病理形态改变和临床表现与动脉狭窄的程度并不完全一致。因为还受侧支循环建立的情况而决定。另一方面，正常的冠状动脉痉挛也可引起并加重供血不足。

一、慢性冠状动脉供血不足

(一)病理改变

慢性冠状动脉供血不足指在安静或休息状态下，约2/3的冠心病患者可发生心肌缺血性改变或由于缺血引起心律失常、传导阻滞、心肌肥厚等发生。但也有1/3患者心电图可正常。原因可能是由于慢性冠状动脉心肌缺血或心肌细胞长期缺血缺氧使心肌组织和传导系统纤维化退行性变所致。因此，在心电图诊断慢性冠状动脉供血不足时，必须结合临床病史，发病特点，运动心电图改变，冠状动脉造影等结果综合判断。近年来，有学者认为根本不存在慢性冠状动脉供血不足，但目前还尚未定论。

(二)心电图诊断特点

1. 缺血性 ST 段改变

(1)ST 段呈水平型或斜下型下移，一般在 0.05～0.15mV 之间，发生于缺血性导联，系心内膜下心肌缺血，动态变化为在慢性缺血基础上发生急性缺血，心电图表现为 ST 段下移再度加深，严重缺血时还会出现 ST 段轻度抬高。

(2) ST 段呈水平型延长一般在 0.12s 以上,并且 ST 段与 T 波间夹角＞+90°。

2. 缺血性 T 波改变

(1) T 波低平　出现心内膜下心肌缺血早期心电图,表现为左胸导联,(R 波为主的导联上) T 波低平＜R/10。或 $T_{V_5V_6}$＜$T_{V_1V_2}$,但应除外非冠心病引起的 T 波改变。

(2) T 波方向改变　心内膜下心肌缺血时心电图表现为 T 波直立高尖,因为这时缺血心肌复极过程较正常心电复极过程更为延迟,导致心内膜下心肌复极时,没能对抗的心电向量存在,因此,出现与 QRS 主波方向一致的高大 T 波。主要发生于缺血的导联上,若能排除非冠心病引起的 T 波改变即可诊断为心肌缺血性 T 波改变。

(3) T 波倒置　心内膜下心肌缺血时,心电图表现为 T 波倒置,因缺血时平均 T 波向量背离缺血面,对应缺血面的导联显示 T 波倒置,可能为慢性冠状动脉供血不足的典型表现,形态演变过程,开始 T 波呈上升支缓慢,下降支陡峭,然后逐渐变化为 T 波两支对称,基底变窄,波顶变锐。

3. 其他改变

慢性冠状动脉供血不足还可出现 U 波倒置,在某种情况下是唯一慢性冠状动脉供血不足特征,由于心肌缺血致使左室舒张功能减低,引起左房增大,导致心电图 V_1 导联终末电势 Ptf_{V_1}≥−0.03mmS。引起心肌肥厚(长期缺血所致)。另外,慢性冠状动脉供血不足还可引起各类心律失常,其中以室性早搏多见,各种传导阻滞,Q-T 间期延长等(图 8-1)。

(三) 慢性冠状动脉供血不足与选择性冠状动脉造影比对

心内膜下心肌缺血性 ST-T 改变与选择性冠状动脉造影,相应部位显示弥漫性或节段性狭窄＞75%以上,这类患者做运动试验时,一般达不到目标心率,便出现缺血性 ST 段下移改

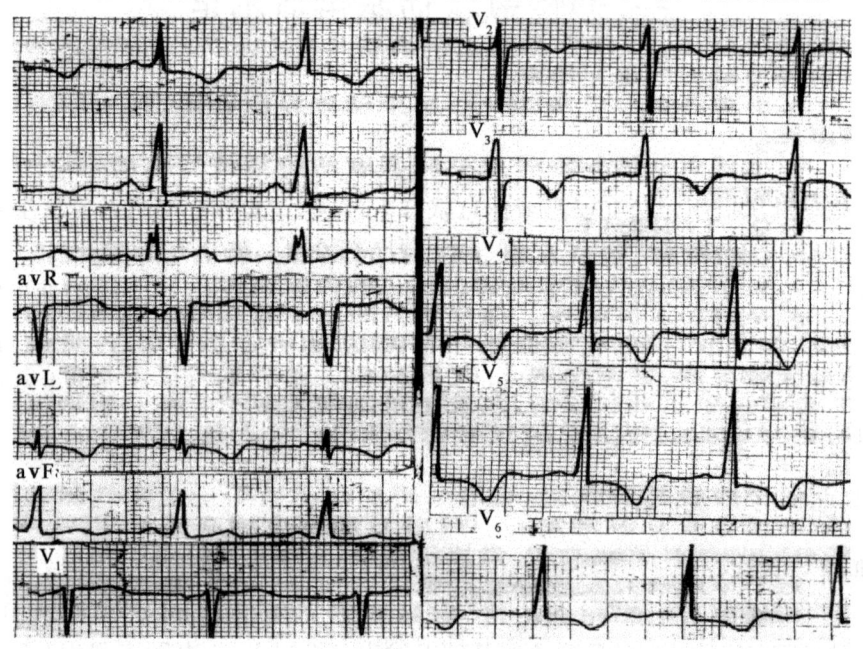

图 8-1　冠状动脉供血不足

变,一般药物治疗难以使 T 波转为直立。如冠状动脉有严重病变,需做支架或外科搭桥手术等治疗。

二、急性冠状动脉供血不足

(一)病理改变

急性冠状动脉供血不足:指心绞痛患者的症状突然加重或某些原因诱发急性心肌缺血;是由于冠状动脉粥样硬化、狭窄和闭塞,而引起的心肌供血障碍所致。正常情况下,冠状动脉血流是随心肌耗氧量而增加的,当剧烈运动时血流量可提高至 5 倍以上,满足心肌需要,但当冠状动脉高度狭窄或关闭不全时,血流量不能相应增加,出现缺血、缺氧,由此引起心绞痛发作,疼痛的根源是缺氧造成的。据临床表现心绞痛可分为两类,典型心绞痛和变异型心绞痛。

(二)心电图诊断特点

1. 缺血型 ST 段改变(图 8-2)

ST 段呈一过性水平型或斜下型下移≥1.0mV,OX/OT>1/2,R 波与 ST 段夹角>+90°,持续时间>1min 以上。原先心电图有 ST 段下移者,应在原有基础上再加深 0.1mV。

2. 缺血性 ST 段抬高

急性冠状动脉供血不足时 ST 段呈一过性抬高,同时伴有严重心绞痛发作,见于变异性心绞痛。ST 段抬高常见于 $V_2 \sim V_6$ 导联,其中以 $V_2 \sim V_4$ 导联为明显。心电图 ST 呈弓背向上抬高,伴有 QRS 波群时限增高,振幅增高,T 波高尖,以及心律失常等。原因多与冠状动脉狭窄而发生 ST-T 改变。

3. 缺血型 T 波改变

急性冠状动脉供血不足时,T 波呈一过性改变,心电图表现为 T 波异常高尖,两支对称,基底变窄。轻度缺血时,心电图仅表现为心内膜动作电位时程缩短,过早复极,导致 T 波低平或倒置,伴 ST 段下移。

4. 一过性 Q 波改变

严重冠状动脉供血不足,可导致心肌缺血、损伤,暂时丧失电动力,心电图出现一过性 Q 波或 QS 型。持续时间为几分至数日,机理"电静止学说"当血供改善 Q 波消失。

5. 缺血性 U 波改变

急性冠状动脉供血不足时,主要表现为 U 波倒置。U 波改变可单独出现,也可伴 ST 段改变。

6. 缺血性心律失常

①一过性窦性心律失常。即窦性心动过速、过缓,窦性停搏,窦房传导阻滞。

②一过性早搏。多为室性早搏。

③一过性室性心动过速。如发生 RonT 或 RonP 现象可诱发,尖端扭转性室速或室颤,伴

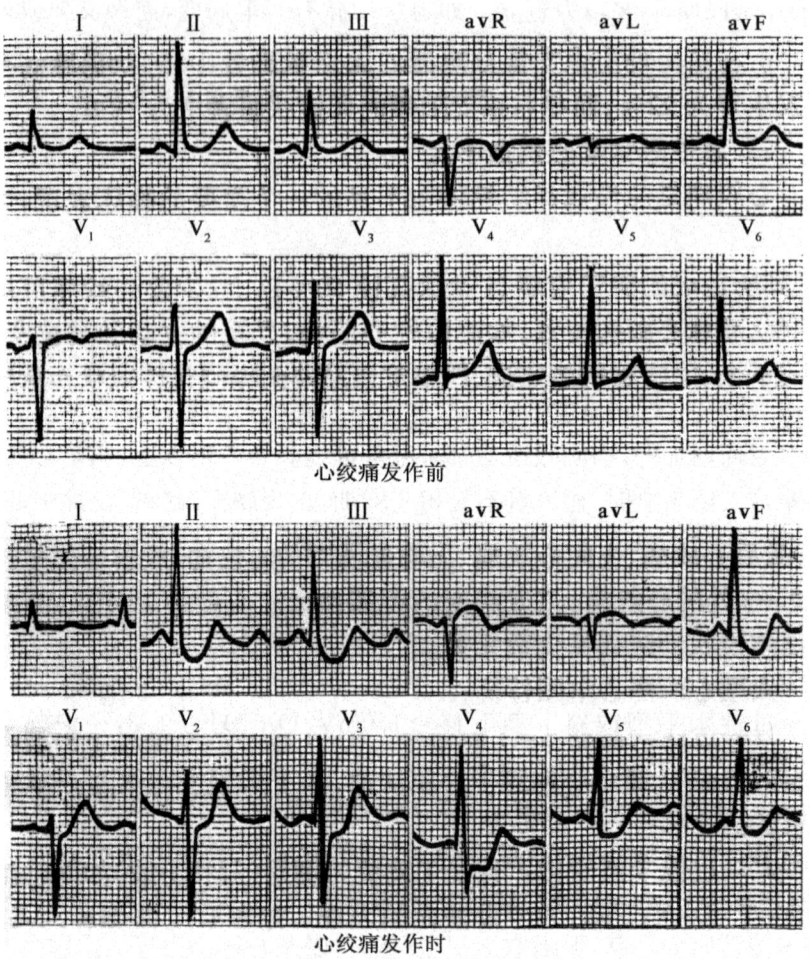

图 8-2 心绞痛发作过程

有 Q-T 间期延长或缩短,这时应结合临床适量给予提高心率的药物或起搏等,治疗效果较好。

④快速室上性心律失常,即阵发性房性心动过速,交界性心动过速,心房扑动与颤动等。

⑤房室传导阻滞,在下壁较多见。以一度房室传导阻滞常见,二度房室传导阻滞中以 I 型多见,三度房室传导阻滞常为一过性,较少见。

⑥束支传导阻滞,急性心肌缺血时易发生一过性完全或不完全性左右束支。左前、左后分支阻滞,双束支阻滞等。

三、变异性心绞痛

变异性心绞痛,在临床上属于一种自发性心绞痛类型。主要由于冠状动脉一过性痉挛和收缩造成一过性心肌缺血,表现为疼痛的性质较剧烈,持续时间较久,胸痛发作时心电图出现暂时性 ST 段抬高,伴同导联 R 波增高以及对应导联 ST 段下降。部分患者出现心律失常或房室传导阻滞等。

经冠状造动脉造影证实，发作时 ST 段显示抬高，对应导联半年内有部分患者发生心肌梗死。

（一）变异性心绞痛临床诊断特点

心绞痛发生于休息时，情绪激动、运动不易诱发，发作时呈周期性，疼痛较重，持续时间较长，常于夜休深睡或凌晨发作。冠状动脉造影显示患者冠状动脉存在轻度狭窄或管腔正常，可能系冠状动脉发生粥样硬化引起血管张力增高所致。

（二）变异性心绞痛心电图诊断特点

出现暂时性 ST 段抬高，同时伴有 R 波增高，对应导联 ST 段下降。抬高的 ST 段常与 R 波 ST 段 T 波融为一体，形成单向曲线。R 波增高的同时伴有 S 波的减低或消失。有些患者前侧壁下壁导联出现 ST 段抬高，心电图常出现室性早搏、室性心动过速、交界区心律、室颤、房室传导阻滞，缺血发作时还可出现室上性心动过速或束支传导阻滞等（图 8-3）。

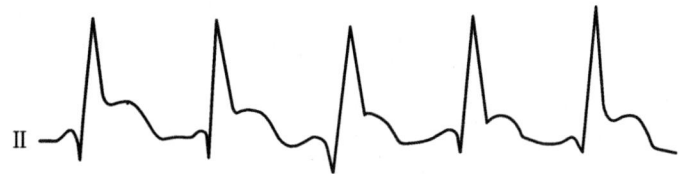

图 8-3　变异性心绞痛心电图表现

1. 劳累型心绞痛与变异型心绞痛临床鉴别诊断（表 8-1～表 8-2）

表 8-1　劳累型心绞痛与变异性心绞痛临床鉴别诊断

比较	劳累型心绞痛	变异型心绞痛
1. 发作诱因	与劳累有关	与劳累无关
2. 情绪激动	情绪激动而诱发	情绪激动、运动不宜诱发
3. 疼痛持续时间	症状较轻，持续时间短	症状较重，持续时间长
4. 疼痛性质	无规律性	呈周期性
5. 疼痛与缓解	发作疼痛，时间短，缓解迅速	发作时疼痛，呈下弦型加重，与缓解时间呈正比
6. 缓解状况	休息即自行缓解	休息不能缓解疼痛
7. 是否伴心律失常	发作时一般不伴有心律失常	多数伴有心律失常
8. 诊断	临床诊断明确	需鉴别方能确诊

2. 劳累性心绞痛与变异性心绞痛心电图鉴别诊断

表 8-2　劳累性心绞痛与变异型心绞痛心电图鉴别诊断

对比	劳累性心绞痛	变异型心绞痛
1. ST 段改变	ST 段普遍导联降低，无 ST 段抬高	ST 段抬高
2. 对应导联 ST 段	无抬高	降低
3. 伪改善现象	无伪改善	有伪性改善
4. 梗塞部位	部位不易确定	多 ST 段抬高部位
5. 运动试验	运动试验阳性	一般为阴性
6. 发作时 QRS 波形	一般无改变	R 波增高、增宽，但持续时间较短暂

（仵施政　李　保）

第九章 心肌梗死的心电图表现

一、概述

心肌梗死是持久而严重的心肌急性缺血,所引起的部分心肌坏死,伴有心功能障碍。

病理变化:心肌梗死大多数是由于冠状动脉粥样硬化所致,原因是狭窄的冠状动脉管壁发生血栓或冠状动脉痉挛,堵塞了动脉血流,患者可在几小时至几天内较重,持续时间较长的心绞痛发作,最后显示心绞痛症状和心电图的改变。该处心肌因持续缺血产生坏死,显微镜下6小时出现组织病理改变。心肌梗死完全愈合需5～8周,瘢痕广泛者可形成室壁瘤。透壁性心肌梗死有时可引起心肌破裂、室间隔穿孔、乳头肌断裂。

好发部位:

(1)左冠状动脉前降支的上1/3闭塞,这支动脉发生闭塞的机会最多。梗塞部位多位于左心室、左右心室交界处以及心尖部位。

(2)右冠状动脉胸肋面段前1/2,或其后降支闭塞,发生率仅次于前降支。可能损坏房室结引起房室传导阻滞。引起右心室后下壁及心室中隔后部的梗塞并可损伤房室结。

(3)左回旋支闭塞较少见。

二、心肌梗死心电图发生原理

急性心肌梗死是由于冠状动脉突然闭塞造成的,根据心肌血液供应的受损程度可分为缺血、损伤、坏死三种表现,引起心电图相应的改变(图9-1)。

1. 缺血性改变

心肌供血不足时首先表现为心肌缺氧,有氧代谢降低,能量供应减少,细胞内离子的丢失,导致心肌复极时间延长,若心肌缺血发生于心内膜,有于T向量背离缺血区,T波呈对称性直立;若发生于心外膜,复极程序反常,T波呈对称性倒置。

心电图表现为Q-T间期延长直立的T波转变为倒置的T波,QRS波群无改变,如缺血改善,T波重新恢复直立,心电图改变的特点是:

(1)缺血损伤仅影响心肌的复极过程。

(2)该损害是暂时性的,可以恢复,病理检查证实,并无组织学上的改变。

(3)除了短暂的缺血以外,轻微损伤或物理、化学性刺激,也能发生这样的改变。

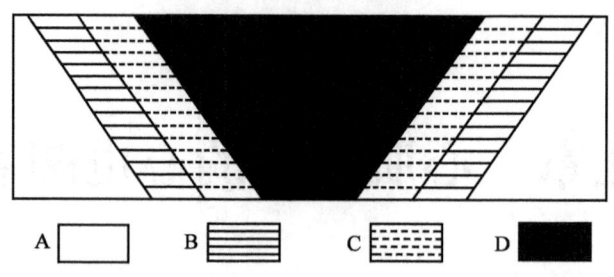

图 9-1 心肌正常、缺血、损伤、坏死与心电图波形的关系

2. 损伤性 ST 段改变

心肌缺血时间逐渐延长程度逐渐加重,心电图出现 ST-T 段损伤性改变。原因可能是心肌除极大部分呈负电位时,小部分损伤心肌不进行除极,仍为正常电位,产生与受损区同向 ST 向量,表现为 ST 段抬高。

心肌梗死的急性期,在病理性 Q 波出现的导联上显示 ST 段抬高,为损伤型 ST 段抬高,这是急性心肌梗死诊断的重要条件。损伤型 ST 段抬高于心肌损伤后即刻出现,且迅速达高峰。异常 Q 波出现之后,抬高的 ST 段逐渐下降,最后恢复基线,演变过程达数日及数周。若抬高的 ST 段 3~6 月不能回至基线,形成室壁瘤,发病早期(3~12 小时内)适应溶栓或急诊介入治疗,而非 ST 段抬高的心肌梗死不易溶栓。

ST 段抬高与 R 和 T 波融合形成"单向曲线",当心肌重新获得血液供应时,心电图的改变又逐渐按顺序恢复,先是 ST 段缓缓降至基线,然后 T 波经过一个缺血型的倒置过程再恢复到原先的直立状态,心电图又恢复正常,心电图改变的特点是:

(1)心肌的除极过程仍然没有显著改变,QRS 波形与基础心电图相同。

(2)心肌的缺血损伤虽比上述为重,但仍是可以恢复的。

3. 坏死性 Q 波形成(图 9-2)

更进一步地缺血导致细胞变性、坏死。由此引起该部位动作电位的丧失,使其相反方向的向量环相对增大,心电图上表现心肌坏死部位的导联上出现病理性 Q 波。一般 Q 波电压应大于同导联 R/4 波,时间≥0.04s。

原有高的 R 波消失而变成 QS 型,这种改变在心电图学中称为坏死型改变,此阶段 ST 段及 T 波仍能恢复正常,但坏死的心肌不能复活。QRS 不能恢复到原来的形态。心电图改变的特点是:

(1)心肌的除极过程和复极过程都受到影响。

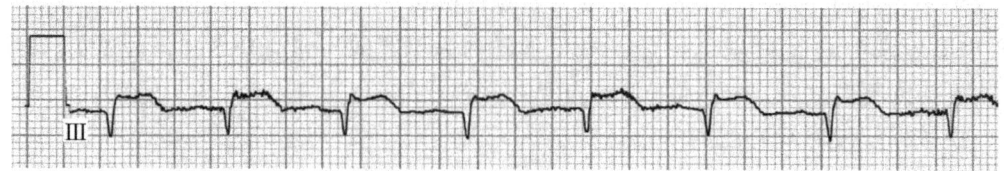

图 9-2 坏死性 Q 波

(2)心肌已有组织学上的坏死,即使把损伤刺激除去,心肌也不能恢复到原来状态。

(3)任何产生缺血型、损伤型的刺激,若程度再严重时,便产生心肌组织的坏死,在心电图上便反映为坏死型改变。

实验证明,在急性心肌梗死早期,根据心肌受损害的程度可分为三个阶段及区域:①在最中央的区域受损害程度最严重,成为坏死区。②在坏死区周围,心肌细胞缺血较严重,称为损伤区。③在最外面的区域,距离较坏死区较远的心肌损伤较轻,称为缺血区。

三、急性心肌梗死再灌注治疗与心电图改变

心电图的改变对急性心肌梗死的再灌注治疗和评价疗效有着很大的临床意义。急性心肌梗死早期冠状动脉通道可以使梗死范围缩小、心功能改善,死亡率降低。一般临床上在急性心肌梗死发生后6～12小时进行再灌注治疗,效果好,但以3小时内为佳。急性心肌梗死后,患者出现剧烈心前区疼痛,心电图异常,心肌酶血的增高。因酶血增高需要一定的时间,所以心电图诊断早期急性心肌梗死是最可靠最重要的依据。并且根据心电图的改变,可推测出闭塞血管部位。

实践证实:溶栓治疗适用于ST段抬高的急性心肌梗死,而对非ST段抬高者(非Q波性心肌梗死)不合适,ST段抬高越明显的患者溶栓效果越好,另外,对大面积心肌梗死较小面积溶栓效果好,降低死亡率明显。

急性心肌梗死就诊患者中有15%左右的人,心电图没有典型改变,只有剧烈的心前区疼痛、憋胀、大汗等,这时应高度疑有急性心肌梗死的可能,嘱咐患者应做冠状动脉造影,心脏B超,心肌核素等。以尽早诊断,及时治疗。

四、急性心肌梗死的分期及演变过程

急性心肌梗死的心电图的演变过程对临床诊断治疗有着重要的意义。分期目前尚未统一标准,一般分为四期(图9-3):

1. 超急性期

常见于心肌梗死发生后数分钟或数小时,心电图表现,T波振幅增高,可能为心内膜下缺血,细胞内的K^+外逸产生的。又因损伤的心外膜提早复极,这时T波变的高尖。之后面对梗死部位的导联出现ST段抬高,背对梗死部位的导联出现ST段压低,该期并无Q波发生,若积极给予适当的溶栓治疗效果较好。

2. 急性期

心肌梗死进一步发展为心肌坏死、缺血、损伤,心电图上表现为病理性Q波,ST段抬高呈单向曲线,直至完全恢复到等电位线,缺血型T波倒置由浅入深,此期一般持续3～6周,是患者危险期(图9-4)。

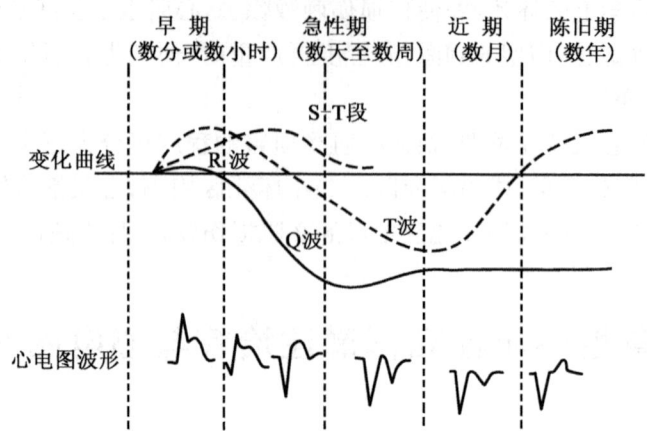

图 9-3　急性心梗的图形演变

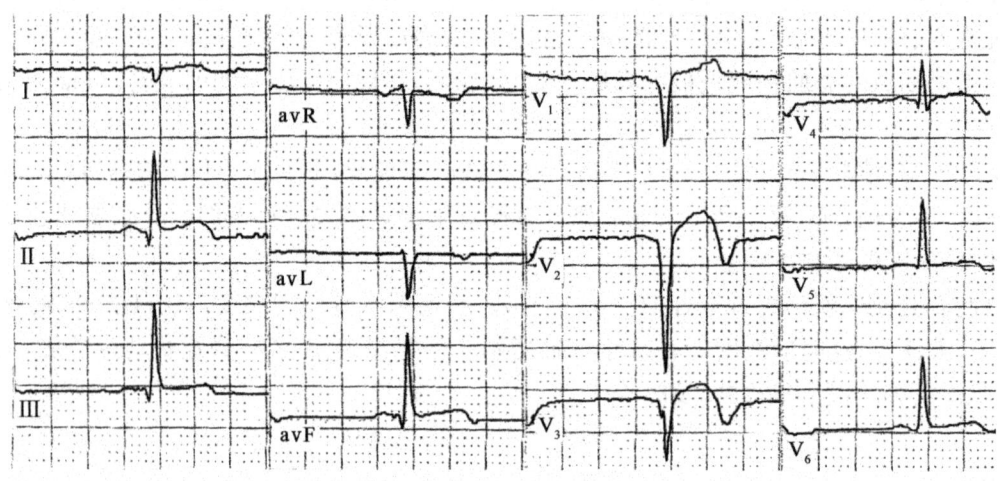

图 9-4　急性心肌梗死心电图（下壁、后壁）

3. 恢复期

此期一般出现在梗死后的 6 周至 6 个月左右,抬高的 ST 段回至等电位线,T 波倒置由深变浅,坏死性 Q 波或 QS 波缩小或持续存在,如抬高的 ST 段,6 月以上,不回到等点位线,考虑为心室壁瘤可能,应结合临床,尤其是 B 超诊断(图 9-5)。

4. 陈旧期(愈合期)

此期出现在心肌梗死后的 6 月之后,ST 段和 T 波已完全恢复。少数病人可能因慢性冠状动脉供血不足,有缺血性 T 波改变,Q 波因梗死范围小,瘢痕组织收缩,或梗死区域弥散,异常向量相互抵消,Q 波缩小。或因梗死病变范围过小,抢救及时,建立了良好的侧支循环,可使 Q 波完全消失。

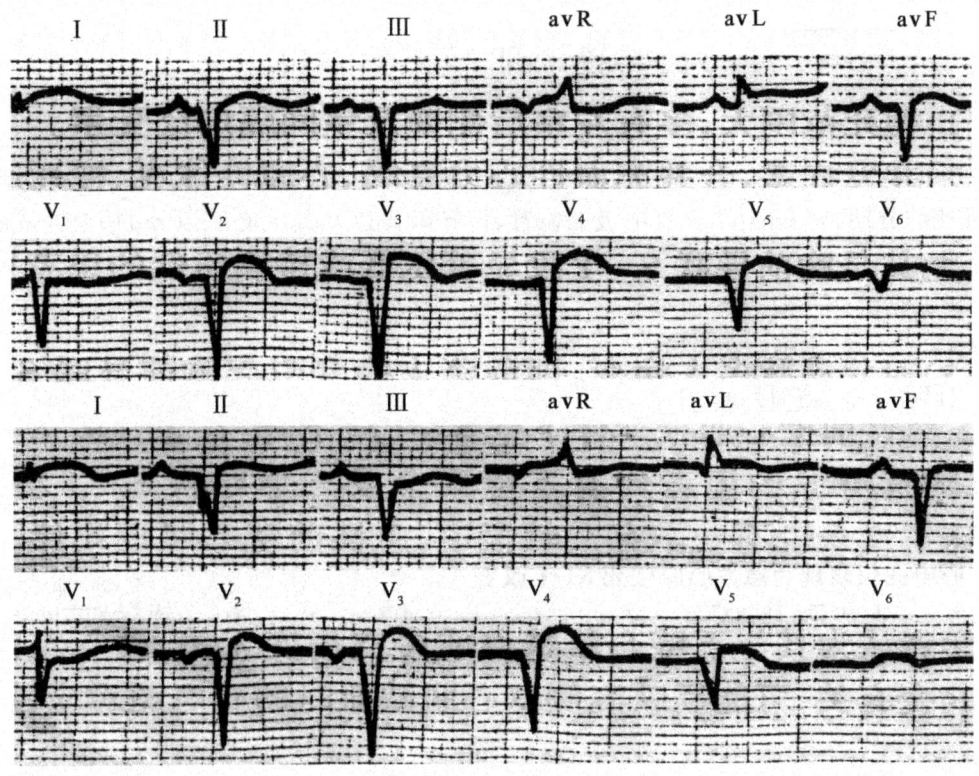

图 9-5 心室壁瘤心电图

五、心肌梗死的定位及心电图诊断

因心肌组织来源于不同冠状动脉的血液供应,因此,临床上心肌梗死的发生部位常有明显的区域性,一般以 Q 波出现的心电图导联为判定依据的表 9-1 所示。

表 9-1 心肌梗死的定位诊断

部分导联	V_1	V_2	V_3	V_4	V_5	V_6	avR	avL	avF	Ⅰ	Ⅱ	Ⅲ	V_7	V_8	V_9
前间壁	+	+	+	±	−	−	−	±	−	±	−	−	−	−	−
前壁	−	±	+	+	±	−	−	±	−	±	−	−	−	−	−
前侧壁	−	±	+	+	+	+	−	+	−	+	−	−	−	−	−
高侧壁	−	±	+	+	+	+	−	+	−	+	−	−	−	−	−
广泛前壁	+	+	+	+	+	+	−	+	−	+	−	−	−	−	−
下壁	−	−	−	−	−	−	−	−	+	−	+	+	−	−	−
后壁	⊕	⊕	⊕	−	−	−	−	−	−	−	−	−	+	+	+

注:⊕对应导联R波增高

六、特殊心肌梗死的特征

心电图表现只占 20%。因为心肌梗死心电图的改变受诸多因素的影响,如:心肌损伤的程度、梗死的分期、病变部位、探查电极的位置、传导障碍以及其他心脏以外的因素,从而引起各种不典型心电图改变。

1. 不典型的坏死型 QRS 改变
①原有坏死型 Q 波消失
②有胚胎 r 波,占时约 0.01 秒。
③出现 q 波振幅小于 1/4R,占时小于 0.04 秒。
④R 波逐渐降低。
⑤$V_1 \sim V_3$ 导联 R 波增高,增宽。

2. 心电图仅表现为急性心肌梗死 ST-T 改变
①急性心肌梗死的早期,仅出现 ST 段抬高与 T 波高尖,24 小时内出现梗死的图形。
②不出现坏死型 Q 波及 QS 型,仅表现为 ST 显著压低的心内膜下心肌梗死。
③以 R 波为主的室性早搏,ST 段成弓背向上抬高,T 波倒置低谷变尖。

机制:
①早期血栓堵塞。
②冠状动脉严重痉挛。
③心肌耗氧量突然显著增加。
④侧支循环的建立。

3. 临床延迟出现典型心肌梗死心电图改变
据统计梗死面积大于 $2cm^2$ 者,85% 以上的患者,心电图有改变,面积为 $0.5 \sim 2cm^2$ 者仅有 45% 左右的患者,心电图呈梗死改变.

4. 常规心电图显示心肌梗死改变
必须加做附加导联如:后壁 $V_7 \sim V_9$、右室心肌梗死、V_{3R}、V_{4R}、V_{5R}、$V_1 \sim V_6$ 高位肋间,未能显示梗死图形。

5. 始终不出现心肌梗死心电图改变
局灶性或包绕性心内膜下心肌梗死,仅出现 QRS 低电压和间期增宽等表现。

6. 心肌梗死被合并症所掩盖
(1)室颤型。
(2)传导阻滞型。
(3)心脑卒中型。
(4)血栓栓塞型。

年龄在 60 岁以上呈典型心梗发病者逐渐减少。多为不典型发作,常以头痛,腹痛,背痛或咽痛就诊,易被误诊或漏诊。应引起心电工作者及临床医师的注意。

七、非梗死性 Q 波急性心肌梗死的心电图诊断

异常 Q 波并不是心肌梗死的代名词,因此,当心电图的导联上出现异常 Q 波时,应注意与非梗死性疾病相鉴别,若 Ⅱ、Ⅲ、avF 导联中,单独以 Ⅲ 导联出现 Q 波,一般不诊断,必须结合 Ⅱ、avF 导联,方可诊断陈旧下壁心肌梗死。但除外预激综合征、肺部疾患。

Ⅰ、avL、V_5、V_6 导联出现 Q 波,诊断侧壁心肌梗死时,应注意除外间隔支 Q 波、电轴右偏造成 avL 导联出现较宽的 Q 波。

V_1、V_2 导联出现 Q 波或 QS 波,诊断前间壁心肌梗死时,应除外电极安放位置不准确、心脏转位,左、右室肥大,左、右束支传导阻滞,严重肺气肿等,只有 V_1、V_2 导联出现 q 波时,方可诊断为前间壁心肌梗死。

八、非梗死性 Q 波心电图鉴别诊断

我们必须认识到,有相当一部分心肌梗死的患者,心电图上并不产生异常 Q 波,而另一部分非心肌梗死的病例,心电图上却产生了异常 Q 波,所以我们必须进行鉴别诊断(表 9-2)。

表 9-2 非梗塞性 Q 波鉴别表

机制	非梗死性 Q 波疾病	导联	部位
室间隔肥厚	梗阻性心肌病	Ⅰ Ⅱ Ⅲ avF V_5 V_6	下侧壁
心肌纤维化或其他组织充填	继发性心肌病、心肌炎后遗症	各导联	以前壁为主
原发性心肌病、心绞痛、心脏外伤、肺炎、休克、急性胰腺炎	急性心肌缺血、损伤局部电静止	各导联	以前壁为主
心脏起搏点激动传导	左束支传导阻滞、左前分支传导阻滞、预激综合征	V_1 V_2 V_3 Ⅲ avF V_1 V_2 Ⅱ Ⅲ avF V_1 V_2 V_3 V_4	前间壁、下壁 前间壁 下壁、前间壁
自主神经紊乱	脑血管意外颅脑神经外伤	各导联	前壁或下壁
心脏转位 电轴偏移	横位心电轴左偏、垂位心电轴右偏,右室肥大、左室肥大,肺心病、肺气肿、肺栓塞等	Ⅲ avF avL V_1 V_2 V_3 V_1 V_2 V_3 V_4 V_5	下壁 侧壁 前间壁 广泛前壁

九、冠心病与心律失常

冠心病患者由于心肌细胞缺血,可发生各种类型的心律失常,如:房性心律失常、室性心律失常、房室传导阻滞等。心房颤动是由于心肌梗死后,严重的心肌缺血导致心功能不全所引起。最常见的为室性心律失常,也是导致冠心病患者死亡的主要原因。

1. 急性期、亚急性期和慢性期心肌缺血与室性心律失常的关系

冠状动脉闭塞与室性心动过速及心室颤动有密切的关系。是由于缺血部位心肌动作电位的变化,因起了早期室性心律失常即:室速、室颤。当冠状动脉闭塞后 48 小时内心律失常逐渐减少,称为晚期心律失常,另外心室颤动发生前,抽取缺血部位心肌回流的静脉血发现血 K^+ 浓度明显增高,提示 K^+ 与缺血性室性心律失常也有密切的关系。经电生理证实得到了进一步的认识。当心肌梗死发生后 3~7 天,易诱发出室性心律失常或室性心动过速,这是由于梗死部位残存活的心肌房发生折返而引起,称为亚急性期和慢性期。

2. 再灌注心律失常关系

经冠状动脉造影观察到,再灌注室性心律失常的发生率很高,严重程度与冠状动脉缺血的时间有关,缺血时间在 5 分钟内,出现心室颤动的机会很少,占 10% 以下,在 30 分钟达高峰约占 70%,但在 1 小时以上再灌注时,室颤的发生率则减少。

(郭五一)

第十章 常见心脏病的心电图表现

一、先天性心脏病心电图改变

(一)房间隔缺损

房间隔缺损是最常见的先天性心脏血管畸形。新生儿在解剖学上分为原发孔和继发孔缺损(表10-1)。血液在心房水平从左到右分流,导致右心室充盈扩张;舒张期负荷加重。青年人一般不出现肺动脉高压,由于左向右分流发生在病程的晚期,因为右室顺应性减退左向右的分流减少甚至出现右向左的分流,造成肺动脉高压,引起右室收缩期负荷过重。

继发孔缺损心电图特点:
(1)缺损较小的患者,心电图可表现为正常或大致正常。
(2)右束支传导阻滞,其中以不完全性右束支传导阻滞占多数。
(3)心电轴多呈右偏在+90°—180°范围内。
(4)右心室肥厚或不完全右束支阻滞合并右室肥厚。
(5)右心房肥大,早期可有轻度P-R间期延长,晚期由于肺动脉高压心电图可出现房颤。

表10-1 原发孔缺损与继发孔缺损鉴别

	原发孔	继发孔
心电轴左偏	80%~100%患者出现	-60°~140°之间,类似左前分支阻滞
P-R间期延长	多见	少见
左心室肥厚改变	70%可有	一般无

(二)室间隔缺损

室间隔缺损分为先天性和后天性两种,后天性主要是由感染性心内膜炎、急性心机梗死,导致室间隔穿孔以及外伤性室间隔破裂造成。血液在收缩期有左向右的分流,以分流量的多少与缺损的大小、左右室之间的压力和肺动脉压的高低有关。

根据缺损部位的大小心电图表现可分为:
(1)缺损较小者:心电图表现正常。见于双室负何过重不明显者。
(2)中度缺损者:心电图表现左心室肥厚,V_5、V_6导联R波增高,Q波加深伴ST-T改变,室壁激动时间增宽,见于肺动脉压和右室中度升高者。

(3)缺损较大者:心电图表现双室肥厚,左室高电压伴 T 波倒置或 Q_{V_5,V_6} 明显,见于右心室及肺动脉压重度升高者。

(4)缺损过大伴肺动脉重度患者:心电图表现右心室肥厚。

(5)部分患者可出现左心房肥大,I°房室传导阻滞,房性心律失常及不完全性右束支传导阻滞。

(三)动脉导管未闭

动脉导管未闭是主动脉与肺动脉间分流的先天性血管疾病,临床上以1岁以后尚未关闭,称为动脉导管未闭。多见于婴儿时期,男性多于女性比值为3:1。血液由左向右分流,使血流途径部位因血量增多,容量负荷增加,出现左房左室增大和主动脉扩张。随着病情的发展引起肺动脉高压,造成右心室增大。其心电图表现如下:

(1)动脉导管未闭、肺动脉正常或轻度增高患者:心电图表现大致正常或轻度心电轴左偏伴左心室肥大,部分 P 波增宽显示左心房肥大,提示左心室舒张期负荷过重。

(2)动脉导管未闭伴中度肺动脉高压患者,心电图除左心室肥厚扩张外,伴有右心室肥大表现,提示右心室收缩期负荷过重。

(3)动脉导管未闭伴有显著肺动脉高压患者,心电图表现为双侧心室同时肥厚,尤以右心室肥厚更明显。

(4)动脉导管未闭心电轴偏移、轻度肺动脉高压患者,心电轴左偏约45°,中度约为68°,重度为100°

(四)肺动脉狭窄(图 10-1)

肺动脉瓣狭窄是指肺动脉开口过小,开口处三个瓣叶交界融合形成锥形或圆形向肺动脉瓣突出,中间留狭小出口 2～3mm。老年人,因肺动脉退行性变形成小赘生物向管腔内突出,有时伴有钙化造成瓣口狭窄。血液动力学影响是右室压力负荷过重和排血受阻。中度狭窄血液动力学无明显影响。严重狭窄患者右室排血受阻,血流量减少,即使在安静状态下也可造成脑供血不足引起晕厥。另外,由于右心室负荷过重时久,必然导致右心室肥厚,晚期扩张若代偿失调可发生右心衰竭。其心电图表现如下:

1. 肺动脉狭窄较轻患者

右室压力轻度增高患者,心电图大致正常,少数患者可有心电轴轻度右偏。

2. 肺动脉狭窄中度

右心室收缩压中度增高者,心电图显示电轴右偏,右胸导联 R 波增高呈现明显的右心室肥大和右心房肥大扩张,Ⅱ、Ⅲ avF 导联 P 波高尖,V_1 导联 P 波双向,T 波直立。

3. 肺动脉狭窄重度

右心室收缩压极度增高者,心电轴明显右偏,右心室肥大明显伴 ST 段压低、T 波低平、双向形成 $S_Ⅰ S_Ⅱ S_Ⅲ$ 综合征,avRR/Q>1,V_5、V_6 导联 q 波消失。

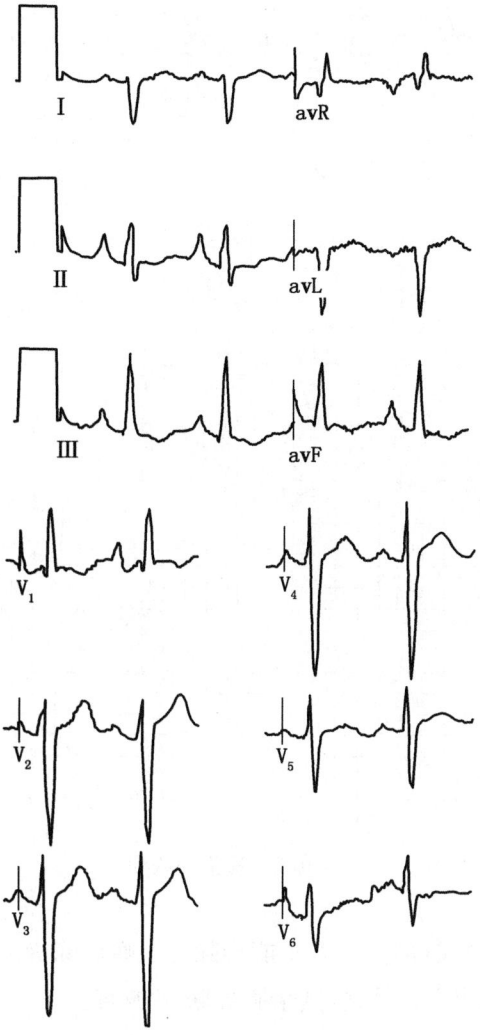

图 10-1 肺动脉狭窄

(五)法洛四联症(图 10-2)

法洛四联症是小儿常见的紫绀型先天性心脏病血管畸形,包括室间隔缺损、肺动脉狭窄、主动脉骑跨、右心室肥厚等,其中以室间隔缺损和一定程度肺动脉口狭窄为主要病变,共同特征为右心室肥厚,血液动力学改变是左向右分流。狭窄严重时出现右向左分流,临床出现紫绀。其心电图表现如下:

(1)电轴显著右偏 120°~150°之间。

(2)右心室肥厚 V_1 导联呈 R 或 RS 型, V_5、V_6 呈 RS 或 rS 型,aVR 呈 qR 型,R/Q>1。

(3)双心室肥厚合并左心室大可能系侧支循环丰富,室间隔分流或动脉导管未闭。

(4)右心房扩大,扩大程度与紫绀有关,紫绀愈严重右心房扩大愈明显。

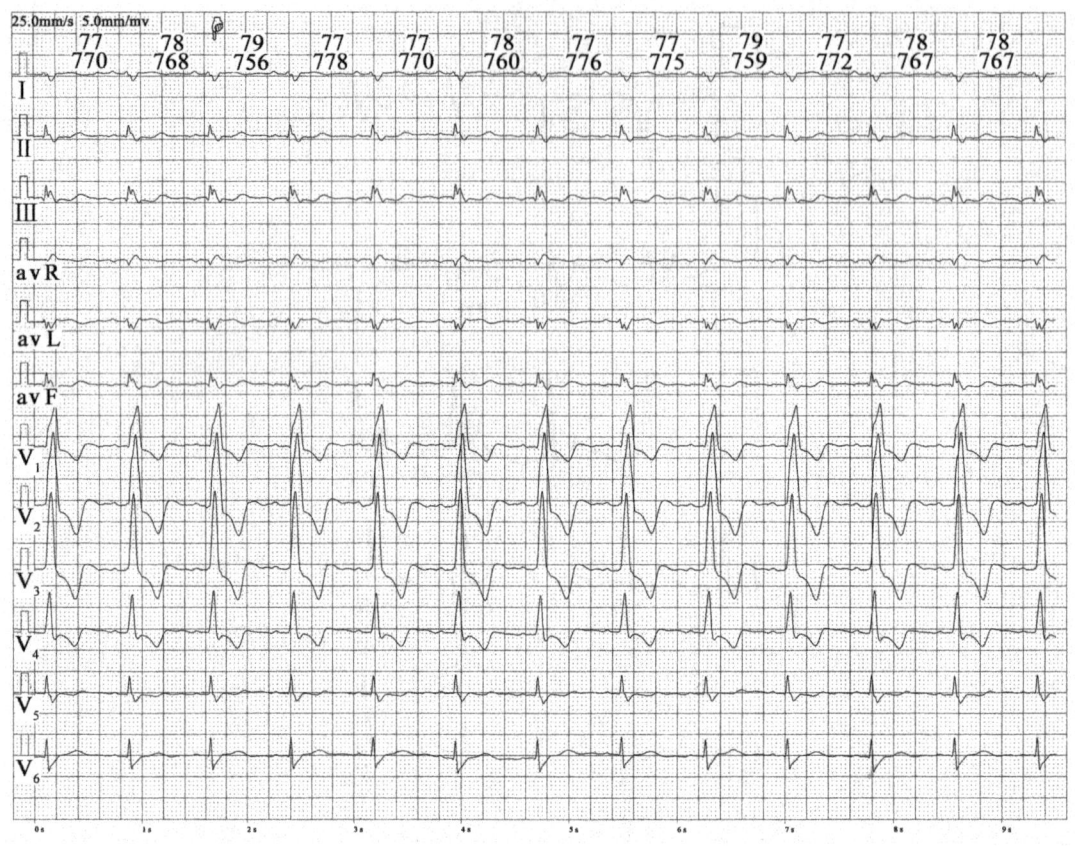

图 10-2 法洛四联症

(5) V_1 导联出现 rsR' 模式,部分患者不能排除室上嵴后除极或室内传导阻滞的可能。

(6) 与法洛三联征鉴别点 T_{V_1} 倒置,其余胸导联 T 波直立。

(六) Ebstain 畸形(三尖瓣下移)

三尖瓣下移,临床上较少见的先天性心脏畸形。右心功能异常与三尖瓣畸形、房化右室部分、功能性右室或泵血右室有关。血液动力学改变在心房水平产生右向左分流,临床上出现紫绀。另外,希氏束中有异常分支到房化的右室可能引起不协调收缩,易引起心律失常和心室颤动而死亡。其心电图表现为:

(1) 右心房肥大。

(2) P-R 间期延长。

(3) 75%~90%患者完全性或不完全性右束支传导阻滞,胸导联 R 波振幅异常低小。

(4) 窦性心律相对缓慢,1/3 以上患者反复发生阵发性室上性心动过速、房扑、房颤、房性或室性早搏。

(5) 有 20%~25%患者出现 B 型预激。

(6) 右室肥大。

(七)右位心(图 10-3)

指心脏大部分位于右侧胸腔,心尖部指向右前下方,为一种心脏解剖位置变异。其心房、心室和大血管的位置与正常心脏解剖关系呈镜中映像。心尖向右,左心室在右前位,右心室在左后位,上下腔静脉在左侧,主动脉弓在右侧。

心电图特点:

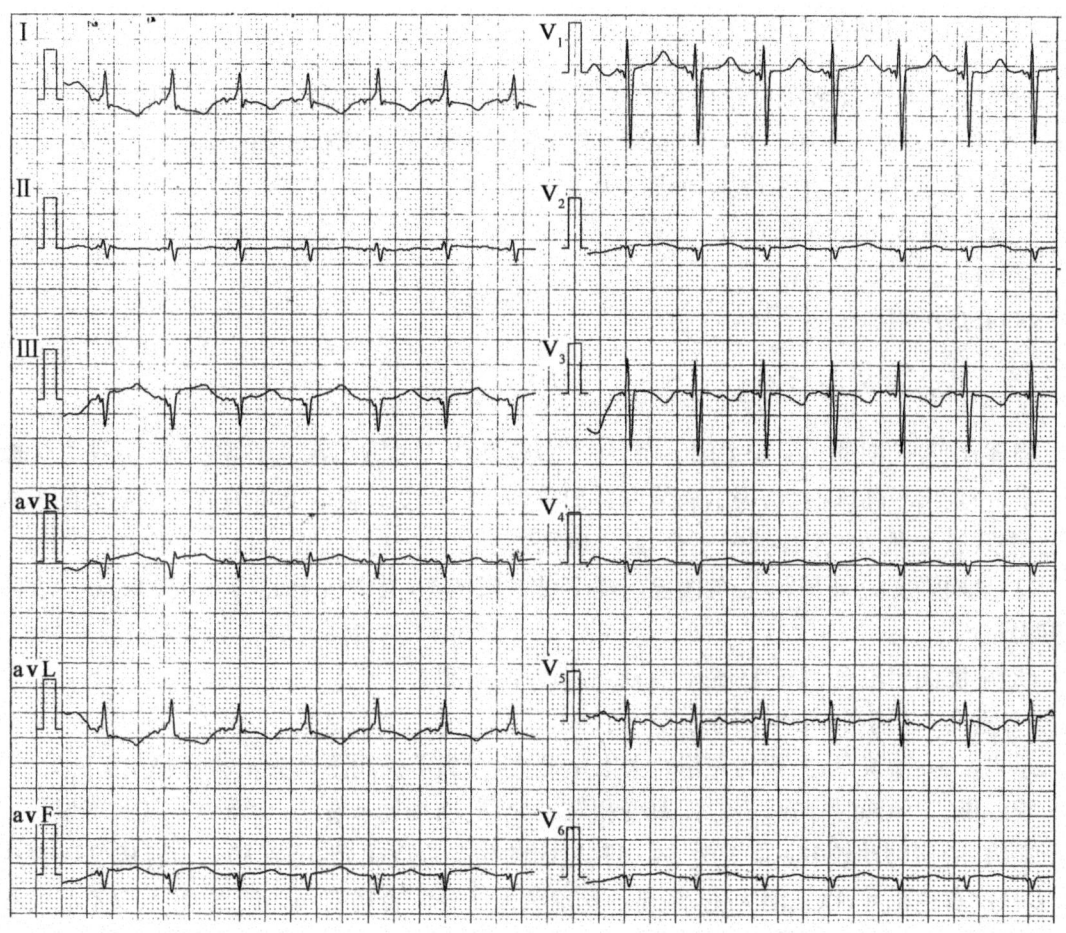

图 10-3 右位心

(1)典型的 I 导联 P 波倒置,avR 导联 P 波直立,相当于 I 导联左右手接反。
(2)avR 和 avL 导联图形互换,avL 导联 P、QRS、T 波一般向下。
(3)avF 导联图形基本不变,因左右下肢电位差相同。
(4)II、III 导联图形与正常时互换。
(5)导 $V_1 \sim V_5$ R 波振幅逐渐减低,而 S 波逐渐加深。R_{V_2}、R_{V_3}、R_{V_5} 图形同正常人 V_1、V_3、V_5 导联的图形。

总之,诊断右位心时,首先应考虑是否有技术性错误,左右手是否接反,心室肥大、心肌缺血等,都可出现同样的心电图改变。这时应加做左右手接反心电图校正。另外,房室交界区心律时,I 导联 P 波也会倒置,但 QRS、T 波为直立,这与右位心是有区别的。

二、后天性心脏病

(一)二尖瓣狭窄

病理改变:瓣膜交界处粘连融合形成狭窄、增厚、变硬。正常二尖瓣口面积为 $4\sim6cm^2$,早期轻度狭窄患者无心电图改变,仅在晚期或严重狭窄时,心电图改变如下:
(1)P 波时间增宽,呈双峰形,峰距>0.04s;
(2)P 波在 V_1≤-0.02mm/s;
(3)可有左心室肥厚;
(4)心房纤颤。

(二)二尖瓣关闭不全

病理改变:长期的二尖瓣关闭不全,使左室容易负荷过重引起左心室扩大,慢性二尖瓣关闭不全,一旦出现临床症状,表示病情发展加重到一定程度。临床上单纯的二尖瓣关闭不全较少见,多数患者都是狭窄伴关闭不全,其心电图特点:
(1)早期轻度关闭不全,心电图仅出现 P 波时限增宽,有切迹 Ptf_{v1}≤-0.02mm.s,表示左房扩大。
(2)中度关闭不全,心电图显示电轴左偏,左心室肥大。
(3)重度关闭不全,心电图显示双室肥大。

总之,二尖瓣狭窄,一般为左房合并右室肥大,二尖瓣关闭不全为左房合并左室肥大。

若二狭、二闭同时存在,心电图改变相对差异,电轴多显示右偏,少数为左偏或不偏。二尖瓣型 P 波,心房颤动较多见。另外,据二狭二闭的病变程度决定,心室肥大。若病变以二狭为主,多显示右室肥大,以二闭为主,多显示左室肥大。若两者病变同等严重,显示双室肥大或双侧电位差抵消,心电图几乎正常。

(三)主动脉瓣狭窄

主动脉狭窄有先天性、后天性、老年性、退行性,以男性多见。病因有风湿热,动脉粥样硬化,类风湿等引起。主动脉狭窄,常发生心绞痛,主要原因:
(1)左心室收缩压增高与主动脉收缩压下降,压差加大,导致冠状动脉供血不足。
(2)由于心肌肥厚,心肌收缩力增强,心排出量减低,导致冠状动脉供血不足。
(3)主动脉平均压偏低,导致冠状动脉灌注压下降,致使心肌缺血缺氧。

心电图改变特点:
(1)心电图表现主要为左心室肥厚。

(2)早期T波倒置伴ST段压低。

(3)严重主动狭窄者,心电图显示左心房肥厚。

(4)晚期心电图出现心房颤动,可能合并二尖瓣狭窄和冠心病。另外,主动脉瓣的钙化可引起束支,室内或完全性房室传导阻滞。

(四)急性肺源性心脏病

急性肺源性心脏病是大面积或广泛肺动脉梗塞,导致右心室急剧扩张和急性左心衰竭。如,小支肺动脉被栓塞,多无明显临床症状,若大支栓塞,患者突然出现心前区疼痛、呼吸短促、发绀、休克等症状,临床上不易与急性心肌梗死或左心衰竭鉴别。

心电图表现持续2～3天,极易恢复:

(1)电轴右偏。

(2)avR导联显示R波增高伴ST段抬高,avF导联常出现q波伴T波倒置。

(3)胸导联V_1、V_3的R波电压增高,伴T波倒置,V_1～V_5导联,R波逐渐减低,S波逐渐增深。

(4)部分患者出现束支传导阻滞或QS波型。

本病与下壁心肌梗死的鉴别主要有:

(1)Q_{III}、T_{III}应与下壁心肌梗死鉴别,前者Q波为窄而深,无明显增宽、增粗,而且T波倒置与Q波方向相同,后者Q与T方向相同。

(2)右胸导联V_1～V_3,R波增高,伴T波倒置,应与后壁心梗鉴别。右胸导联ST段下移伴T波直立。

(3)演变过程有明显不同,前者持续时间短暂,一般在2～3天内恢复,而心肌梗死,持续时间较长,演变过程不尽相同。

(五)慢性肺源性心脏病(图10-4)

肺心病以阻塞性肺气肿和慢性支气管炎为多见。由于肺气肿可引起动脉压增高,右心室肥厚,右心房扩大,最后导致右心室衰竭。其心电图表现如下:

1. 典型改变

(1)电轴右偏≥90°。

(2)重度顺钟向转位。

(3)肺型P波,P电压≥0.25mV,形态呈尖峰、双向或倒置。V_4、R_{V_1}、R_{avR}导联R/S>1。

(4)V_1、V_2、V_3导联的R波逐渐减小。

2. 非典型条件

(1)肢体导联低电压。

(2)右束支传导阻滞。

3. 肺心病合并冠心病的诊断

(1)心电图酷似急性或陈旧性心肌梗死的图形。

(2)电轴左偏<－30°可能合并潜在冠心病伴心肌纤维化。

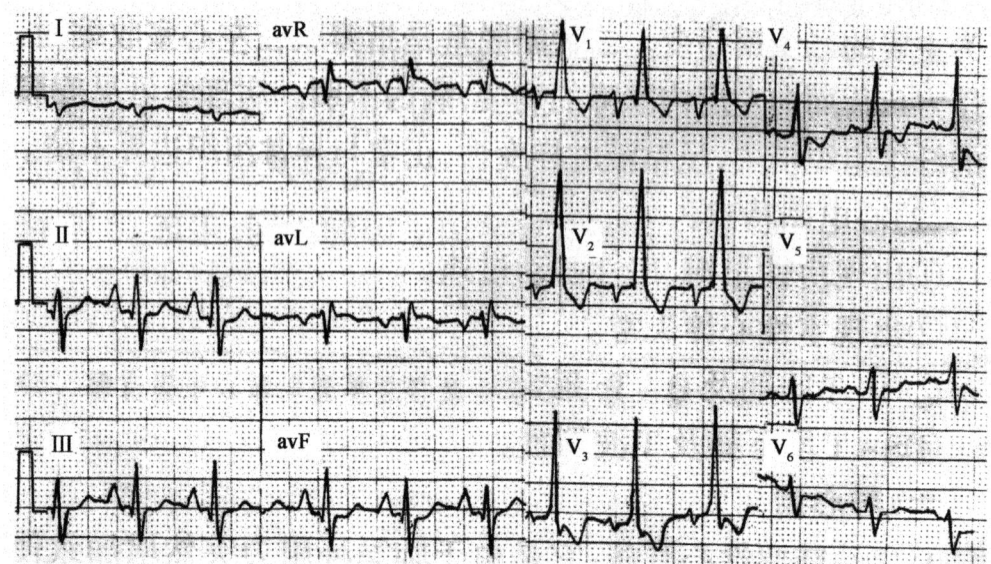

图 10-4　肺源性心脏病

(3) QRS 电轴右偏或右室肥厚,左心导联 V_5、V_6、Ⅰ、avL 显示缺血性 ST-T 改变。
(4) $Ptf_{V_1} \leqslant -0.02mm \cdot s$。
(5) 出现束支传导阻滞伴有肺型 P 波。
(6) 出现Ⅱ°～Ⅲ°房室传导阻滞。

(六)心肌炎(图 10-5)

心肌炎是指心肌中有局限性或弥漫性的急性、亚急性或慢性炎症的病变。

病因:以风湿热、病毒性感染、脊髓炎、流感肝炎等多见于。疲劳、受凉、营养不良、激素的应用、外伤等可诱发心肌炎。

病理:是心肌实质或间质,炎性细胞浸润及变性,散在的坏死区域与纤维区域交替相向。

心肌炎的心电图特征

(1) ST-T 改变

ST 段下移、T 波低平或倒置。

ST 抬高与 T 波融合形成单向曲线。

ST 段下移与 T 波融合向下呈低垂样压低。

偶可形成坏死型 Q 波(如青少年发生应首先考虑心肌炎所致)。

(2) 各种心律失常,其中以窦性心动过速为多见,窦性心动过缓少见,但较前者更有意义。

(3) 传导阻滞:Ⅰ°～Ⅲ°其中以Ⅰ°房室传导阻滞多见,Ⅲ°AVB 完全性右束支传导阻滞多见于重症。

(4) QRS 低电压及 Q-T 间期延长期向。

(5) 左室肥厚,见于慢性病例。

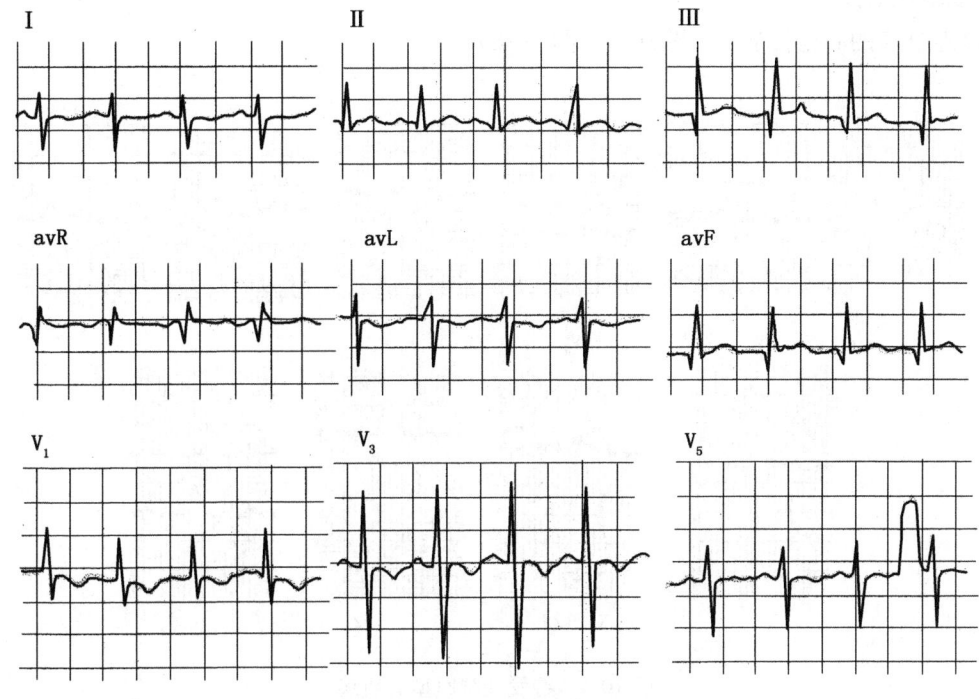

图 10-5 心肌炎、窦速、T 波低平

(七)心肌病

心肌病分类：即原发性心肌病与继发性心肌病两类。

1. 原发性心肌病 原发性心肌病尚不清楚，可能与：①病毒感染；②自身免疫；③遗传因素；④与心包炎的关系；⑤其他病因：酒精中毒、钾镁离子缺乏、代谢营养障碍等有关。

2. 继发性心肌病

(1)病因

①与结缔组织疾病有关的心肌病(播散性红斑狼疮、硬皮病、类风湿等)；

②中毒性心肌病，如酒精、药物中毒；

③代谢性心肌病，如甲亢；

④营养性心肌病，严重贫血，维生素 B 缺乏；

⑤浸润性心肌病，如：肿瘤或白血病；

(2)病理

①心脏增大，心室壁增厚，均匀侵犯心室；

②心内膜呈大片性或散在性增厚；

③心肌纤维性变或坏死及瘢痕形成；

④附壁血栓形成。

(3)临床分类

①充血性心肌病；

②梗阻肥厚型心肌病(图 10-6)；

③限制性心肌病。

(4)心肌病的心电图特征(图10-6～图10-8):

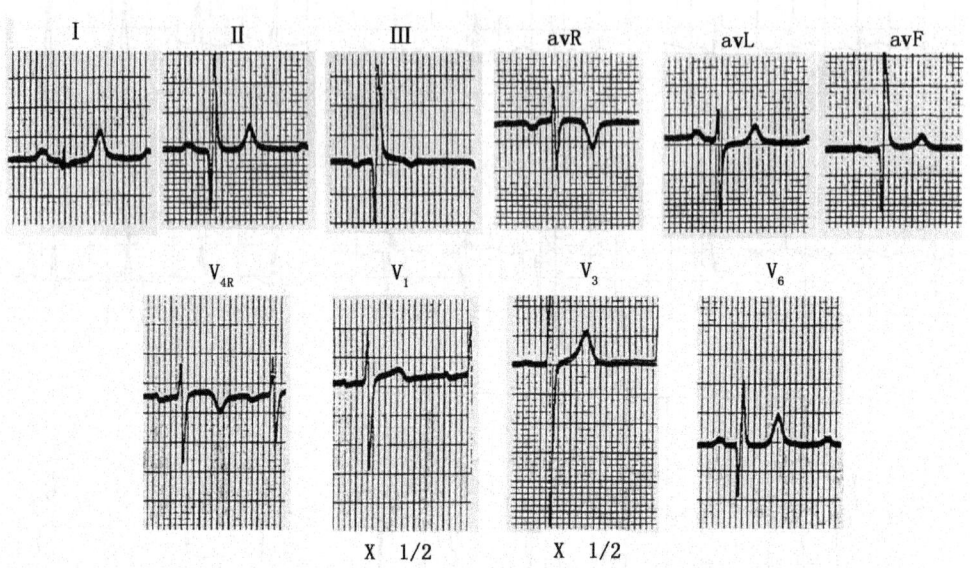

图10-6　特发性肥厚型心肌病

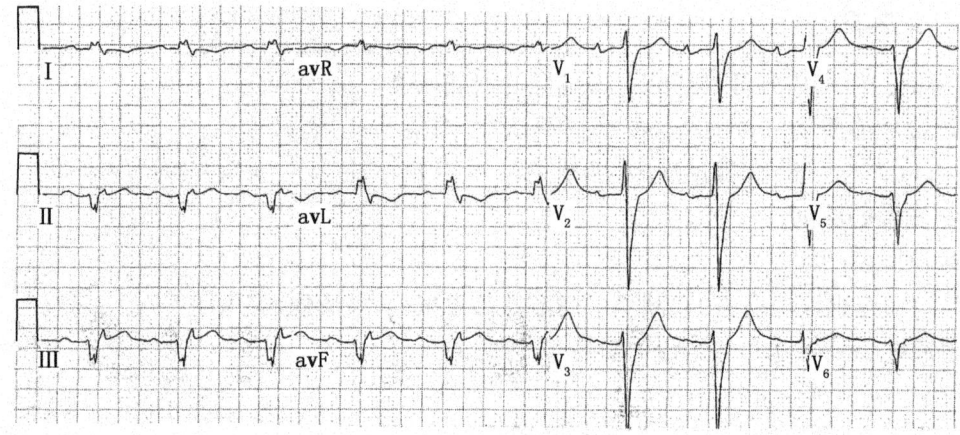

图10-7　扩张型心肌病

①心室肥大,以左心室肥大为主;

②ST段与T波改变,一般表现为ST段下移,T波低平或倒置,严重病例,ST段抬高与T波形成单向曲线,酷似急性心肌梗死;

③QT间期延长,易诱发室性心动过速;

④常发生左心房增大,与心房压力增高有关;

⑤出现非梗塞性Q波,多发生于下壁、前壁与部分心肌电活动消失有关,经治疗Q波可消失;

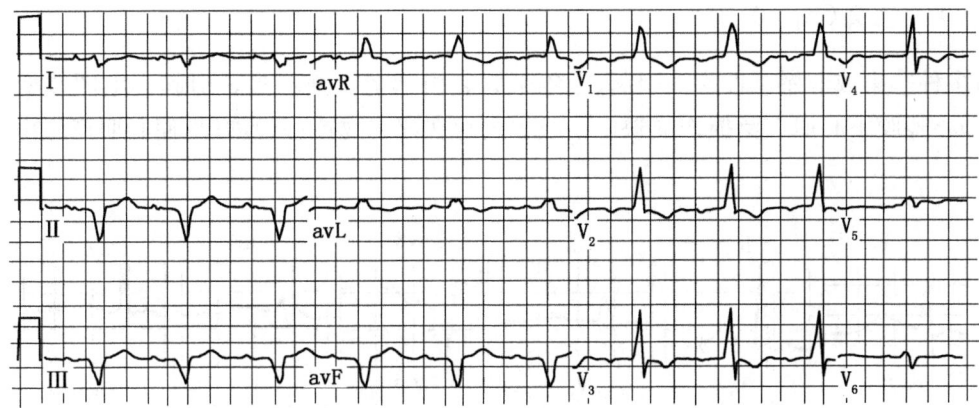

图 10-8 严重缺血性心肌病

⑥室内传导阻滞,以左束支传导阻滞多见,因此,临床上不明原因心脏扩大,伴有左束支传导阻滞,应考虑为心肌病可能;

⑦心律失常,以室性早搏多见;

⑧检出率为 70% 左右。

心尖肥厚型心肌病心电图特征(图 10-9):

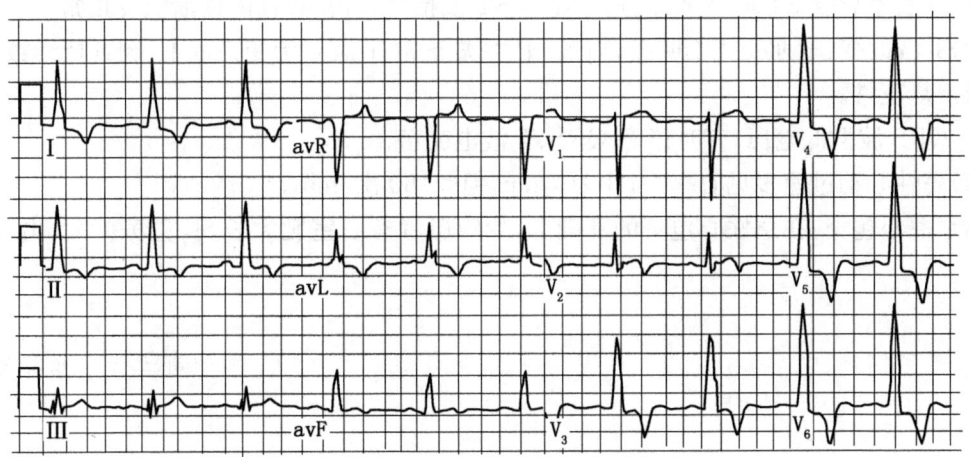

图 10-9 心尖部肥厚型心肌病

(1) T 波深尖倒置,尤以 $V_{3,4}>10mm$;

(2) QRS 振幅增高,R_{V_3}、$R_{V_4}>R_{V_5}$;

(3) ST 段偏移,T 波倒置 ST 段抬高或降低;

(4) Q-T 间期延长;

(5) P 波加宽、平顶或有切迹。

(八)心包炎(图 10-10)

由多种感染或非感染性疾病引起,近年来肿瘤引起者日渐增多。引起心电图改变的原因有二,即心外膜下心肌广泛损伤或缺血。心包内存在渗出物或心包增厚,使心肌产生电流短路现象。

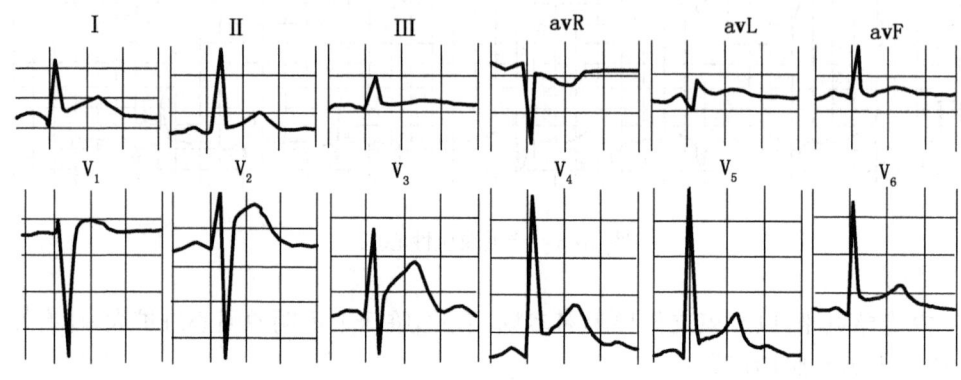

图 10-10　急性心包炎

急性心包炎引起心电图的改变包括:

(1)除右室导联 ST 段下降外,其余导联 ST 段抬高,可在数日内逐渐恢复正常。

(2)T 波改变:早期变化不明显,当 ST 段恢复正常 T 波开始变为低平、倒置持续数周或数月逐渐恢复正常。

(3)QRS 波群低电压,有时伴 P、QRS、T 波电交替。

(4)窦性心动过速多见心率>100 次/min,但<160 次/min。

缩窄性心包炎:在急性心包炎的基础上,少数患者有右室肥大表现,左房扩大,出现房扑、房颤等。

(郭五一　杨晓静)

第十一章 药物及电解质紊乱对心电图的影响

一、药物影响的心电图变化

临床上洋地黄、毒毛旋花素、奎尼丁、钙抑制剂及β受体阻滞剂等常用药物,对心肌的除极特别是复极过程有一定的影响,故可引起心电图的变化。比如用量过大或用法不当均易发生中毒,造成严重后果,甚至死亡。对心肌毒性作用,临床早期不易发现,但心电图常可较早反映出来,从而为临床诊断提供了有力的证据,对制定治疗方案起到了极大的辅助作用。

(一)洋地黄类药物

洋地黄类药物,是临床上用于治疗心力衰竭和心律失常的药物。作用机制是通过迷走神经释放乙酰胆碱减慢心率。心衰时,可加强心脏收缩、增加心排出量、减慢窦房结传导速度,使动作电位 2 时相缩短或消失,改变了胞内外钾离子浓度差从而影响或抑制膜静息电位 0 相除极变化。

常用制剂有毒毛旋花子素甙、洋地黄毒甙、西地兰、地高辛等。由于洋地黄的治疗量和中毒量十分接近,所以用药后易出现中毒反应,因此,早期识别并及时处理洋地黄中毒引起的心律失常具有极为重要的临床意义。

1. 洋地黄的电生理作用(表 11-1)

表 11-1　洋地黄对心脏各部位的电生理效应

部位	洋地黄浓度	自律性	兴奋性	不应期	传导速率
窦房结	低浓度	↓	—	—	—
	高浓度	↓	—	—	—
心房	低浓度	—	↓	↓	↓
	高浓度	—	↓	↑	↓
房室结	低浓度	↓	—	↑	↓
	高浓度	↑	—	↑	↓
蒲肯野纤维	低浓度	↓	—	↓	↓
	高浓度	↑	—	↓	↓
心室	低浓度	—	↑	↓	↑
	高浓度	—	↓	↓	↓

2. 洋地黄治疗量对心电图的影响

洋地黄对心电图的影响是临床上常见的表现，虽然患者口服剂量为治疗量，但仍有50%左右的患者心电图上出现ST-T及QT间期的改变。心电图特征如下（图11-1）：

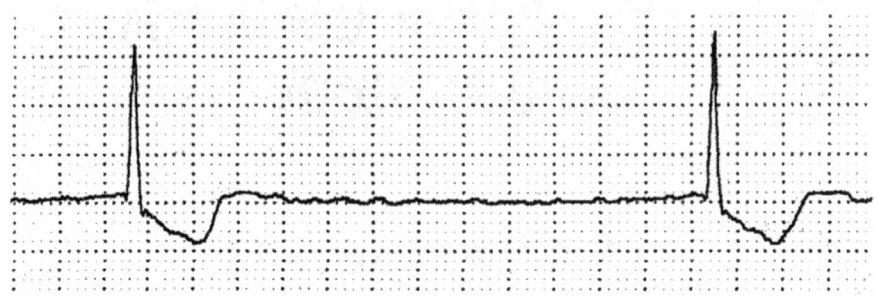

图11-1 洋地黄中毒ST段呈鱼钩样

以R波为主的导联伴有T波低平、倒置或双向，Q-T间期缩短，U波增高0.2mV，P波较正常时减低，P-R间期延长伴窦性心动过缓。ST段呈鱼钩样的改变，这种改变在用药10分钟后出现，2小时或1天左右减弱。

需指出的是，在用药前，最好先描记一份常规心电图，以便和用药后对比。在分析诊断心电图时，必须全面了解患者的病因、病史、药物使用情况等。另外，要求临床医师在填写申请单时注明洋地黄类药物及利尿剂等应用情况。

3. 洋地黄中毒电图表现

因洋地黄的治疗量与中毒量很接近，尤其在严重充血性心力衰竭时，甚至治疗量和中毒量几乎相等。洋地黄引起的中毒反应包括：心血管系统、消化系统及神经系统等，偶可见过敏反应。其中严重威胁生命毒性反应为心律失常。这可能与长期应用利尿剂引起低血钾症有关。低血钾时，心肌对洋地黄十分敏感，可增强心肌的自律性与应激性，易发生过强的异位心律。另外，洋地黄可抑制心房、房室结及心室传导功能，造成各类传导阻滞。下面根据洋地黄中毒的心电图特征以及临床出现的频率依次排列为（表11-2）：

表11-2 洋地黄中毒的心电图特征及临床出现频率排序

心律失常种类	
频发室早	1
室早二联	2
多源室早	3
交界性心动过速	4
房性阵速	4
传导阻滞Ⅰ°	5
房颤	6
室速	6

性。提示用药前的 ST-T 改变与交感神经张力增加有关。

②用药后 ST-T 无变化者为心得安试验阴性。提示可能有器质性心脏病存在。

(4)禁忌:①重症器质性心脏病者且合并有心力衰竭者。

②严重的低血压。

③心动过缓者。

④房室传导阻滞者。

⑤慢性肺部疾患:如支气管炎、肺气肿、肺心病、肺动脉高压。

⑥肝肾功能不全等。

(5)注意事项:用药过程中应观察心率、心律及血压变化。

2. 阿托品试验

小剂量阿托品可兴奋迷走神经,减慢窦性心率,P 波减低,出现交界区逸搏或逸搏心律;大剂量阿托品可解除迷走神经对心脏的抑制作用,使窦性频率加快,P 波增高等心电图改变。

(1)原理:清除迷走神经对窦房结的抑制作用。

(2)方法

①12 导联心电图记录。要求基线平稳、图形清晰,有 6~8 个心动周期。

②静脉注射阿托品 2mg,可加入少量 0.9% 生理盐水 6ml 稀释,1 分钟内注完。

③记录:即刻、1、2、3、4、5、10 和 20 分钟的 Ⅱ 导联心电图,观察窦性心率变化情况。

④用药后 2~3 分钟心率最快。

(3)阳性标准

①用药后心率≤90 次/min。

②出现交界区心律。

③窦性心动过缓、窦房阻滞或窦性停搏。

④诱发心房颤动。

(4)评价

①阿托品试验阳性,不能排除病窦综合征。

②阿托品试验阴性,也不一定全是病窦综合征。

(5)禁忌证

①前列腺肥大。

②青光眼。

③已明确有窦房阻滞或窦性停搏者。

3. 腺苷试验

(1)原理:腺苷对冠状动脉有扩张作用,大剂量会使心内膜下血流减少,心外膜血流增加,造成冠状同双嘧达莫同样的"冠状窃血"现象,使狭窄冠脉远端血流减少而诱发心肌缺血和心电图 ST-T 改变,其作用较双嘧达莫更直接、迅速、所需时间短。

(2)方法:用药前记录 12 导心电图。腺苷用量为静脉注射 0.14mg/(kg·min),于 6 分钟内注射完毕,静脉给药后即刻 2、4、6、8、10、15 分别记录 12 导心电图一份,并测量血压。此检查需心脏彩超同步进行。

(3)阳性标准:用药后出现心绞痛或下列心电图改变者为阳性:

①ST 段呈缺血型下降≥0.1mV,持续 1 分钟以上。

②原有 ST 段下降者,在原基础上再下降≥0.1mV,持续 1 分钟以上。

③ST 段抬高>0.2mV。

④上述改变注射氨茶碱 3 分钟内缓解者。

二、常见电解质紊乱对心电图的影响

正常生理情况下,体液中电解质浓度基本保持相对的平衡。当血液中细胞内的电解质浓度增高或降低时,直接影响心电图发生相应的改变。因而早期心电图为临床可提供诊断帮助。一般心电图表现为 ST-T 改变,严重者可出现各种类型心律失常和传导阻滞甚至心脏停搏。这些心电图的改变可见于心脏病、药物影响及其情况,因此,应结合临床资料综合分析十分必要。

(一)低血钾症

在心脏病中,低血钾较常见。主要原因为长期的食欲不振,纳食过少、营养不良、呕吐、腹泻及利尿剂的应用等引起。此外,慢性肾功能不良、碱中毒、大量放腹水、长期应用葡萄糖液、皮质激素及胰岛素等,也可诱发血钾过低。

低血钾的机理尚不清楚,可能为:

(1)血清钾浓度的降低;

(2)心肌细胞内血钾含量减少;

(3)细胞内外钾离子浓度比失调,其中主要经细胞外液钾离子浓度降低为主要因素,需注意,在低钾低钠时,心电图可无明显改变。

正常血钾浓度为 3.5~5.5mmol/L,低于 3.5mmol/L 称为低钾血症,发病原因为钾盐摄入过少,丢失过多,影响心肌的代谢过程,造成心室复极过程的障碍。

心电图特点(图 11-2):

(1)ST 段压低,大于 0.5mm 以上;

(2)T 波由直立逐渐减变为低平、平坦或倒置;

(3)U 波增高大于 1mm 以上,往往超越同导联的 T 波振幅;

(4)Q-T 间期延长;

(5)各种心律失常,以窦性心动过速、室性期前收缩、室性心动过速为多见。

一般低血钾症,经口服或静注氯化钾后多数可消除症状,心电图随之恢复大致正常或正常,但在某些慢性严重性低血钾的患者,由于心肌发生实质性损害,即使积极补盐,也难以在短时间内纠正过来。

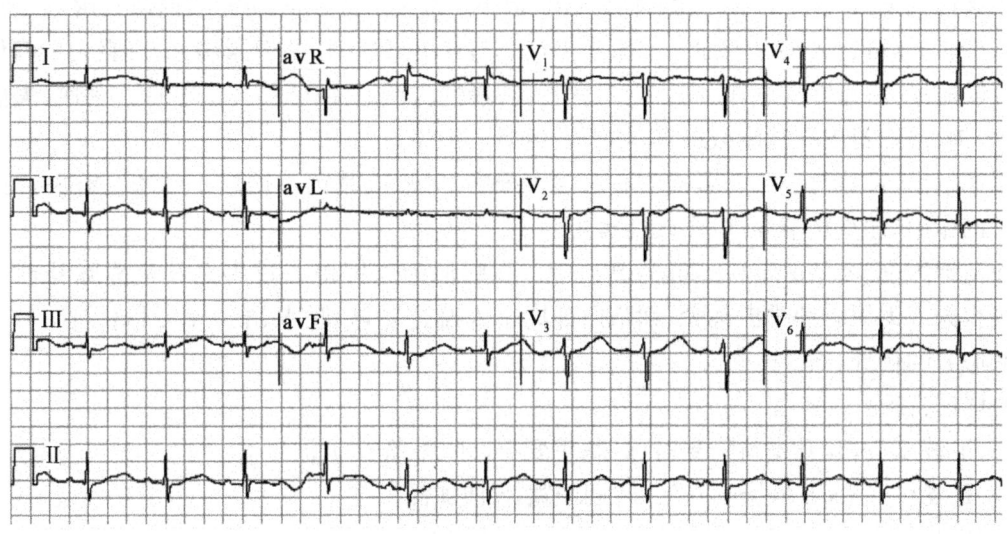

图 11-2 低血钾

(二)高血钾症(图 11-3)

高血钾症在临床上较低血钾症少见,但高血钾一旦发生预后较为严重,如处理不及时或不当,常危及生命。

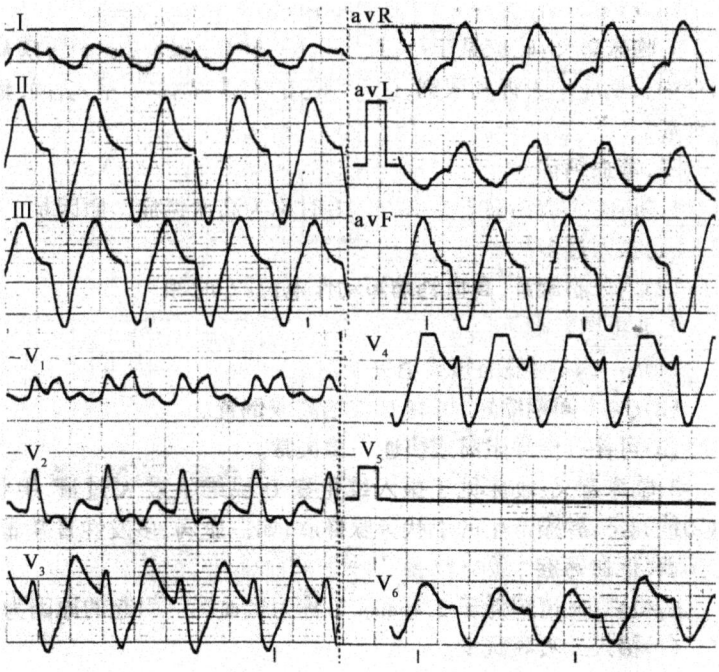

图 11-3 高血钾

正常情况下，钾盐80%以上经肾脏排出，但由于病症导致的肾功能减退或衰竭，以及尿量明显减少时，即可造成高血钾症。临床常见疾病有：①未经治疗的糖尿病；②口服大量碘化钾；③大量输血；④溶血性疾患；⑤高血溶量休克；⑥慢性氮质血症；⑦挤压综合征。其次，失血、失水、酸中毒、慢性肾皮质功能减退等，均可发生高血钾症。

强调指出，钾盐对心脏的影响与心肌损害程度、年龄或其钙及钠离子的浓度有关，可相对提高钾的作用，加重病情，心电图改变也更明显。

血清钾浓度>5.5mmol/L，称为高血钾。发病原因为钾摄入过多尤其是静脉补钾过多，机体当少尿或无尿时钾排出甚少，细胞内钾离子入血过多，如脱水、酸中毒、手术创伤等，可高度抑制心肌的传导。

心电图特征：

(1)T波高尖，其升支与降支对称，基底变窄，即"帐篷状T波"。

(2)P波与QRS波群振幅降低，间期增宽，S波加深。

(3)S-T段压低。

(4)可出现各种心律失常：心动过缓、过速、窦性停搏及心室颤动。

(三)低血钙症（图11-4）

常见病因为急性胰腺炎、甲状腺功能减退或部分切除术后、慢性肾功能衰竭、呼吸性或代谢性碱中毒、肝昏迷、尿中丢失钙过多、严重呕吐、腹泻及钙盐摄入不足等。

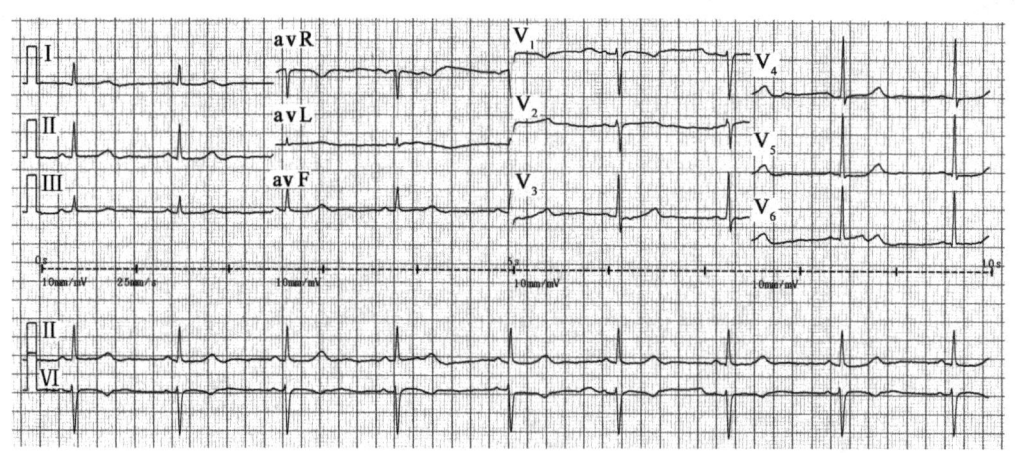

图11-4 低血钙

正常血钙浓度为2.2～2.7mmol/L，低于2.2mmol/L称低血钙。发病原因为钙摄入或吸收减少，丢失过多，内分泌疾患等，或降钙素分泌增加所造成，低血钙能使心肌收缩减弱。正常情况下，钙在小肠吸收，约0.1～0.14g/d。

心电图特征：

(1)ST段水平延长或缩短。

(2)T波低平或倒置。

(3) Q-T 间期延长。

(4) 偶出现期前收缩。

(四) 高血钙症 (图 11-5)

较低血钙症少见。

血清钙浓度大于 2.7mmol/L 称为高血钙，发病原因为钙摄入或吸收增多，导致 V_A、V_D 过量以及内分泌疾患、甲亢等能增强心肌的收缩力，加速心肌的复极过程，还有协同洋地黄增加毒性反应的作用，造成心室动作电位时相缩短。

心电图特征：

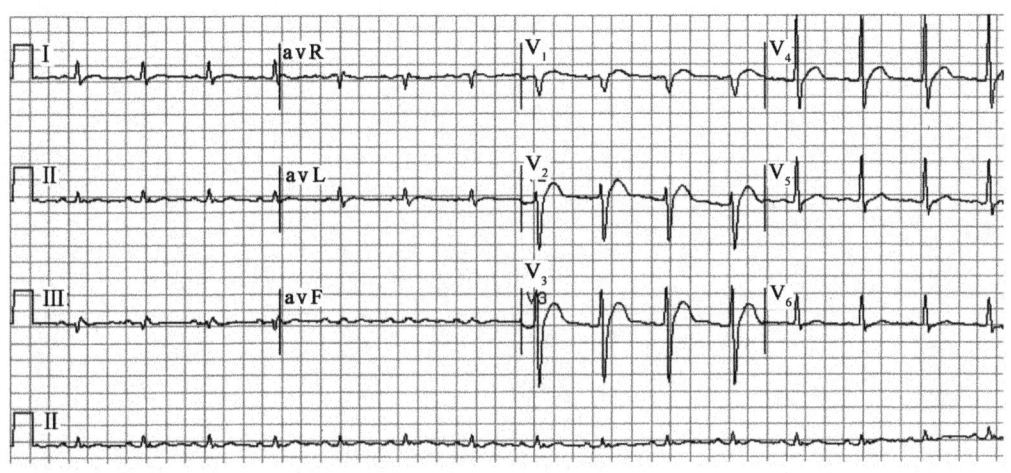

图 11-5　高血钙

(1) S-T 段缩短或消失，R 波继后突然上升的 T 波。

(2) T 波有时低平或倒置。

(3) Q-T 间期缩短，常伴有明显的 U 波。

(4) 严重时，P-R 与 QRS 间期延长，有时出现 Ⅱ°或 Ⅲ°AVB。

(5) 偶出现期前收缩、阵发心动过速、窦房传导阻滞或窦性停搏等心律失常、心室颤动。

(五) 低血镁症

血清镁低于 0.8mmol/L 称为低血镁。发病原因为镁吸收减少、排出过多，内分泌紊乱性疾患等，致使血镁浓度减低，从而增强肌肉细胞的敏感性，导致抽搐和惊厥。

心电图特征：

(1) 早期：高而尖的 T 波。

(2) 后期：P-R 间期延长，QRS 波群增宽，ST 段压低，T 波低平。

(3) 有助于心律失常的发生，特别是在用洋地黄时。

(六)高血镁

当血清镁＞1.2mmol/L 时,称为高血镁。发病原因为镁吸收过多或排出障碍,从而减弱肌肉细胞的应激性,产生阻断作用。

心电图特征:

(1)房室传导阻滞。

(2)P-R 间期延长,QRS 波群增宽,T 波变高等。

(李　保　仵施政)

第十二章　心律失常总论

一、心律失常的概述

正常心脏激动起源于窦房结,并按照一定的频率范围匀齐地发出激动,按照一定的传导顺序下传,经过心房、房室交界区、希氏束、束支、蒲肯野纤维,最后到达心室肌使之除极,当激动起源点或传导系统发生异常,均可引起心律失常。

心律失常在心电图及临床各种疾病均可发生,但以内科多见。心律失常发生后,临床意义及其严重性,取决于发生的原因及造成血液动力学的改变,以及可能产生的并发症。当心率极不规则时,可显著妨碍心脏功能及全身血液循环,而产生严重症状,甚至心脏骤停而发生生命危险。

二、心律失常的分类

根据心律失常发病原理的分类方法大体反映出心律失常的内在规律,在理论上便于叙述,临床上多采用。

1. 激动起源异常
(1)窦性
①窦性心动过速;
②窦性心动过缓;
③窦性心律不齐;
④游走心律(窦性、窦-房室交界区);
⑤病窦综合征;
⑥窦性静止。
(2)异位性
①被动性:逸搏及逸搏心律,房性、房室交界性、室性;
②主动性:早搏,窦性、房性、房室交界性、室性;
③扑动及颤动:心房、心室。
2. 激动传导异常
(1)生理性传导障碍

干扰:窦房结及房室交界区干扰、房性融合波、室性融合波、干扰性房室脱节。

(2)传导障碍:窦房阻滞、房内阻滞、房室传导阻滞,第Ⅰ、Ⅱ、Ⅲ度房室传导阻滞,室内阻滞、左右束支阻滞。

左束支分支阻滞:左前分支阻滞、左后分支阻滞、中隔支阻滞。

间歇性束支传导阻滞。

三束支阻滞。

(3)传导途径异常:预激综合征。

3. 激动形成合并传导异常

(1)隐匿性传导。

(2)差异性传导:房性、交界性、室性。

(3)室性时相性传导阻滞:3、4相传导阻滞,空隙现象,超常传导,魏登斯基现象。

(4)并行心律:房性、房室交界性、室性。

(5)反复心律:房性、房室交界性、室性。

(6)异位心律伴传出阻滞:异位心房传出阻滞、房室交界区传出阻滞、异位心室传出阻滞。

4. 人工起搏器引起的心律失常

三、心律失常对血流动力学的影响

1. 心律失常影响血流动力学的决定因素

心律失常对血流动力学的影响取决于心率、心律、心房与收缩之间的关系,以及心室收缩的顺序,原来有无心脏病和药物中毒等因素。

2. 心律失常对重要器官血液循环的影响

(1)脑循环:心律失常时,根据不同种类,使脑循环血量减少产生不同程度的下降。

(2)冠状循环:在冠状动脉硬化性心脏病患者,各种快速心律失常可诱发或加重心绞痛。

(3)肾循环:心律失常可不同程度地降低肾血流量。

(4)肠系膜循环:心律失常时,机体为了维持重要器官的灌注压,肠系膜发生代偿性收缩,可分别降低肠系膜血流量,出现腹胀、腹痛、腹泻等。

(5)肌肉皮肤循环:心律失常时,肌肉、皮肤常反射性地收缩,以维持重要器官的灌注压,出现皮肤苍白、湿冷或紫绀现象。

四、心电图梯形图的应用

体表心电图梯形图主要组成部分是房室梯形图,对复杂心律失常的分析、理解及机理阐明很有价值。目前国内外对梯形图的标准尚无统一规定,仅根据一般惯例常用符号对梯形图的制作方法作一介绍。

1. 常用符号及缩写字母(图 12-1)

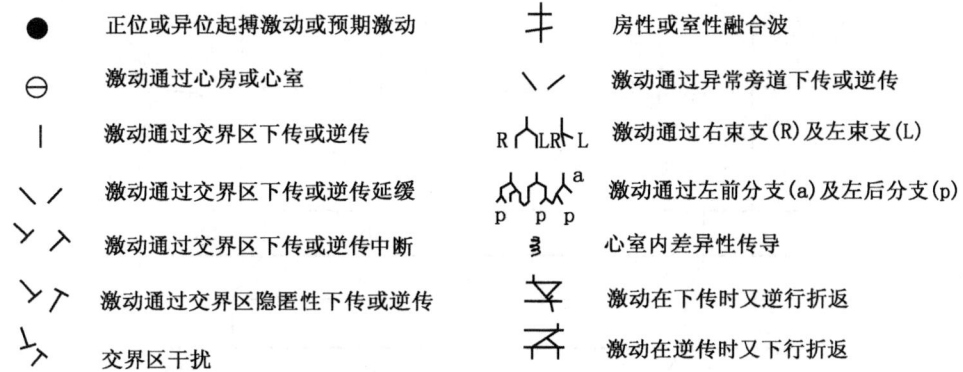

图 12-1　心电图梯形图常用符号及缩写字母

2. 梯形图基本绘制方法(图 12-2)

梯形图附在心电图的下方,便于对照与阅读。构成正常梯形图基础的方法,是以四条横线分成三行来表示。上行 A 代表心房,中行 A-V 代表房室交界区,下行 V 代表心室。在 A 行内垂直线代表心房激动,应准确地对准 P 波的起始处,其起止代表 P 波的宽度,两垂直线间的距离代表 P-P 间期,A-V 行内的斜线,代表激动自心房传至心室,斜线角度的大小代表激动传导速度的快慢,斜线右侧的数字代表 P-R 间期。V 行内的垂直线代表心室激动,它应准确对准 QRS 波的起始处,两条垂直线间的距离代表 R-R 间期。所有时间数字均以 1/100s 为单位。由于房室交界区激动传导异常较复杂,A-V 行应宽大,其余各行一般较窄,应视需要而定。假

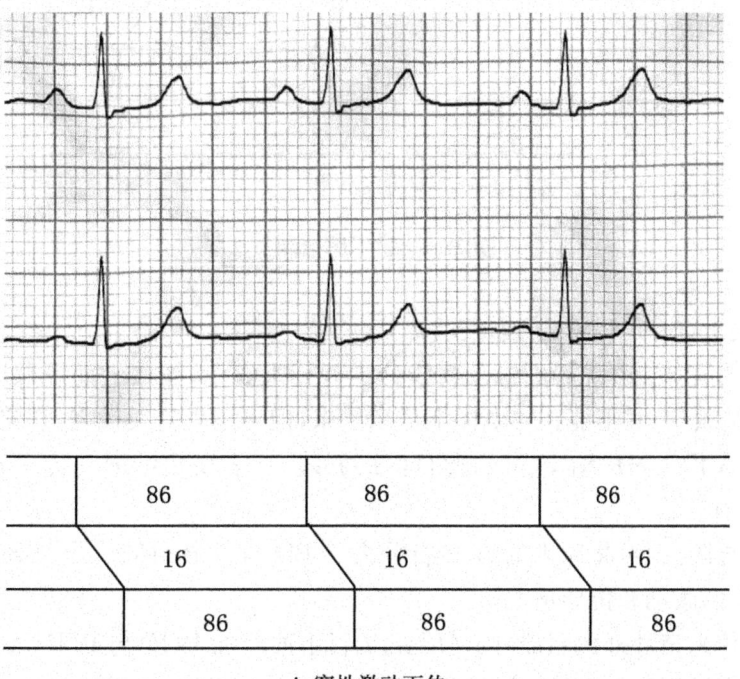

A　窦性激动下传

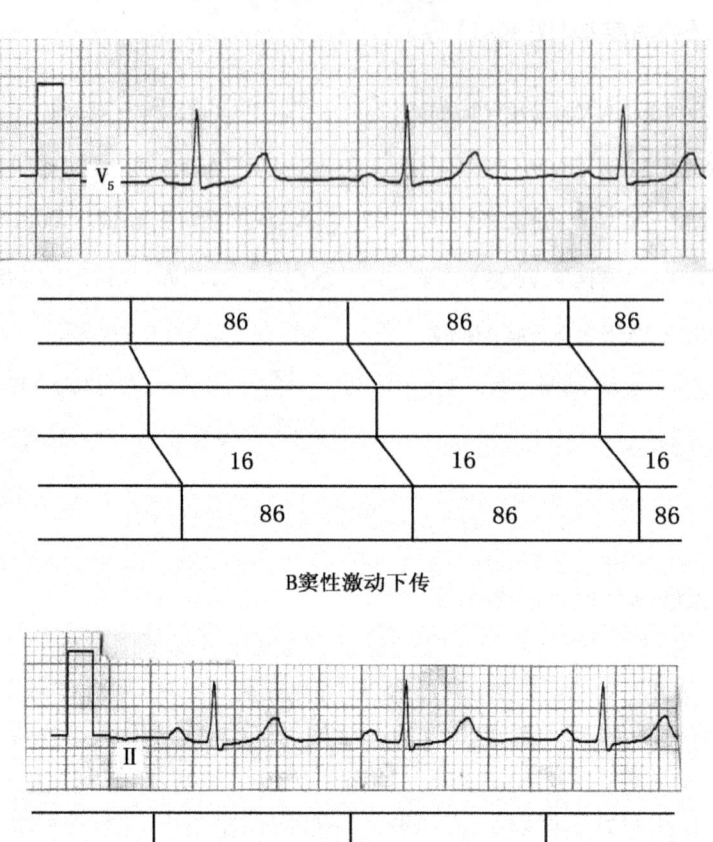

图 12-2 梯形图绘制方法

如有多数心律失常,应增加横行数来表示。

(1)窦房传导阻滞:通常需画二条横线分成五行来表示,按自上而下顺序增加了第一、二行,S 代表窦房结激动,它不能在心电图上显示出来,但可用垂直线代表,它应对准 P 波起始部稍前;第二行 S-A 代表窦房结交界区,此行内的斜线,代表窦房结激动传至心房,假设的窦房结传导时间以 C 代表。

(2)束支传导阻滞:可将原来的 A-V 行分为 A-BD 与 A-BB 两行。A-BB 行目前用 A-V 来写,BB 代表束支的激动和传导情况。

(3)室性异位兴奋灶外出阻滞:则需要在 V 行下面增加 P(E)与 P(E)-V 两行分别代表蒲肯野纤维(室性异位兴奋灶)及蒲肯野纤维(异位兴奋灶)与心室交界处。

3. 常见的异位激动起源及其在下传和逆传过程中所出现的各种传导障碍(图 12-3)

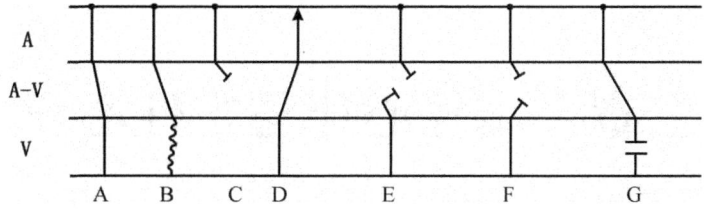

图 12-3 异位起搏点与传导阻滞梯形图

A 正常传导
B 干扰性 P-R 间期延长伴室内差异性传导
C 房早未下传
D 室性异位搏动伴逆行 P 波
E 交界性与窦性激动在交界区干扰
F 窦性激动与室性激动在交界区干扰
G 窦性激动与室性激动在心室内干扰形成室性融合波

4. 小结

(1)心律失常中合并有异常电生理现象,如文氏现象、隐匿传导、超常与伪超常传导、折返现象,及心室内差异性传导等,较复杂难解,用梯形图来解释,可使分析得到简单明了的表达。

(2)只有掌握分析心律失常的基本方法,才能绘制梯形图,反之,不能启发和加深理解心律失常。

(3)如重点应表明的是 P-R 间期,只要直接在心电图上标出时限的长短,融合波用 FB 标出等。

(4)必要时,需在梯形图上另加符号说明。如窦性周期用 SC,异位周期用 EC,并行心律的最大公约数可用数字 X 倍数来表示。

(5)某些心律失常如扭转性室速、室扑、室颤,心电图上已很清楚,不需再绘制梯形图。

(李　保　郭五一　杨晓静)

第十三章 窦性心律与窦性心律失常

定义：凡激动起源于窦房结的心律统称为窦性心律。其中包括窦性心律与窦性心律失常（窦性早搏、窦速、窦缓、窦房结内游走性心律、窦房传导阻滞及病态窦房结综合征）。

一、正常窦性心律

诊断条件：
(1) P波为窦性，Ⅰ、Ⅱ、Ⅲ、avF导联直立，avR导联倒置。
(2) P波频率为60～100次/min。
(3) P-P间期相差<0.12s。
(4) 每个窦性P波之后，有（或无）QRS波群，P-R间期≥0.12s。

窦房结活动产生的电位极为微弱，普通心电图机未能记录，但是在一般情况下，窦房结均能激动心房产生P波，因此，可间接得知窦房结活动规律。

只要P波按规律出现，无论P、QRS、T波形态发生何种变化，或窦性P波因干扰受阻而一时未能显现，都应诊断为窦性心律。心率的范围是人为的判断窦性心律的指标，要结合平时心率及个人具体情况全面分析，心率一般为60次/min左右的人，在没有精神或体力负荷的情况下，心率增至90次/min以上，且持续时间较长，不能认为是正常现象，反之，一个老年人或运动员，心率慢至50次/min以下属正常范围。

偶尔体表心电图上无窦性P波，但在右心房可能看到A波，称为隐匿性窦性心律，可分间歇性或持续性隐匿两型，前者更为罕见，机理不明，后者多见于晚期风心病患者，由于心房肌广泛纤维化，心房收缩力减弱，房内压增高，只有少数残余的心房肌去极化，活动振幅过低，体表心电图不出现P波，但在右心房电图上A波并未消失，这时如心室率规则易误诊为交界区心律。如只有一个心搏易误诊为房早，如有Ⅱ度房室传导阻滞，室率不齐，易误诊为房颤。

二、窦性心动过速

窦房结激动频率超过100次/min时，称为窦性心动速。引起窦性心动速的病理原因：发热、缺氧、贫血、甲亢、心衰、休克、急性心肌梗死、急性心包炎。

诊断条件（图13-1）：
(1) P波为窦性，Ⅱ、Ⅲ、avF直立，avR倒置，频率>100次/min，甚至180次/min，儿童高

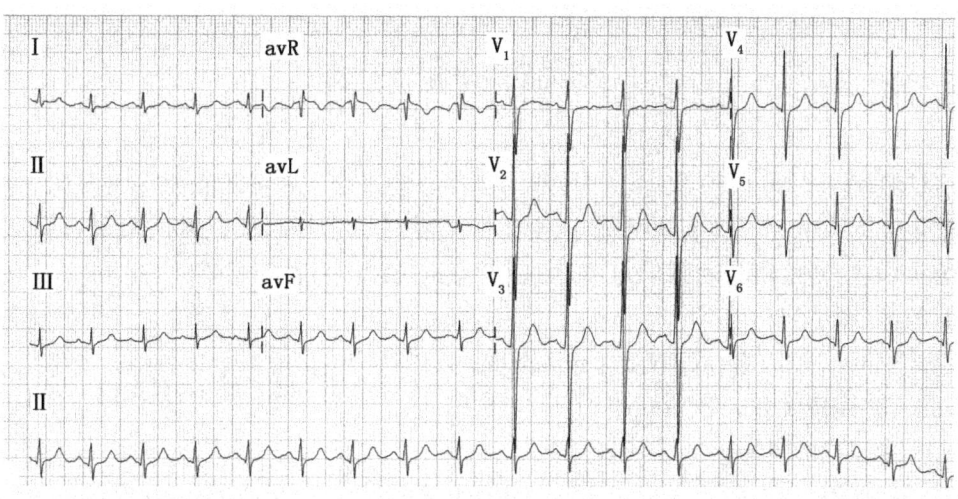

图 13-1 窦性心动过速

于同年龄组的正常上限。

(2)P-R 间期≥0.12s。

(3)按压颈动脉窦时,心率逐渐减慢,停止按压后又逐渐增快。

(4)P-R 间期不是绝对匀齐。

窦性心动过速时,心电图并可有以下改变:

(1)$P_{II、III、avF}$高尖,达正常高限,初学者易误诊为肺型 P 波,这是由于激动起源于窦房结头部所致。

(2)P-R、Q-T 间期可缩短。

(3)部分引起 ST 段下移,T 波低平、双向或倒置。

表 13-1 鉴别诊断

	窦性心动过速	阵发性房性心动过速
心动过速发生	逐起逐止	突发突止
早搏	无	常伴频发房早
P 波	与正常窦性 P 波相同	与窦性 P 波不同
P-R 间期	不规则	较规则
按压颈动脉窦	暂时减慢,停止按压后又逐渐到原水平	可转为窦性心律,或产生房室传导阻滞,或无效

三、窦性心动过缓

窦房结激动频率低于 60 次/min 时,称为窦性心动过缓。常见于正常中老年人,尤其是运动员及重量级人。也见于迷走神经刺激、交感神经受阻、代谢降低、电解质紊乱、药物、心房或窦房结的疾病、急慢性冠状动脉供血不足、心肌病、心肌炎、心脏肿瘤等。

诊断条件(图 13-2):

(1)窦性 P 波,PⅡ、Ⅲ、avF 直立,avR 倒置。

(2)成人窦性频率<60 次/min。

(3)P-R 间期≥0.12s。

窦缓时常伴不齐,一般认为起搏位于窦房结尾部所致。窦缓心率<40 次/min 时,临床上引起头晕、胸闷,甚至晕厥等。

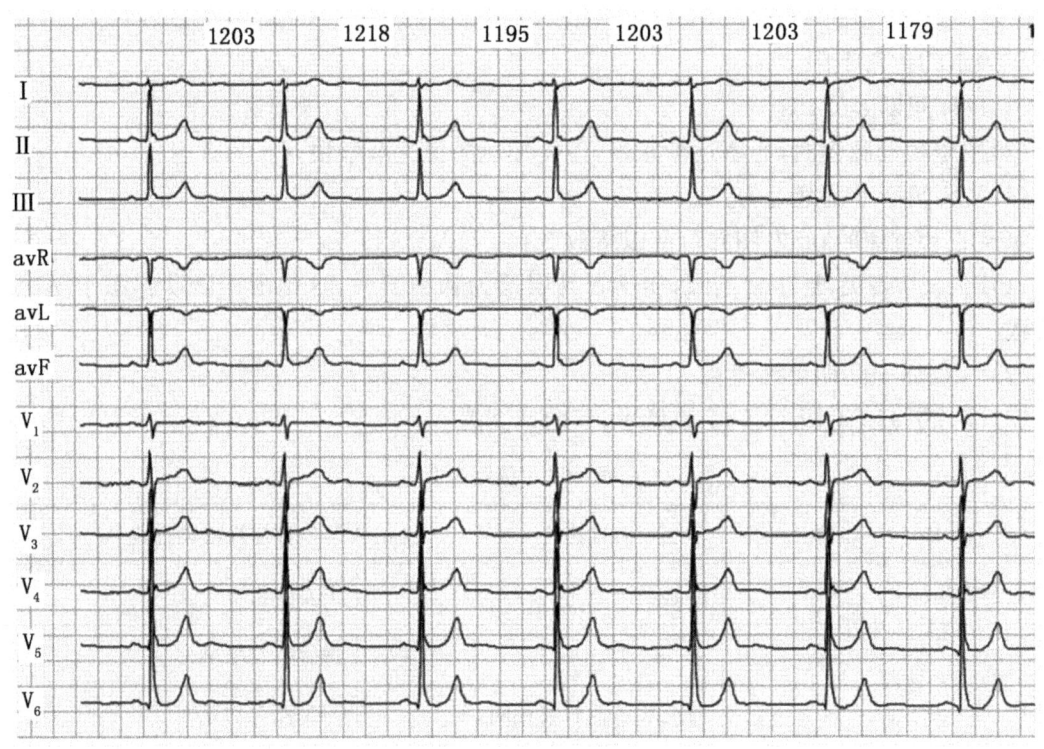

图 13-2 窦性心动过缓

四、窦性心律不齐

窦房结不规则的发出激动,引起心率快慢不匀齐,称为窦性心律不齐。常见于健康人群,尤其是儿童或青年人,也见于心脏病人等。

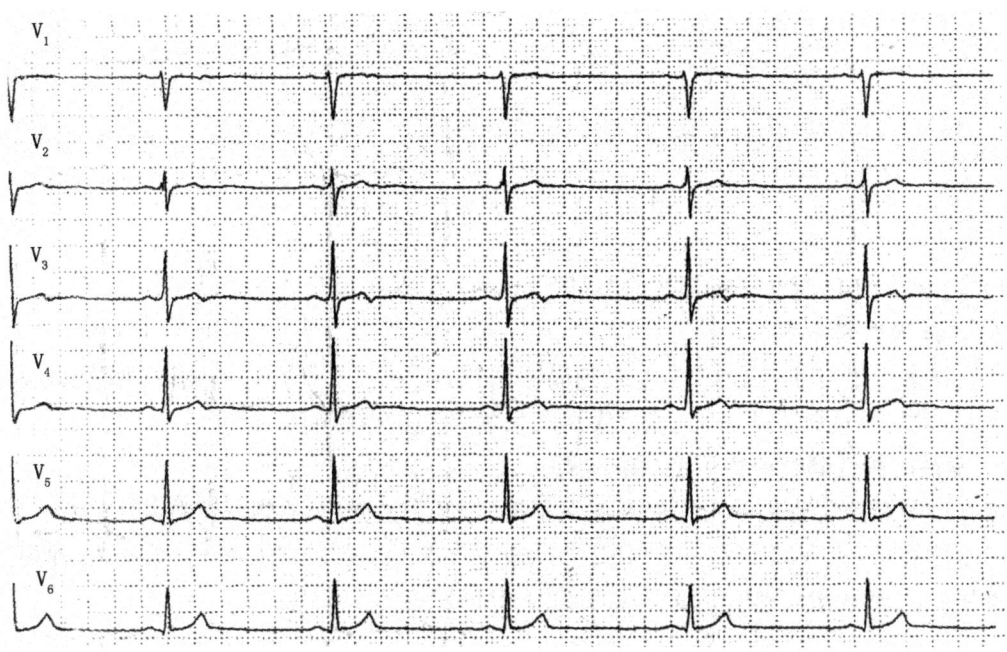

图 13-3 窦性心动过缓伴不齐

诊断条件(图 13-3～图 13-4):窦性 P 波不匀齐,同导联中 P-R 间隔相差＞0.12s(或 0.16s),P-R 间期≥0.12s。

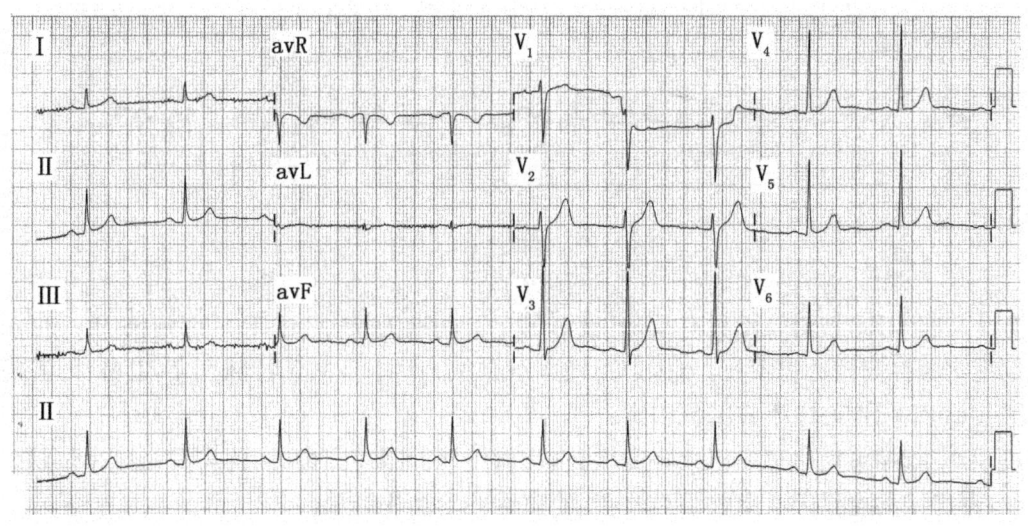

图 13-4 窦性心律不齐

1. 呼吸性窦性心律不齐(图 13-5)

呼吸性窦性心律不齐很常见,多发生于儿童及青年人,无重要临床意义。心电图特征:心率随呼吸改变,吸气时增快,呼气时减慢,其 P 波形态与 P-R 间期常无明显改变,有时,心率快

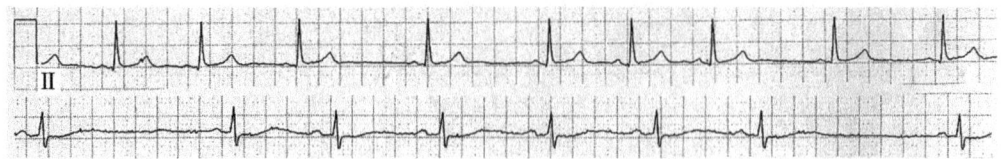

图 13-5 生理性呼吸性心律不齐

时,P 波稍增高,P-R 间期轻度延长,相反屏气时,此现象可消失。

2. 非呼吸性窦不齐

P 波频率变化与呼吸无关,发生机制尚不清楚,部分可见于心脏病患者,如慢性冠状动脉供血不足、窦房结动脉发生缺血,使之窦房结发放激动受到影响。

3. 室性时相性窦性心律不齐(图 13-6)

在 Ⅱ 度或 Ⅲ 度房室传导阻滞以及室性早搏时,其窦性频率可因心室激动而发生不齐。

心电图特征:夹有 QRS 波群的 P-P 间期较不夹有 QRS 波群的 P-P 间期短,这种现象称为时相性窦性心律不齐。室相性窦不齐时,其 P-P 间隔相差<0.12s。

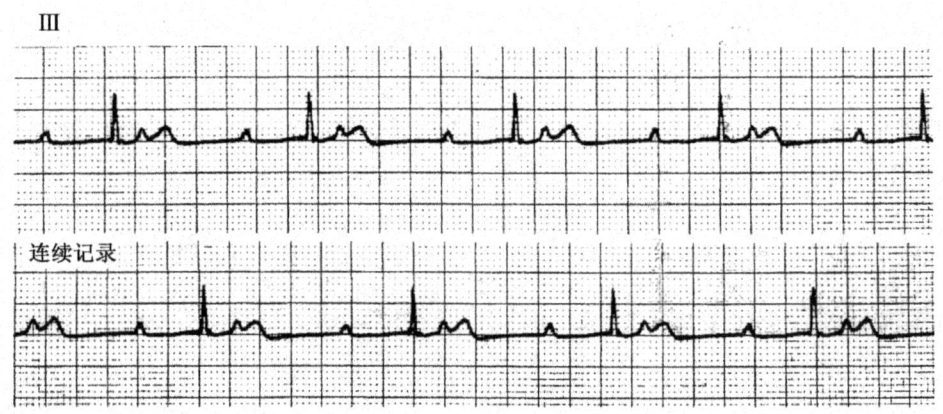

图 13-6 时相性心律不齐

有时夹有 QRS 波群较不夹有 QRS 波群的 P-P 间期为长,此时,P-R 也延长 10~20ms,称为颠倒型室相性窦性心律不齐,与迷走神经兴奋有关。其本身并无特殊意义,其临床意义取决于病因,引起室相性心律不齐的原因有:

(1)心室收缩可使心房内压力轻度增高,反射性地抑制迷走神经,使窦房结频率加快。

(2)窦房结的血供因心室收缩而改善,使窦性冲动加快释放。

心室收缩对心房有牵拉作用,同时对窦房结也是一种机械性刺激,使窦房结激动加快释放。

4. 异位激动诱发的窦性心律不齐

异位激动特别是房性早搏,有时可使窦房结提前激动,继而窦房结发生抑制,节律发生重整和发生一时性窦性心律不齐。

五、窦房结内游走性心律

窦房结内激动从头、体、尾部游走时,引起的窦性心律不齐,即为窦房结内游走心律。

原理:某些因素(迷走神经张力和药物)暂时抑制了频率较快的起搏部位(窦房结头部),于是,激动由较慢的起搏部位(体部或尾部)发出,当抑制因素去除后,激动恢复由窦房结头部发出,这样周而复始。

诊断条件:

(1) P 波为窦性。

(2) 在同一导联中 P 波形态略有差异,但不出现逆行 P 波。

(3) P-R 间期也略不一致,但均≥0.12s。

窦房结内游走心律应于呼吸性 P 波变异相区别,前者 P-R 略不一致,后者 P-R 间期是固定的。

意义:同窦性心律不齐,多见于健康人,或药物引起。

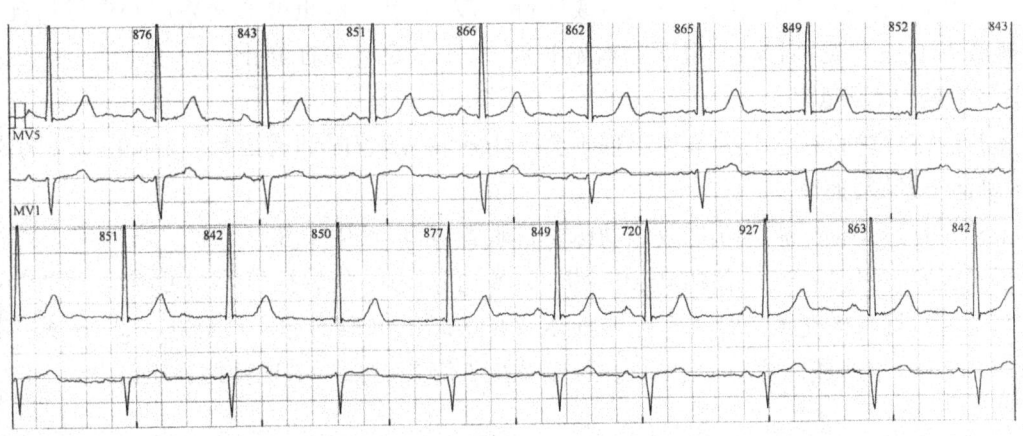

图 13-7 窦房结内游走心律

六、窦性静止或窦性停搏

窦房结由于某种原因使之自律性或久或短暂停止发放激动,称为窦性静止或窦性停搏。

窦性静止或窦性停搏的时间可长可短,通常是间歇性的,持续性的较为少见。

1. 诊断条件

在较长时间内无窦性 P 波及其后的 QRS 波群,P-P 间隔明显增长,增长的 P-P 与最短的 P-P 间期不成倍数关系,亦无 P-P 逐增逐减的规律(图 13-8)。

窦性静止时,低位起搏点可发放激动,产生逸搏或逸搏心律,或房室脱节,常见有交界区逸

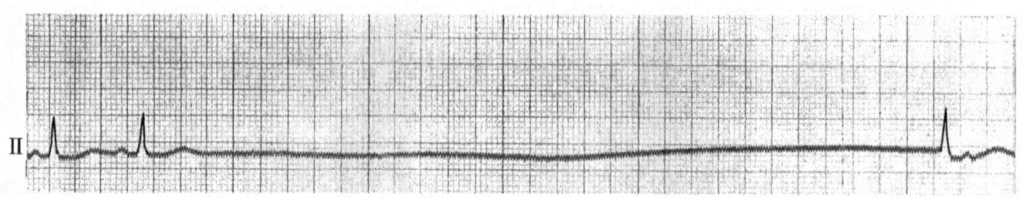

图 13-8 窦性停搏

搏或逸搏心律及室性逸搏。

2. 鉴别诊断

窦性静止与显著性窦性心律不齐：前者 P-P 间期不齐较明显，后者 P-P 间期长短逐渐转变，且常与呼吸有关。

窦性静止与窦房结传导阻滞：前者较长的 P-P 间期与基本窦性 P-P 不成倍数关系，后者的窦性 P-P 间期成倍数关系。如合并窦性心律不齐难以区别。另外，窦性静止易与房早未下传混淆，但仔细观察，后者可找到未下传的 P 波。

完全性窦房阻滞与等频性房室脱节或逆行 P 波与 QRS 波重叠的交界性心律等情况下均不产生或看不到 P 波，因此，心电图上未见 P 波，并不一定是窦性静止。

3. 临床症状及意义

短暂的窦性静止或适时的逸搏出现不会产生症状，随着时间的延长，临床上出现胸闷、心悸、头晕甚至晕厥、抽搐。

正常人有迷走神经张力亢进或颈动脉窦过敏者，常可发生窦性静止。

诱发因素：呼气后屏气，吞咽，压迫舌根部，颈动脉按压，气管插管等均可诱发，另外老年人因窦房结退行性纤维化或急性下后壁心梗累及窦房结的供血引起窦性静止。此外，药物或手术损伤窦房结，早搏或短阵心动过速之后，以及病人濒死时常可出现窦性静止。

七、病态窦房结综合征

病态窦房结综合征又称病窦或 S.S.S 综合征。主要是由于窦房结的自律性和或窦房结传导功能发生障碍或衰竭引起的一组临床综合征。

(一)病因与病理

1. 病因

(1)各种心脏病，常见冠心病、急性心肌梗死、高血压、心肌病、心肌炎、风湿性心脏病、心包炎及某些先心病等。

(2)结缔组织性疾病，如系统性红斑狼疮、硬皮病、结节性多发性动脉炎等。

(3)浸润性疾病，有淀粉样变性，结节病及血友病等。

(4) 手术损伤，心脏直视手术和心脏插管可损伤窦房结及其周围的组织。

(5) 先天性发育异常，可能与遗传和先天性发育异常有关。

(6) 其他疾病，遗传性共济失调、进行性肌萎缩及甲亢。

(7) 特发性，迄今无法明确病因，故称为特发性病窦综合征，其发生可能由于窦房结退行性改变所致。

(8) 有人认为，各种原因引起的副交感神经张力过高常伴有昏厥，如颈动脉过敏综合征引起窦房结功能低下，有人称为结外病窦综合征。

2. 病理

(1) 病理表现：缺血、纤维化、炎症和浸润。

(2) 病理变化

① 窦房结动脉的病变，常见窦房结动脉内膜发生中层剥离，血栓栓塞，局部纤维肌肉结构不良等。

② 窦房结细胞本身病变，包括：本身的细胞坏死、炎症、退行性变，或胶原纤维过度增生等。

③ 其他损害，如淀粉样变性，肿瘤组织浸润，以及先天性发育异常等。

(二) 心电图特征

按照心律失常的特点将病窦分为四个类型：

1. 窦病型：突出表现是窦房结功能低下

(1) 显著持久的窦性心动过缓，50 次/min 以下，如窦性心律低于 45 次/min，排除药物等因素，均应考虑病窦综合征。

(2) 窦性静止。

(3) 窦房阻滞：分为Ⅰ、Ⅱ、Ⅲ度，以Ⅱ度窦房阻滞常见。少数病例，窦房结周围存在窦-房传出和房-窦传入阻滞，称为窦房结周围双向性阻滞。

(4) 房室交界性逸搏心律：较少见双结病变或全部传导系统障碍时，出现室性逸搏。

(5) 电复律后窦性心律长时间不能恢复者，应疑是病窦综合征。

2. 快慢型：该型以快-慢心律失常交替出现

(1) 房早或室上速后长时间停顿间歇，这种现象是由于快速的激动传至窦房结，并产生抑制作用，其后表现为长的窦性间歇，或出现低位逸搏及逸搏心律。

(2) 心动过缓-心动过速综合征，这类型病窦综合征具有临床和心电图的特殊表现，引起窦性心动过缓的原因多为窦房结本身病变的问题。心电图表现：窦缓、窦停、窦阻等。引起心动过缓的原因多因心房或心脏其他部位同时受累，心电图表现为心房扑动、颤动、阵发室上速等。亦可出现阵发室性心动过速。在心电图上快、慢心律间歇出现（图 13-9～图 13-10）。

3. 双结病变型：窦房结与房室结同时存在病变

(1) 伴有房室结病变的心电图表现。

(2) 伴有心室率 30～50 次/min 的慢性房颤。有人认为它是严重的病窦综合征，如合并传导阻滞，同时可伴有逸搏。

(3) 长时间窦性停搏后出现室性心律或心脏停搏。

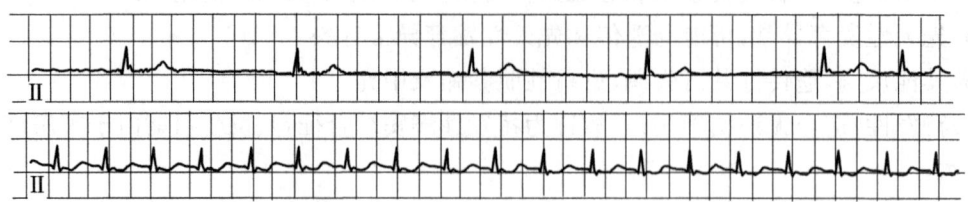

图 13-9 慢-快综合征

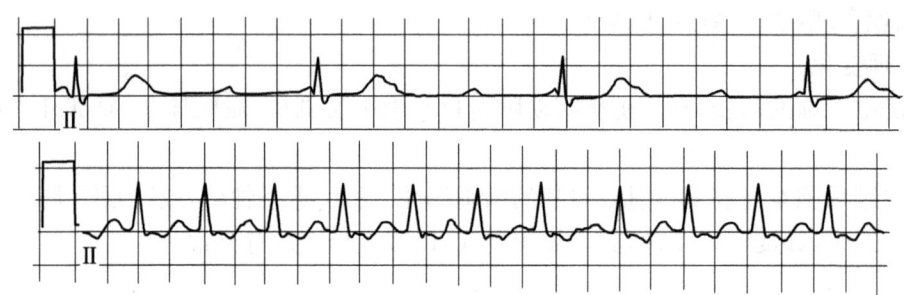

图 13-10 慢-快综合征

4. 全障型

整个心脏传导系统均有异常改变。

窦房传导阻滞,窦性停止合并房内、房室、室内传导阻滞。

(三)辅助诊断方法

窦房结功能测定：开始用比患者基础心率快 10～20 次/min 的频率起搏,无不良反应后采用 90、110、130、150 次/min 不同速度,每次各作 3 分钟,当心房起搏后,即释放乙酰胆碱,对窦房结起抑制作用,称为心房起搏超速抑制。当停止起搏后儿茶酚胺释放,使窦房结再重新发放激动,测定停止起搏到恢复心跳所需时间,即为窦房结恢复时间,正常为(1037±67)ms,而病窦综合征患者为(3164±334)ms。

1973 年 Stauss 测出窦房阻滞的窦房传导时间为 300～700ms,正常人为 200ms。

(郭五一　李　芳)

第十四章 逸搏与逸搏心律

一、逸　　搏

正常心脏的激动起源于窦房结,之外心脏尚有许多固定频率较窦性低的潜在起搏点,正常情况下不发放激动,只有当窦房结由于某种原因延迟发放激动,下传控制心室时,潜在起搏点才被动发放激动即称为逸搏,连续3次或以上者称为逸搏心律。逸搏的产生对机体是一种保护机制,亦是一种生理性代偿机制。

根据激动起源的部位,逸搏与逸搏心律可分为房室交界性、室性及房性,其中以前者最为常见。

（一）房室交界性逸搏（图14-1）

常见原因:①明显的窦性心动过缓,窦性停搏,窦房阻滞。②Ⅱ度或Ⅲ度房室传导阻滞,窦房结的激动不能下传至心室。③某些早搏后,窦房结暂时受到抑制,不能发放激动。

心电图表现:

(1)在较长间歇,通常在1.0~1.5s之后,出现一个QRS波群,形态同窦性心律,如有多个散在的逸搏存在,逸搏前R-R相对恒定,相差≤0.08s,如逸搏心律低于40次/min,有人称为过缓的逸搏心律(图14-2)。

(2)房室交界区逸搏可有心房逆行性传导,形成逆行P波。逆行P波可落在QRS波之

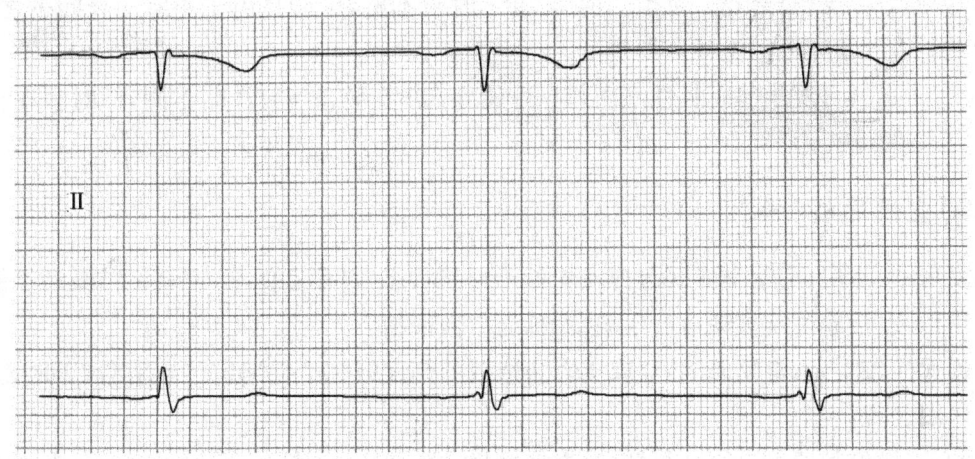

图14-1　缓慢的交界性逸搏心律

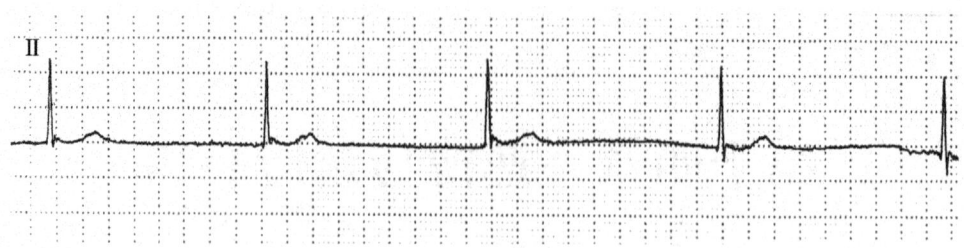

图 14-2　过缓性交接区性逸搏心律

前、之中、之后，P-R<0.12s，或 R-P'<0.20s，如房室交界区存在完全性下传阻滞，则有 P'波而无 QRS 波(图 14-3)。

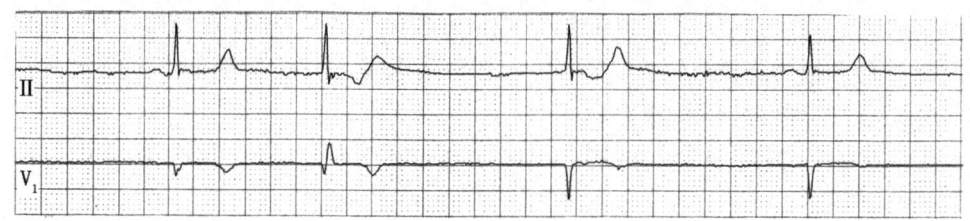

图 14-3　交界性逸搏

根据 P 与 QRS 的关系判断交界性激动逆传和下传的速度，若上传速度较快，则 P'波在 QRS 之前，下传速度较慢，则 P'波在 QRS 之后，若上传与下传速度相等，则 P'波与 QRS 重叠。

(3)有时在房室交界性逸搏之前可见窦性 P 波，但 P-R<0.12s，说明窦 P 与 QRS 无关。偶尔，逆传至心房的逸搏激动可与窦性激动在心房相遇，形成房性融合波。有时，出现在 QRS 之后的逆行 P 波，可折返再次传入心室，又产生一个 QRS 波群，形成反复心律。如逸搏后，适时下传的窦性 P 波可以下传至心室，形成逸搏夺获心律，连续 3 个以上称逸搏-夺获二联律。

(4)如原有束支传导阻滞，发生的逸搏 QRS 时限不宽，可能是由于心室的长间歇之后，束支传导功能得到了充分的恢复。

(5)有时逸搏可发生非时相性室内差异性传导，QRS 形态与窦性略不同，但时限在正常范围内。

(二)室性逸搏(图 14-4)

当窦房结、心房、房室交界区起搏点均处于抑制状态，自律性低下，或窦房结激动不能通过交界区下传，室性起搏点被动地产生激动，称为室性逸搏。

室性逸搏较少见，常见原因：双束支阻滞造成的高度或完全性房室传导阻滞，洋地黄中毒。

心电图表现：

(1)心室异位起搏点自律性很低，逸搏前间歇(即 R-R')一般为 1.5～2.4s，逸搏的周期基本相同。

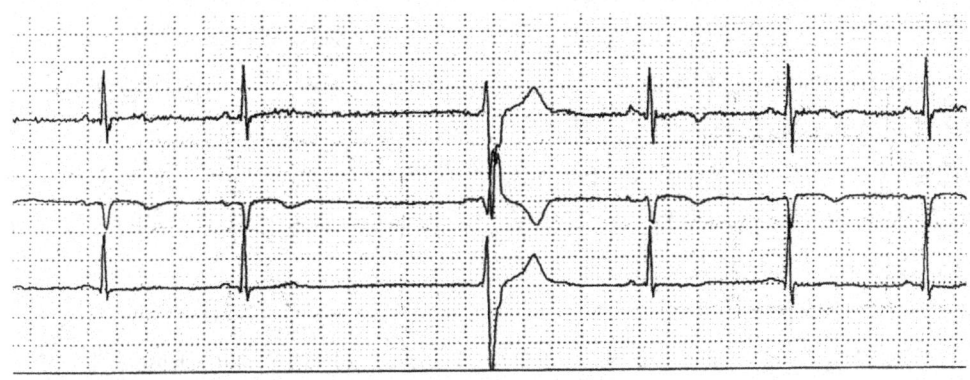

图 14-4 室性逸搏

(2)室性逸搏 QRS 波群宽大畸形,时限≥0.12s,并出现继发性 ST-T 改变,对应导联呈镜中映象。如 QRS 波群>0.10s,或超过正常高限,且图形不同于正常,T 波与主波相反时,亦可诊断。

(3)室性逸搏起搏点接近希氏束分叉处,激动经正常途径沿左右束支下传,则 QRS 波时限及形态酷似室上性,与房室交界性逸搏难以鉴别。

如起搏点位于右束支近端则呈不完全性左束支的传导阻滞的图形。如位于左束支的近端,呈不完全性右束支传导阻滞的图形。如位于左前分支近端,呈不完全性右束支伴左后分支阻滞的图形。如位于左后分支近端,呈不完全性右束支伴左后分支阻滞的图形。若有两个以上的起搏点,称多源性室性逸搏。起搏点愈低 QRS 宽大畸形更明显。

(4)室性逸搏一般看不到逆行 P 波,即使出现也在 QRS 波之后 R'-P' 间期多在 0.12~0.20s。

(5)如果窦性激动与室性异位激动或房性异位激动在心室或心房内发生相互干扰,形成室性或房性融合波。

(6)如有窦性 P 波,P-R<0.12s,或比窦性 P-R 短,说明窦性 P 波与室性 QRS 波无关。

(7)室性逸搏常出现Ⅱ度房室传导阻滞文氏型周期的长间歇,也可见于心房纤颤时的长间歇。

(8)室间隔性逸搏,有人认为是房室交界性逸搏,伴时相性室内差异性传导,其起搏点位于房室束分叉部的附近,由于房室束的功能性纵行传导分离,窦性激动与房室交界性激动各自通过一条径路到达心室,引起室性融合波。它不是诊断室性异位激动的可靠依据。

(三)房性逸搏

较少见。只有在异位心房起搏点自窦房结起搏点控制下脱出形成房性逸搏。常见于窦房阻滞和房性早搏后发生。

心电图表现:

(1)在一个比窦性周期较长的长间歇之后,出现一个房性 P' 波,P' 波外形与窦性 P 波不同。

(2) P'波如起源于心房上部,则$P_{Ⅱ、Ⅲ、avF}$导联直立,或双向;如起源于心房下部,则$P_{Ⅱ、Ⅲ、avF}$导联倒置;如起源于左房,则P'波在Ⅰ、V_5、V_6导联倒置,V_1导联直立,呈圆顶尖峰形。

(3) P'波可为单源或多源。

(4) 房性逸搏可呈正常传导,P-QRS-T形态正常。当窦性心律合并Ⅰ度房室传导阻滞时,房性逸搏P'-R较窦性P-R间期短。这是因为房性逸搏时,房室交界区得到了长时间的休息所致。QRS波群有时因合并束支阻滞而呈畸形。

(5) 出现房性融合波。

(6) 房性逸搏与房室交界性逸搏同时发生,P'波与QRS波均可延迟发生,但P'-R间期<0.12s,两者无关。

二、逸搏心律

1. 房室交界性逸搏心律(图14-5～图14-7)

连续三次或三次以上房室交界性逸搏时,即成为房室交界性逸搏心律。房室交界性逸搏心律产生原理同交界性逸搏。

心电图表现:

(1) 在窦性停搏、窦房阻滞时,窦性P波消失,心室率由交界性逸搏代之。存在Ⅲ度或高度房室传导阻滞时,心房由窦房结控制,频率较快,心室由交界处控制,频率较慢,窦性激动偶可下传,形成心室夺获。

(2) 心律缓慢匀齐,频率40～60次/min,R-R逸搏间歇相同。

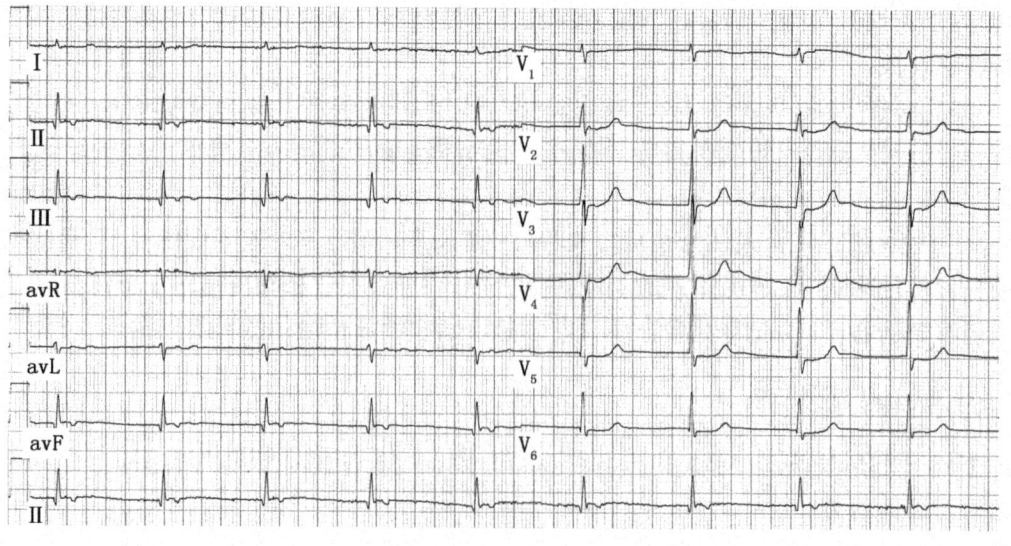

图14-5　交界性逸搏心律

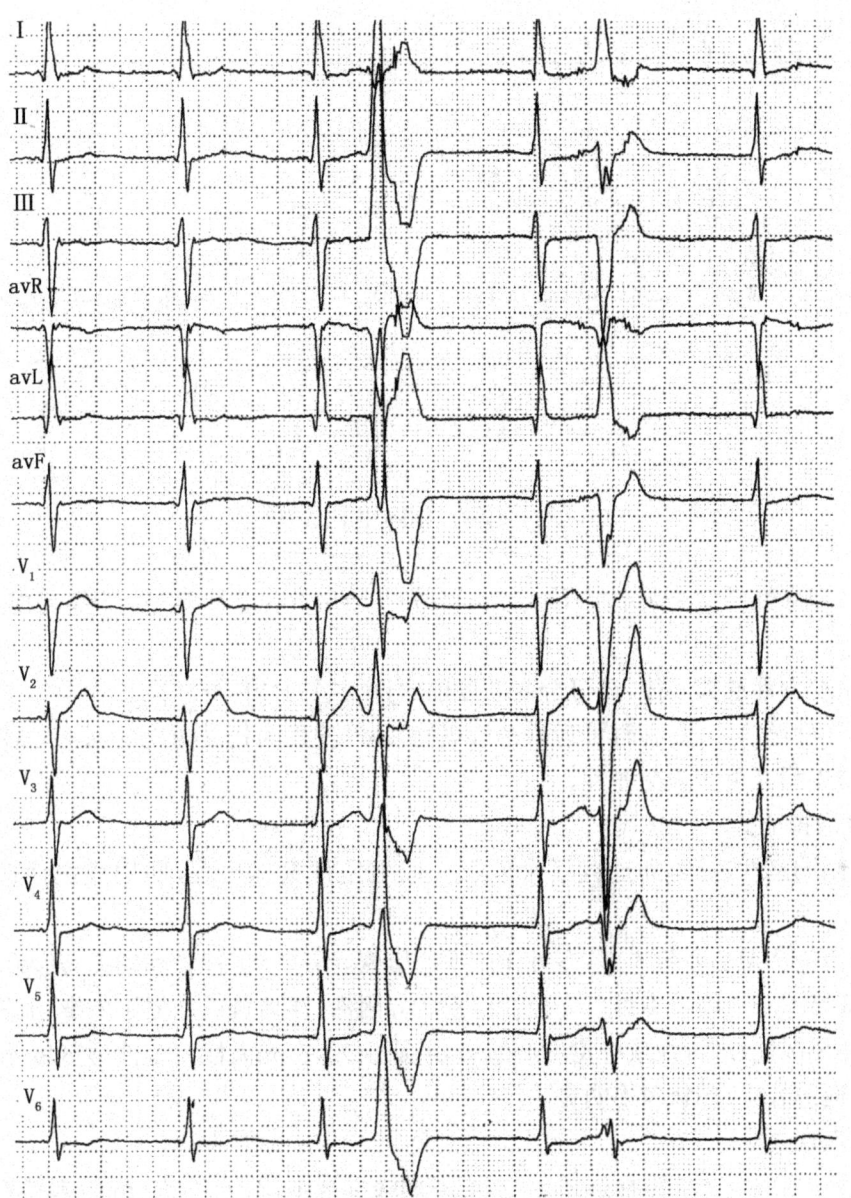

图14-6 交界区性逸搏、双源室性期前收缩

(3)QRS形态一般正常,亦可发生非时相性室内差异传导,或合并束支传导阻滞。

(4)可有P波,在QRS波前、中、后,P⁻-R<0.12s,R-P⁻<0.20s。

(5)交界区逸搏心律可有不齐;R-R间期相差>0.12s。

(6)房性融合波。交界性激动逆传至心房产生,但在房颤及房扑时,交界区激动不能逆传至心房。

(7)当P⁻-R>0.12s或R-P⁻>0.20s时,应考虑诊断Ⅰ度前向性或逆行性传导阻滞。如P波在QRS前面,P-R间期0.11s,称之为房室交界区上部心律。

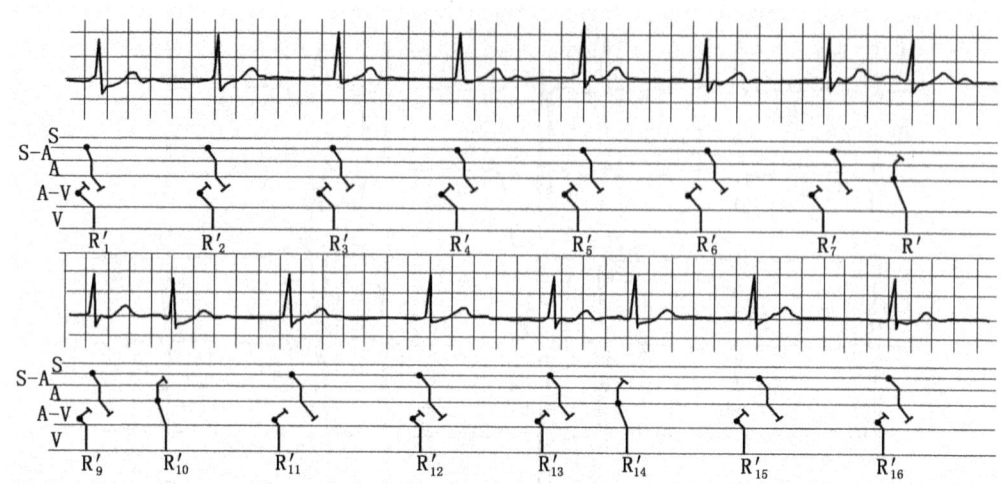

图 14-7 交界性逸搏干扰性房室脱节

(8)偶发双向性房室交界性心律,上部起搏点上传产生逆行 P 波,下部起搏点下传引起 QRS 波。

(9)房室交界性逸搏心律,还可合并Ⅱ度前向性或逆向性传导阻滞。

(10)交界性逸搏心律,有时可为频率依赖性,运动使用阿托品药物后,心率加快时,可转为窦性,心率减慢后又可转为交界性。

2. 室性逸搏心律

产生原因同室性逸搏,如连续三个或三个以上室性逸搏出现,即构成室性逸搏心律(图 14-8)。

室性逸搏为严重的心律失常,多见于严重心脏病,不伴有房性激动的显著缓慢的室性逸搏心律,常为临终前心电图。多见于完全性房室传导阻滞,洋地黄或奎尼丁中毒,血钾过高,严重心肌病变,如风湿性、病毒性或中毒性心肌炎,心肌梗死,在先天性完全性房室传导阻滞因伴有较快的室性逸搏心律,症状多不明显。

心电图表现:

(1)连续三个或以上的室性逸搏出现,心室率缓慢规则,25~40 次/min,起搏点愈低,频率

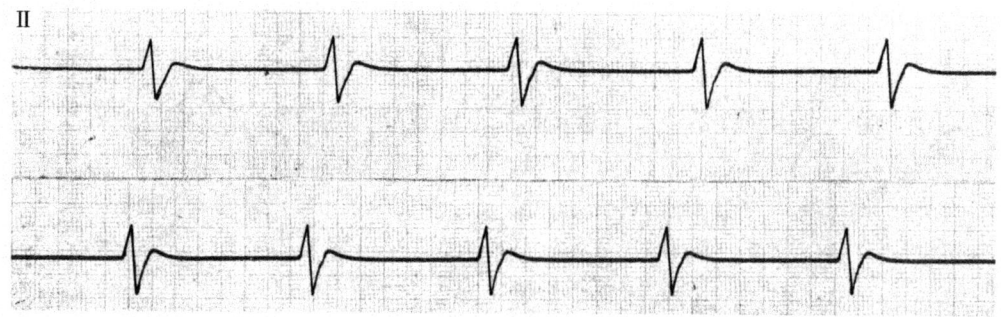

图 14-8 室性逸搏心律

愈慢,且多伴有不齐,相差>0.12s。

(2)室性逸搏心律时,心房及心室各自以自己的规律激动,形成完全性房室分离。双束支传导阻滞造成的高度或完全性房室传导阻滞是引起室性逸搏心律的常见原因。此时心房多在窦房结的控制下,但可同时存在各种房性心律失常,包括心房颤动、扑动、阵发性心动过速。有时在室性逸搏心律时找不到P波,可能与房性静止有关。

(3)室性逸搏心律时,室上性激动可下传与室性逸搏在心室内相互干扰形成室性融合波,偶尔室性逸搏也可逆行传至心房,形成逆行性P波,称心房夺获。有时,此逆行P波与窦性P波在心房内互相干扰,形成房性融合波。

(4)室性逸搏心律的起搏点如位于左或右束支的近端,则分别呈不完全性右或左束支阻滞的图形,或呈分支阻滞的图形。如位于远端则呈完全性右或左束支阻滞图形。一般起搏点越低,则QRS波宽大畸形越明显。

(5)室性逸搏心律,可能变为室性心动过速,心室扑动或颤动。

(6)有时室性逸搏的起搏点可为多源性,二个或二个以上的起搏点,在心室内竞争控制心室,可形成室性融合波,逸搏周期不规则,QRS外形也不相同。

(7)室性逸搏心律要与合并室内差异性传导或束支阻滞的交界性逸搏心律相区别,因二者均称宽大畸形的QRS波群。一般讲,室性逸搏心律的频率更慢,也较少出现逆行P波。交界性逸搏心律合并束支传导阻滞时,窦性夺获的QRS呈同一的束支阻滞图形,如室性逸搏心律,则窦性夺获的QRS呈室上型。事实上发生室性融合波或窦性夺获的情况较少见。如心率较快而QRS又呈束支阻滞图形,则多系交界性逸搏合并束支阻滞,若用以往窦性心律伴有束支阻滞图形比对,则有助于诊断。

3. 房性逸搏心律

房性逸搏心律亦称自发性房性心律。当三个或三个以上的房性逸搏连续出现时,即形成房性逸搏心律。常见窦性停搏、窦房传导阻滞及窦性心动过缓伴心律不齐等。

心电图表现:

(1)连续三个或三个以上的房性逸搏。

(2)频率:50～60次/min,较同导联窦性心律为慢。QRS一般为室上性,也可因合并束支阻滞或室内差传而变宽。

(3)心律一般规律,偶出现房性心律不齐,P'-P间期可稍长,以后逸搏周期逐渐缩短,P'-P'间期趋于恒定。

(4)P'-R间期在0.12～0.20s之间。

(5)P'波外形可呈单源、多源或心房内游走心律。

(6)偶尔房性逸搏心律与交界性或室性逸搏心律同时存在产生干扰和分离,并位P'波与交界性或室性逸搏无关,P'波可位于QRS前面,P'-R<0.10s,说明P'与QRS无关,或P'与QRS-ST-T融合。

(7)房性异位起搏点可起源于右心房上部,P波形态与窦性P波类似,须仔细观察细微的差别。如起源于下部,激动传播方向是自下指向左上,P波为逆行型,Ⅰ、Ⅲ、avF倒置,avR直立,P'-R>0.12s。由于冠状窦位于右心房下部,故又称冠状窦性心律,但有人认为冠状窦性心律实际上合并有Ⅰ度房室传导阻滞的交界性逸搏心律。

(8)左房心律,由于激动方向由左向右,因此P_{V_6}(有时P_{V_5})倒置,P_{V_1}呈圆尖型(但尚未定论)。

(9)窦房结游走心律,心脏激动的起搏点位置不固定,从窦房结、心房及房室交界区之间,称为窦-房-结游走心律。其本质是一种显著的窦性心律不齐,当窦性心律减慢到一定程度时,便会出现逸搏性激动。所以,窦-房-结游走心律实际上也是逸搏心律的一种类型。

心电图特点:在同一导联P波的大小、形态、方向及P-R间期均随着心率的快慢和迷走神经变化而改变。当心率逐渐减慢时,P波由直立逐渐变为倒置,P-R间期由>0.12s变为P-R<0.12s。反之,相反。

窦房结游走心律发生与迷走神经张力有关。迷走神经亢进时,频率较快的起搏点受抑制,故频率较慢者暂时控制心脏活动,当迷走神经张力减弱时,频率较慢的起搏点恢复较快,故暂时控制心脏的激动,直至频率快的起搏点恢复其释放激动的能力。有时房性早搏可暂时抑制了窦房结,诱发窦-房-结游走心律,甚至可有窦房结突然游走至房室交界区。

三、过缓的逸搏及逸搏心律

过缓的逸搏及逸搏心律,都是发生于异位起搏点自律性降低或消失、传导阻滞或存在双结病变的基础上。

由于心率仅为20~40次/min,明显低于通常的逸搏及逸搏心律,因此,心排血量明显降低,严重的影响了血流动力学,表现为头晕、无力、昏厥等症状。过缓的逸搏心律较一般的逸搏心律预后为差,常会发生停搏,导致阿-斯综合征而死亡,因此,应引起高度重视。

过缓的逸搏及逸搏心律根据起搏点的位置可分为:

(1)过缓的房性交界性逸搏心律,指频率低于40次/min以下。

(2)过缓的室性逸搏心律,又称室性心动过缓,是指频率低于25次/min以下。

(3)过缓的房性逸搏心律,又称房性心动过缓,是指频率低于50次/min以下。

(4)心房静止,在所有心电图导联上均看不到心房综合波。

(5)心室静止,是指在长达数秒或更长的时间内无QRS波出现。如再合并窦性及房性静止,则心电图上看不到P波,可根据心电图上持续2.7秒以上的等电位线而诊断为全心停搏。

心室静止也发生于异位性心动过速发作终止后,各种器质性心脏病均可引起,常见冠心病,尤其是急性心梗病人。其次为严重的洋地黄中毒,濒死的心脏在室扑或室颤,或过缓的逸搏心律等严重心律失常之后,随之而来的必然是发生心室静止。预后取决于心室静止持续的时间及原有心脏病的严重程度,如持续时间短暂的心室静止,预后多良好。若持续时间较长者未恢复心搏,常发生阿-斯综合征而突然死亡。

四、加速的逸搏心律(非阵发性心动过速)

(一)概述

当异位起搏点的自动性受到某些因素的影响而增高,频率超过窦性心律的频率时,即出现加速的逸搏心律,亦称非阵发性心动过速,或异位节律自身性心动过速。根据异位起搏点位置不同,可分为房室交界性、室性、房性,其中以前者多见。

加速的逸搏心律频率并不很快,仅比自身性节律的频率为快而已。一般 60～140 次/min。加速的逸搏心律实属被动或主动性异位心律,意见尚不统一。这种心律可能是异位节律点自律性增强的结果,因而归入主动性异位心律,称之为非阵发性心动过速,或者是加速了的逸搏心律,理由:①和逸搏心律一样,多在上一级节律点功能不全的基础上发生,常继发于窦房结功能不全、窦房传导阻滞、房室传导阻滞等。②某些心动过速可因窦房结自律增高(如注射阿托品)而消失。③临床上可以见到某些病例,原是缓慢的逸搏心律,在某一阶段仍示同一逸搏心律但频率较前加快。

加速的逸搏心律特点:

(1)频率一般为 40～140 次/min,很少>140 次/min,因接近窦性心律的频率,因而两者常发生竞争现象,时而窦性、时而异位激动控制心脏,可形成完全性或不完全性房室脱节、房性或室性融合波。当窦性心律与异位的加速逸搏心律的频率相等时,心房可由窦房结控制,心室由异位起搏点控制,当持久出现时,称持久的同步现象。当心房和心室的激动频率几乎相等时,心电图表现为 P 波逐渐靠近它后面的 QRS 波,随后 P 波隐没于 QRS 波之中,持续数秒至十分钟,称同期性房室分离。而阵发性心动过速的频率(50～250 次/min)较窦性心律为快,不常与之竞争。

(2)发作及终止形式,多系逐渐发作,缓慢停止,由于加速能逸搏心律接近或略快于窦性心律的频率,P-P 或 R-R 间期略短于窦性心律的 P-P 间期。因此,发作多开始于舒张末部分,配对时间较长,给人以"期后"发作的印象,终止时也不以特别长的代偿间歇为结束,与阵发性心动过速相比,后者系窦性发作配对时间很短,期前发出,突然终止,终止时以特别长的代偿间歇为结束。

(3)加速的逸搏心律与窦性心律之间,没有固定的配对时间,故产生的机制与折返无关。阵发性心动过速与窦性搏动之间有固定的短配对时间,产生机制与折返有关。

(4)加速逸搏心律在发作间期无期前收缩,而阵发性心动过速在发作间期常有期前收缩。

(5)保护性传入阻滞,加速的逸搏心律的异位起搏点周围不存在保护性传入阻滞,当窦性心律频率超过异位起搏点的频率时,心室激动即为窦性心律所控制,而并行心律性心动过速的异位起搏点周围存在有保护性传入阻滞。

(6)加速逸搏心律的频率在迷走神经张力增加及解除时,可以随之波动,颈动脉窦按压心率可逐渐减慢,停止压迫后又逐渐恢复至原有心率。阵发性室上性心动过速的频率恒定规则,颈内动脉窦按压时,发作可突然停止或无作用。

(7)临床症状,加速的逸搏心律由于发生于舒张中、晚期,对心搏量的影响较小,频率也不快,病人自觉症状较少,是一种良性心律失常。阵发性心动过速多有明显的自觉症状,如心悸、头晕,偶可出现心力衰竭、休克等。

(二)加速的房室交界性逸搏心律

加速的房室交界性逸搏心律也称非阵发性房室交界性心动过速(图14-9),是常见的自身性心动过速。常由器质性心脏病引起,见于冠心病、心肌炎、心肌病等,急性下壁心肌梗死易于引起。有时是急性风湿热唯一的心电图表现,高血压病有室性早搏时亦可诱发,心房颤动使用洋地黄治疗时,由于过量或中毒,亦常可引起。全麻诱导期、气管插管、心脏手术、先心病、低钾血症、糖尿病酸中毒等也可发生。一般持续数小时至数日,由于频率接近窦性心律,血流动力学变化不大,故一般不需特殊处理。

1. 加速的房室交界性逸搏心律,产生原理比较复杂

(1)窦房结功能障碍,在病态窦房结综合征时,存在窦房传导阻滞或窦性停搏,交界区被动地发生逸搏心律,其频率较快时即形成加速的交界性逸搏心律。

(2)自主神经张力不稳定,迷走神经张力增强时,窦性心律显著减慢,加速的逸搏激动控制心室,窦性心律控制心房,产生干扰性房室脱节。当窦性心律由于迷走神经张力减弱而增快时,可经交界区下传夺获心室,恢复窦性心律,房室干扰成为不完全性或消失。

(3)房室交界区起搏点自身性增高,一般仅稍快于窦性心律,故心动周期长,为交界区及心室肌提供了较长的反应期,再加上交界区单向阻滞,故窦性激动可有较多机会下传夺获心室。

(4)期前收缩诱发,当正常的窦性心律时,其频率仅稍快于加速的交界性逸搏心律时,在发生室性早搏后,室性异位激动可逆行传入交界区,不但使交界区提前激动,还可使交界区的自动性暂时性提高,稍快于窦性心律,而形成加速的交界性逸搏心律。同理,交界性早搏亦可诱发。

2. 心电图表现

(1)在不伴有窦房结与交界区相竞争现象时,看不到窦性P波,三个或三个以上的形态及间期正常的QRS波连续出现,常与窦性QRS波相同,或仅有轻度的变异。频率70~140次/min,多数在70~100次/min左右,QRS波前后可有逆行P波,P⁻波可在QRS波前面,P⁻-R<0.12s,或在QRS后面,R-P⁻>0.20s。

(2)在伴有窦房结与交界区竞争现象时,窦性心律或房性心律的P波与交界区QRS波并存,出现不完全性干扰性房室脱节,可有以下几种表现。

①窦性心律与交界性心律甚为接近,有时频率几乎相等,此时窦性P波与交界区QRS波在交界区内相互干扰,形成周期性房室分离。R-R间期<0.12s,P波与QRS波无关。有时逆行性P波位于QRS波后面,R-P间期很短,可将此倒P误为QRS波的一部分,而怀疑束支阻滞。

②窦性心律与交界性心律竞争现象,窦性心律与交界性心律交替出现,互相消长,窦性心律稍快时,可下传夺获心室,形成窦性心律。交界性心律稍快时,可与窦性P波在交界区干

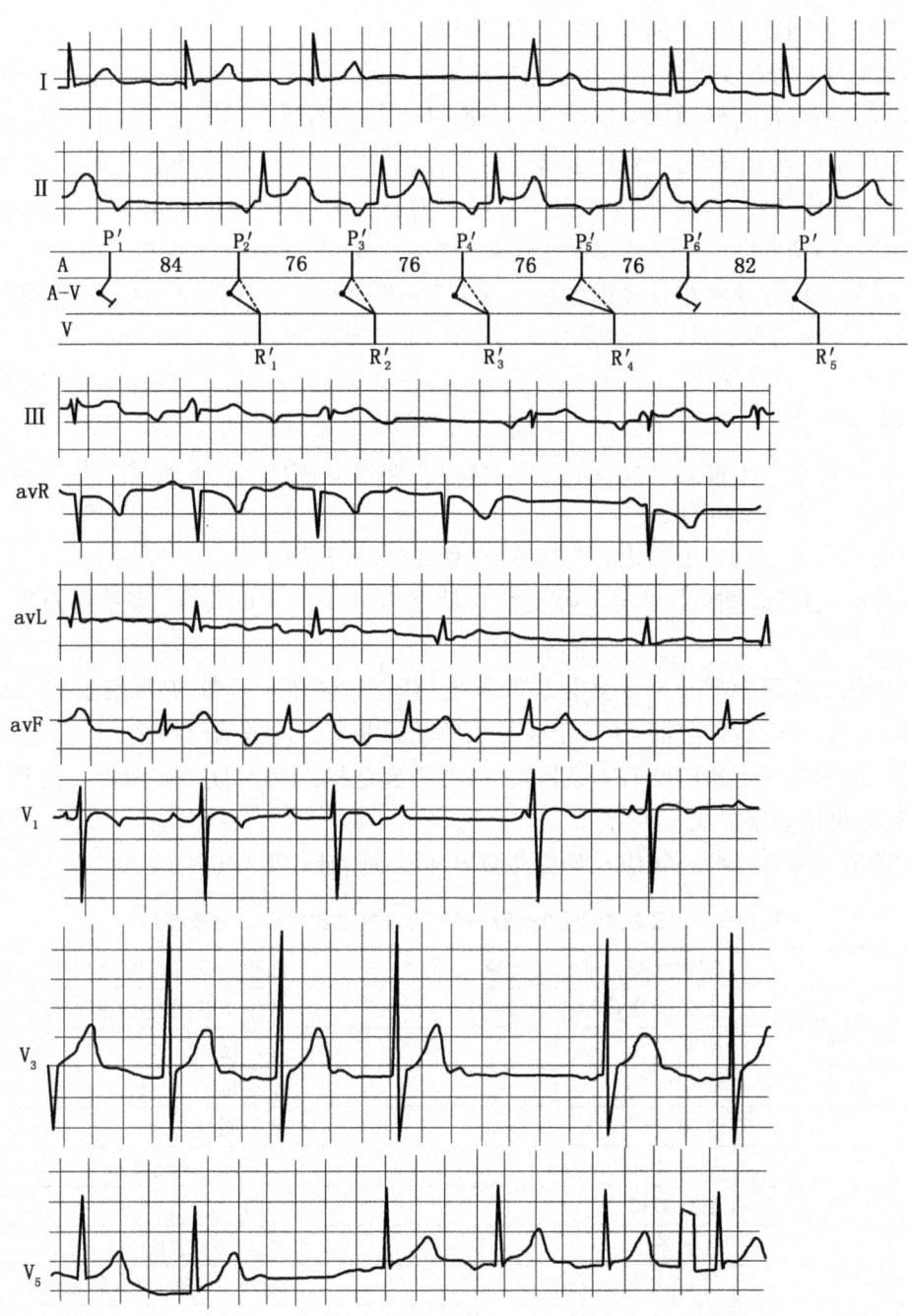

图 14-9 非阵发性交界性心动过速伴前向性传导阻滞

扰,形成不完全性干扰性房室脱节,心房由窦房结控制,心室由交界区控制。

③窦性夺获,在不完全性房室脱节时,常形成窦-交界区夺获,窦性激动通过交界区下传夺获心室,夺获的 QRS 波总是提前的,常使交界性激动发生顺延。同期性房室分离突然转变为逆行性夺获心房或前向性夺获心室,主要是由瞬间的窦性频率而定。

④加速的交界性逸搏心律可产生逆行性P波,但不常见,在少数情况下,逆行P波可与窦性P波在心房内干扰,形成不同程度的房性融合波。

⑤窦性激动于交界性激动能否在心室形成室性融合波是一个有争议的问题,一般认为不会形成,理由是两个室上性激动中仅能有一个通过交界区的单一传导途径下传。但近来有人认为可以形成室性融合波,与交界性逸搏发生非时相性室内差异性传导的机制相同,均可用交界区内纵向优先传导学说来解释。发自交界区中央及周边的激动,其传导速度及程序是不同的。正常情况下,交界区的传导速度及程序是恒定的,故QRS波外形正常。如起搏点位置较正常稍后偏移,则传导速度和程序即发生变化,产生非时相性差异性室内传导。QRS波有轻度变形。如窦性激动和交界区激动在心室内干扰,形成室性融合波。

⑥加速性的交界区逸搏心律,常与心房颤动、心房扑动、房性心动过速并存,形成双重心律,此时心室率规则,70～140次/min,呈室上性QRS波,心房激动与QRS无关,呈完全性阻滞性房室脱节,洋地黄中毒时,可出现加速的交界性逸搏心律伴文氏型外出阻滞,R-R呈周期性进行性缩短,后有一长间歇。

(3)有时交界区出现二个加速的起搏点,分别控制心房及心室。

(4)加速的交界区逸搏心律没有阵发性心动过速突发突止的特征,多系逐渐发生,缓慢停止。

(5)加速的交界区逸搏心律常发生Ⅰ度前向性或逆行性传导阻滞,亦可发生Ⅱ度Ⅰ型或Ⅱ度Ⅱ型前向性及/或逆行性阻滞,传导阻滞可因搏动脱漏或折返激动而终止。

(6)颈动脉窦按压可暂时使心率减慢,有时可引起起搏点暂时性外出阻滞。运动、吸入亚硝酸异戊酯等可使心率加快。

(7)加速的交界性逸搏心律应与阵发性交界性心动过速相鉴别(表14-1)。

表14-1　加速的交界性逸搏心律与阵发性交界性心动过速鉴别

	阵发性交界性心动过速	加速的交界性逸搏心律
病因	见于健康青壮年	常见于器质性心脏病
发作形式	突起突止	逐发逐止
代偿间期	完全	不完全
心悸症状	明显	常不明显
频率	150～250次/min	70～130次/min
差传	易伴差传	不易
运动对心率	无影响	可使心率加快
刺激迷走神经	可突然终止或无效	可使心率逐渐减慢,易反复
R-R间距	绝对规则	基本规则
逆行P波	多见	少见
房室脱节	一般无	多见
心律竞争	多无	常有
窦性夺获	少见	多见
交界性早搏	有	无

(8)加速的交界性逸搏心律与交界性并行心律性心动过速相鉴别,后者的异位起搏点周围存在保护性传入阻滞,当窦性激动夺获心室时,异位起搏点不提前激动,自律周期不被打乱,因此,相邻的异位搏动间距恰为异位节律周期的倍数。

(9)完全性房室传导阻滞伴交界性逸搏心律时,与伴有完全性干扰性房室脱节的加速的交界性逸搏心律不难区别,前者室率显著慢于房率,后者室率与房率相近,前者在舒张中、晚期的P波不能下传,为病理性阻滞性房室脱节,后者未下传的P波均在收缩早、中期,故为生理性干扰性房室脱节。

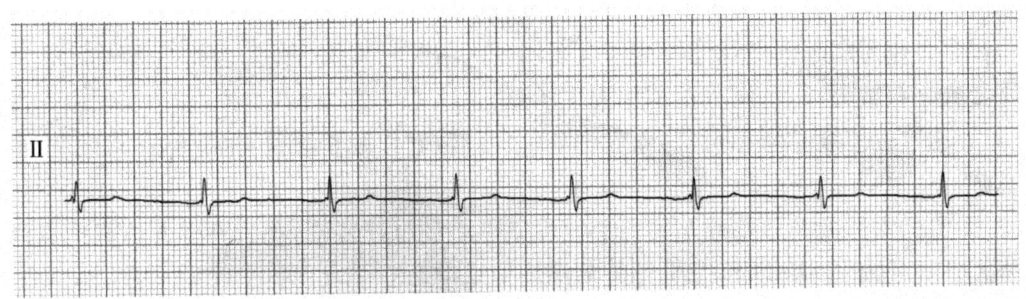

图 14-10　加速性的交界区逸搏心律

(三) 加速的室性逸搏心律

加速性的室性逸搏心律又称非阵发性室性心动过速,逸搏性室性心动过速,自身性室性心动过速(图 14-11)。产生原因与窦房结及房室交界区起搏点高度受抑制,例如窦性停搏,窦房阻滞、窦缓或由房室传导阻滞,窦性激动不能下传心室时,心室的异位起搏点自律性提高等有关,常短阵出现,如不作心电监护,常易漏诊。

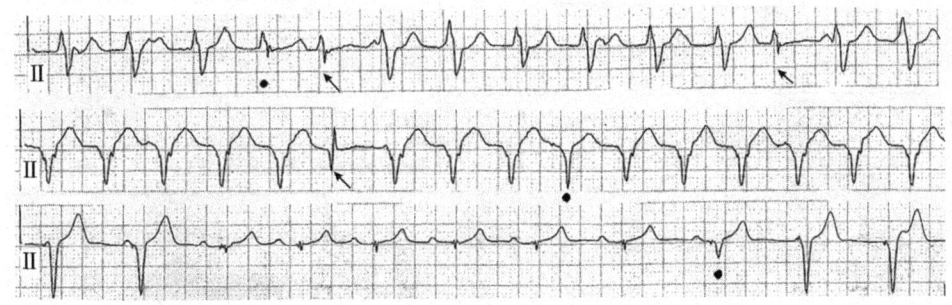

图 14-11　室性加速性心律伴窦性夺获

加速的室性逸搏心律在急性心肌梗死尤其是下壁时,甚为多见,预后较室性心动过速好。由于频率较慢,对血流动力学影响较小,如频率<75 次/min,预后好。如>75 次/min 预后差。宜选用利多卡因治疗。

心电图表现:

(1)连续 3 次或 3 次以上的室性逸搏。频率 60~120 次/min,多在 70~80 次/min 左右,

R-R 规则,QRS 波宽大,时间≥0.12s,T 波与 QRS 主波方向相反。

(2)不伴有窦室竞争现象加速的室性逸搏心律,由于窦性停搏,故不见窦性 P 玻,或者室性逸搏为逆传,产生 P 常与 QRS 波重叠,仅少数情况下,QRS 后面见有逆行 P 波。

(3)伴窦室竞争现象加速的室性逸搏心律,多数成为不完全性干扰性房室脱节,有以下几种表现:

①窦性心律与加速的室性逸搏心律的频率近似,可有等频率现象及钩拢现象(即窦性 P 波与 QRS 波的时距甚为接近且较固定)。室性异位节律通常短暂,间歇性或暂时性控制心脏,其频率很接近窦性节律,房室脱节或逆行性心房激动。

②窦性心律与加速的室性逸搏心律交替出现。

③窦室夺获常见,它可使室性节律发生顺延。

(4)心动过速持续时间不长,一般少于 30 个心搏,发作起止缓慢,呈非阵发的特点,多合并心律不齐。

(5)加速的室性逸搏心律须与并行心律性室性心动过速鉴别,前者室性异位起搏点周围不存在传入阻滞,故心室夺获时,发生异位节律周期重整。

(6)加速的室性逸搏心律须与早搏性室性心动过速鉴别(表 14-2)。

表 14-2 加速的室性逸搏心律与早搏性室性心动过速鉴别

	加速的室性逸搏心律	早搏性室性心动过速
病因	急性下壁心梗、洋地黄类药物、高血钾、心肌炎、高热、手术少数无器质性心脏病变	多数急性心梗、洋地黄、奎尼丁类药物、外科手术,少数无器质性心脏病变
症状	不明显	较明显
频率	多为 70~130 次/min	多为 150~250 次/min
心室率	与窦性心律接近	较窦性心律快得多
窦室夺获	较多见	较少见
心室律	相对不齐	相对较齐
发作间期	多无室早	多发生室早
临床意义	预后较好,不需治疗	可能转为室颤,需积极治疗

(四)加速的房性逸搏心律

当房性起搏点的自律性增高,频率达 70~140 次/min 时,可略高于窦性心律,例如窦性心动过缓时,则可产生加速的房性逸搏心律,也可称非阵发性房性心动过速、自身性房性心动过速。当窦房间产生竞争现象在交替过程中,可引起对方节律重整。

加速的房性逸搏心律,多见于心房肌损害的病人,如二尖瓣狭窄、肺源性心脏病变、感染及服用洋地黄有时亦可诱发。

心电图表现:

(1)连续 3 次或 3 次以上的 P′波频率 70~140 次/min,有人认为>60 次/min,即可诊断,多在 100 次/min 左右。

(2) $P'-R > 0.12s$。

(3) 不伴有窦房竞争者较多见,此时无窦性 P 波,仅有房性 P 波,如发生于心房下部,P' 波呈逆行性,偶尔 P' 波呈左房性。

(4) QRS 波多呈室上性。

(5) 如产生窦房竞争有以下特点:

① 窦房呈等频现象,常形成房性融合波。

② 窦房交替出现时,可引起对方节律重整。

(郭五一 杨晓静)

第十五章　心律失常中的特殊现象

一、干扰与脱节

干扰与脱节是心律失常心电图中最常见的现象，由此，往往使心律失常心电图变得更加复杂。只有通过图解法，间接加以显示，才能对心律失常心电图做出正确认识和准确分析。

干扰：当激动正处于不应期，对再来的激动不产生应激或延迟应激，称为干扰。

完全性干扰：指绝对不应期发生的干扰。

不完全性干扰：指相对不应期发生的干扰。

生理不应期是产生干扰的基础，但与传导阻滞的性质完全不同。传导阻滞是该处心肌不应期发生病理性延长，使激动下传缓慢甚至完全不能下传。干扰可单发、间歇及连续地发生于心脏的任何部位，其中以房室交界区的干扰最为常见。

干扰性房室脱节：为连续三次或三次以上的房室干扰，称干扰性房室脱节（又称房室分离）。

1. 分类

（1）窦房结内干扰，多系异位起博点逆行通过窦房交界区，传入窦房结内引起。常出现于房性早搏、阵发房性心动过速、心房扑动、颤动等快速异位心律，偶可是房室交界区性及室性早搏伴有逆行室房传导，此时可见不完全的代偿间期。

（2）窦房交界区干扰，异位起搏点的激动在心房交界区与窦性激动相遇干扰而抵消。心电图上不出现窦性P波。由于窦房结的节律未被干扰，房早后有完全代偿。

（3）间位房性早搏，可隐匿传入窦房交界区，使之提前兴奋，产生新的不应期，当下次窦性激动落在相对不应期时，引起干扰性传导延缓，即窦房结传导时间延长，心电图表现P波出现的时间较预期晚，早搏前后的P-P间期略大于窦性间期，属次等代偿间歇（说明在窦房交界区各有相对干扰）。

2. 房内干扰：分为完全性和不完全性房内干扰

（1）完全性房内干扰，当两个来源不同的激动，在心房内发生干扰，形成房性融合波。心电图表现：同一导联上出现三种形态的P波，窦性P波、异位P波及介于两者之间的房性融合波。

（2）不完全性房内干扰（心房内差异传导），指继房性、房室交界性、室性心律或并行心律之后的第一个或若干个窦性P波发生畸形所致。有人认为早搏代偿间歇后第一个畸形P波实际上是房性逸搏。

3. 房室交界性干扰

房室交界区是激动传导的"交通要道",所以房室交界区的干扰是各类干扰最常见的一种类型。当交界区处于上次激动的绝对不应期。使得再次激动下传受阻,即称为完全性交界区干扰。适逢该区处于上次激动的相对不应期,致使下次激动传导延缓,称为不完全性交界区干扰。

心电图表现:

(1)异位激动干扰了窦性激动,房室交界性逸搏的 QRS 波群前或后,可出现与其无关的窦性 P 波。若 P 波位于 QRS 之前,则 P-R<0.12s,或小于正常 P-R 间期限值;位于 QRS 之中,使之轻度变形;位于 QRS 波之后,重叠 ST 段上。

(2)窦性激动干扰了异位激动,形成房早未下传,P 波后不继有 QRS 波群,或 P'-R 间期延长。

(3)室性早搏逆传至房室交界区与下传的窦性激动发生干扰,若出现于 QRS 波之前,则 P-R<0.12s。此外,间位室性早搏之后第一个窦性 P-R 间期延长。

(4)逸搏夺获中的干扰,该夺获心搏的 P-R 间期延长。

(5)心房扑动、颤动中的干扰,大部分扑动、颤动波未能下传心室,或产生较长的类代偿间歇。

(6)干扰性文氏现象,如文氏现象发生在束支则称为束支文氏现象,或因交界区不应期延长即发生干扰,出现Ⅱ度Ⅱ型房室传导阻滞,其心电图表现易于病理性传导阻滞混淆。

4. 室内干扰

有两种形式,一是出现 QRS 波群,二是出现室性融合波。

正确辨认室性融合波,才不会将单源性室性早搏误认为多源性室性早搏。

5. 脱节

脱节又称分离,当心脏内有二个起搏点并行地发出激动,分别控制心房和心室,连续三次或三次以上时,即称为干扰性房室脱节。

脱节可分为完全性与不完全性两种,后者的窦房结激动下传抵达房室交界区时,可偶尔适逢该区已脱离了不应期而下传心室,这一下传的激动称为心室夺获。

(1)干扰性房室脱节的发生原理

①失职性分离,正常情况下,窦房结的频率较低位起搏点的频率为快,故对后者起抑制作用,使其不能发生激动。心电图表现为 P 波频率低于 QRS 波群的频率,P 与 QRS 无关,P 波又出现在心动周期的不同位置上或隐没于 QRS 之中。若房率与室率几乎相等,称为等率性或同步性房室脱节。心电图表现频率较慢的 P 波,逐渐与后面的 QRS 接近,随后 P 与 QRS 同时发生,P 波埋藏于 QRS 之中,这种情况可持续数次、数分乃至十几分钟,以后 P 波又穿出QRS 波。

②潜越性分离:当辅助或潜在起搏点自动性增高频率加速时,一个位于心房以下的异位起搏点不断地发放较快冲动,发生干扰性房室分离。

③阻滞性分离:在完全性房室传导阻滞时,存在着完全性房室分离,分离的原因是由房室传导阻滞故称为阻滞性分离。

(2)干扰性房室脱节的心电图表现

①心房心室是由各自的起搏点所控制。

②心室节律是规整的,除外存在着房室传导阻滞,常比心房频率为快。

③P 与 QRS 波之间无固定时间关系。

④可产生心房夺获,心室夺获及融合波而使节律不齐。干扰性房室脱节分为完全性或不完全性两种,不伴有夺获的脱节称完全性脱节,伴有夺获的脱节称不完全脱节。

心电图特点:A. 房室脱节时出现提早的 QRS,其前有窦性 P 波或房性 P 波,P-R>0.12s,或产生干扰性延长。B. 夺获的 QRS 是否变形,取决于室内传导状态。C. 多数情况下,夺获的 QRS 较前一 QRS 的时距提前,夺获后的 R-R 间期则与低位起搏点周期相同。

夺获的 QRS 形态可以正常,也可因伴差异传导而出现畸形,在窦性、房性或室性所形成的房室脱节中,夺获的 QRS 波多为室上性,也可因存在束支阻滞呈阻滞图形,或因阻滞的束支发生超常传导而呈室上型 QRS。

房室脱节时,多形成室性融合波,若 P 波之后不继有 QRS 波,称之为隐匿性夺获。房室脱节时较少见心房夺获,心电图表现为:提早的 P⁻,位于 QRS 之后。

偶尔也有左右心房间的脱节(又称房房脱节)。心房脱节时,心电图上出现两种频率和形态均不相同的 P 波,其中一种 P 波后继有一 QRS 波,另一种 P 波后则无 QRS 波。心房脱节其实质是房内完全阻滞与干扰性脱节的性质不同。

(3)引起干扰性房室脱节的几种常见心律失常

①窦性心动过缓,窦性静止。

②房性阵发性心动过速,心房扑动、颤动。

另外,房性与房室交界性心动过速形成的房室脱节,则形成双重性室上性阵发性心动过速。

6. 临床意义

干扰性房室脱节是一种生理现象,其临床意义取决于原发性疾病和原发性心律失常的性质,发生于正常人,一般无重要临床意义,预后较好,如迷走神经亢进引起的窦缓与窦不齐所致的干扰性房室脱节。如加速的交界性逸搏心律、高度或完全的房室传导,或由室性心动过速所引起的房室脱节,常提示有严重的心肌病。在洋地黄或奎尼丁过量、急性感染、风湿性心肌炎、心肌梗死等基础上发生的干扰性房室脱节,则需积极治疗原发病,及时处理原发性心律失常。

二、折返现象

心肌纤维在恢复应激性的过程中,可以存在不同步的现象,激动先通过已恢复应激性的纤维,再迂回传入较晚恢复应激性的纤维,待激动由此返回先应激的那部分纤维时,又因那里脱离了不应期,可以重新应激,并将兴奋传至周围组织,即称折返现象。

20 世纪 70 年代,心电生理检查的进展,证明了折返现象是产生心律失常的主要机理之一。现认为,大部分早搏多数的室上速及室速、反复心律、预激综合征引起的心动过速都是折返引起的。

1. 折返现象的机理

折返现象可用蒲氏纤维末端分叉所形成的环行径路举例说明（图 15-1，图 A），A 中激动同步沿两个分支下传，在分支吻合处相遇干扰，但可经分支远端传向心室肌引起兴奋。B 中，示一支中一段区域有病变而产生了递减性传导和单向阻滞，使近端下传的激动在此受阻，但激动经吻合支到达病变远端时，则可逆行传入该区并缓慢通过，如激动到达近处正常组织时，该处心肌已脱离了不应期，则激动可再次下传引起另一次心肌兴奋。折返大多数为环形。

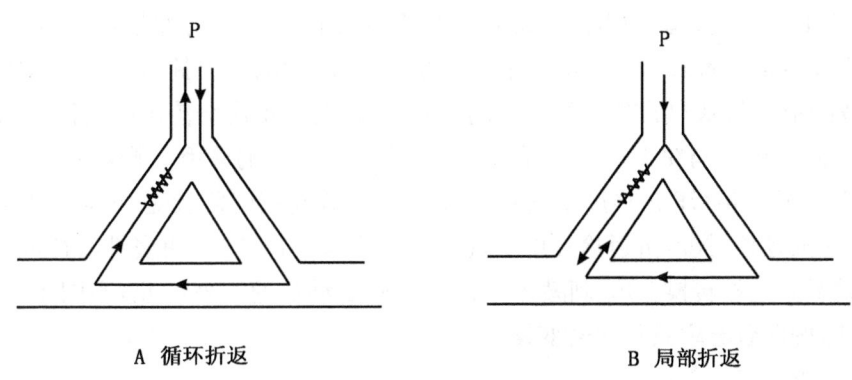

图 15-1 折返激动示意图

(1) 折返径路：心脏传导系统的各部位都可以形成环行折返径路。最典型的折返径路是，正常房室传导系统和附加传导束，与心房和心室肌所形成的。

(2) 单向阻滞区：是由于心肌细胞的主动和被动电学特性的不对称性造成单向阻滞的。

(3) 传导缓慢：一条径路传导缓慢是由于钠电导异常，或慢反应细胞形成的结果。

2. 折返的分类

(1) 按折返环路大小分为

大折返：左右束支间的折返、房室副束与正常房室传导系统间的折返。

微折返——局部的折返：蒲氏纤维网、梗死区边缘、并行节奏点及其周围组织的折返。

(2) 按折返是否在心电图上直接显示分为

隐匿性折返是指激动在环行运动中已穿行了一段受损纤维，但未能进入并激动心脏，但是导致环路产生了不应期，对下一次激动发生了影响，但未能在体表心电图上直接表现出来。

(3) 按折返发生的部位可分为：窦房结折返、心房内折返、房室交界区折返和心室折返。

窦房结折返引起窦性早搏和折返性窦性心动过速。

心房内折返引起房性早搏、房性心动过速、房扑、房颤。

房室交界区折返引起反复心搏、反复性心动过速。

心室内折返引起室性早搏、室性心动过速、室扑、室颤等。

①窦房结折返

窦房结由交织成网的慢反应细胞构成，细胞间的不应期常存在着显著的差异，为折返提供了环路的基础。

窦房结内折返：指窦性激动自身引起的折返，可产生早搏或心动过速，窦性早搏心电图表现是：窦性P波，有固定的偶联间期，无代偿间期，即早搏至下一个窦性P波的距离等于基本窦性周期。

窦-房折返（一般文献所说的窦房结内折返）：当一次房性早搏到达窦房结的边缘时，该处较早除极化的一部分细胞已脱离了不应期，房性激动由此进入窦房结后，从另一个方向传出，再一次激动心房，完成一次窦-房折返。要求窦房结的不应期要长，心房的不应期应短，使进入窦房结的激动经长时间缓慢传导，保证心房有足够时间恢复应激性。窦-房折返形成窦性回波或窦房折返性心动过速。其心电图特征：A. 典型的窦性回波是房性早搏前后窦性P波的距离，短于基本窦性的窦性周期，如折返发生缓慢，房早前后的P-P距离大于基本的窦性周期。B. 窦性回波的形态与基本的窦性P波相同，假如折返时从窦房结传出的途径和原来窦性激动的出口不同，回波形态与窦P相比稍有差异。C. 心动过速的频率较慢，在100～140次/min之间（最多200次/min），P-P轻度不规则。D. 心动过速持续时间较短，可自行终止，有时终止前出现P-P逐渐延长，提示折返途径中出现了文氏现象。E. 在慢快窦性心律间，有明显的频率分界，呈跳跃式互相转换。F. 刺激迷走神经可使心动过速突然终止，不同于一般窦性心动过速在颈动脉按压后心率只是短暂变慢。

②心房内折返

心房内折返可由于房间束纵向分离，或可因不应期的不同而分离为功能上的不同径路或由结间束互相构成折返环路。

如心房内折返环路固定，则形成规则折返，发生房性早搏，折返性心动过速，或心房扑动。如心房的不应期弥散时，心房折返环路不固定，形成散乱折返，发生房颤。

近年来认识到一种慢性房性反复性心动过速，它的发作不是由房早所引起，而是由窦性心律加快，窦性周期缩短到一个临界水平时引起。其心电图特征：P-R间期正常，PⅡ、Ⅲ、avF导联直立，其产生机理为心房内传导通路的功能性分离引起。

③房室交界区折返

因为房室结为纤维网状结构，并且与各种旁道相连，为房室交界区提供了折返的形态学基础，该处的折返是发生阵发性室上性心动过速的最常见原因。

正常时的窦性激动，或相对晚的房性室上性冲动，同时进入快慢两个通道一起下传，快通道的激动先到达希氏束，下传心室。较早的房性早搏进入房室结后，因快通道正处于绝对不应期，早搏只能沿慢通道下传。P-R间期，因结内传导时间延缓而延长，如果此前向传导时间比快通道的不应期延长，则冲动可沿已脱离不应期的快通道逆传回心房，产生一个心房回波，如果又沿慢通道下传和再沿快通道逆传，则建立了环行折返，引起阵发性室上性心动过速，并且每次运行向上激动一次心房，向下激动一次心室。但是，在房室交界区内折返时，逆行向上的冲动不一定激动心房，或者激动心房时正好与心室激动同时发生，此时心电图上不产生P'波。交界区内折返可不下传心室，如果既不传入心房又不传入心室，只在房室交界区内呈环行折返，此时心电图上出现"假性房室传导阻滞"，直至室上性或室性激动进入房室交界区，打断折返的运行才会停止。刺激迷走神经可延长房室结的不应期，打断前向或逆向传导间的平衡，从而终止折返激动。能使快通道减慢的药物有(如奎尼丁、普鲁卡因酰胺),能使慢通道传导减慢的药物有(如洋地黄、心得安、异搏定)也可终止折返。

房室交界性反复性心动过速分为三种类型:A. 慢快型(阵发性)是较为常见的类型。特点是经慢通道下传,经快通道逆传多由房性早搏引起,也可由房室交界区及室性早搏逆传所激发。由于前向传导慢,故发生房早 P'-R 延长。反之,经快通道上传心房和经希蒲氏系统下传至心室的时间几乎相同,所以逆行 P'波常埋于 QRS 波群中不显示 P'波,或在 QRS 波群终末部,或在 QRS 稍后,R-P'<0.12s,即 R-P<1/2R-R。B. 快慢型(持久性)成人较少见,多见于儿童,占室上速的 50%,经快通道下传,经慢通道逆传,起始由房早或室早诱发,也可由窦性心律轻度加快而引起。由于慢通道逆传,故逆传 P-波落于 ST-T 之后,下一个心搏之前,R-P'>1/2R-R。这种心动过速多随时停止,特别是休息时,但只经少数几个窦性心搏后又重新发作,本型对迷走神经刺激敏感,可终止其发作,但病情持久难以治疗。C. 慢性反复性交界性和房性心动过速。共同特点:皆为持久反复发作,可自行停止,两者均可由窦性心律加快达临界值时引发,发病年龄越小的症状越少,治疗较困难等。心电图上 P'波均位于 QRS 波群之前,但交界区者倒置,房性直立,交界区发作间歇时的窦性心搏数目多,房性间歇时窦性数目少,二者发病机制相似。

④心室内折返

A. 梗死区缺血心肌折返。根据心外膜标测发现,梗死区折返的环路呈"8"字形,心肌梗死后,从缺血区边缘向中心不应期逐渐延长,在长短不应期的连接处,有一功能性单向阻滞弧,当窦性激动从近端传向远端时,由于弧远端有更长的不应期,故被阻滞,但窦性激动可绕过弧两端向远端传导。研究者发现,在弧形阻滞区远端存在有一个 3∶2 的文氏型阻滞区,折返多发生于传导显著延缓文氏周期第三个心搏,形成室早三联律。有时 3∶2 文氏周期可演变为 6∶5 文氏周期,在第五个心搏时折返,形成隐匿性三联律。若窦性心律加速时,可引发连续性折返,产生室性心动过速。

另外,1977 年 El-Sherif 等用实验证实了,由于在梗死无传导能力的心肌中尚有存活的心肌形成网状通道,并在梗死周围与正常心肌相连,形成多个"通道",这些通道由于缺血而传导缓慢,当正常心肌来得冲动能通过所有的"通道"进入时,可因激动在网内相互冲撞而抵消。如有的"通道"存在单向阻滞,则从其他"通道"进入的激动就可能在缺血心肌网内缓慢曲折传导,最后从单向阻滞的"通道"传出。此刻如周围正常心肌已能应激,则可再次引起兴奋,产生一次室性期前收缩。如心率过快,则这些通道不能传导,因而也不会产生折返。在早搏间歇后缺血心肌传导改善,折返即可消失。另外,由于缺血心肌通路改变抑制程度不同及心率差异,可能每一次窦性心搏产生一次折返形成早搏二联律,或在两次或三次逐渐加速的窦性心搏后出现一次折返性早搏,故形成三、四联律,由于呈三、四联律时,窦率的加快,故呈现文氏现象。

B. 束支内的折返。束支折返的基础是,左右束支的固有不应期不相等(右长与左),在心动周期突然变长时,这种差异可能被夸大,且希-蒲系的前向和逆向不应期均延长,而心室肌的不应期却相对缩短,两者发生脱节。如果此时,右室出现早搏,右束支尚处于不应期,使之逆传受阻,该激动可以通过室间隔,从束支缓慢地逆传到希氏束,在折返入右束支下传引起室早,形态呈典型的左束支阻滞图形,也可显著电轴左偏。折返也可从右束支逆传,左束支下传,引起室早呈典型完全性右束支阻滞图形。如经房室束至房室交界区而发生折返,下传经双侧束支同时传入心室,产生正常的 QRS 波群。

束支内的折返连续发生,便形成束支折返性室性心动过速。反复发作的短阵性室速,多持续数月至数年,且常用抗心律失常药物疗效差。

C. 散乱折返。最典型的特点是:心室颤动,心肌无固定的折返环路。扭转性室速中,Q-T 间期正常者,可能系自律性增高所致。另外,部分患者心动过速开始,有极短的联律间期<300ms,很可能是触发活动所致。治疗以异搏定为首选,禁用异丙肾。长 Q-T 间期的扭转型室速,据病因分为肾上腺素能依赖型和长间歇依赖型。

D. 经副传导束的折返。附加的房室副束与正常房室传导系也可构成环路,引起室上性心动过速。

3. 反复心律

起源于心房、房室交界区或心室的激动,在激动了心房或心室之后,沿房室内的另一通道或房室之间的附加束折回,再次激动心房或心室,称为反复心律。按反复心律的起源部位又分为房性、房室交界性和室性反复心律(图 15-2)。

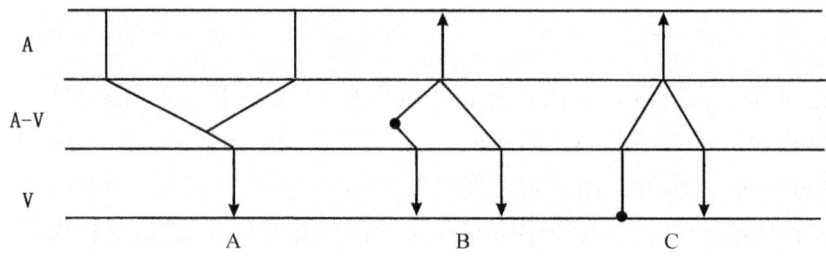

图 15-2 反复心律梯形图
A 起源于心房的反复心律 B 起源于交界区的反复心律 C 起源于心室的心律

(1)房性反复心律。房性冲动经房室交界区缓慢下传心室,并经过房室交界内的另一通道在返回心房,产生一次房性回波,称为房性反复心律。心电图特点:①基本图形呈 P(P′)-QRS-P 排列。第一个 P 波可为窦性或房性 P′波。第二个则为逆行 P′波,如下传心室受阻,则呈为 P(P′)-P 排列,易误认为受阻的房早。②P(P′)-R 间期延长,这是产生反复心搏的促发条件,只有缓慢下传,只有可能使另一条通道及心房恢复应激。③R-P 一般较短,它与 P(P′)-R 成反比关系,P 波一般落于 ST 段或 T 波上,使之变形。④QRS 波群一般正常,也可因室内差异传导而变畸形。

房性反复心律常见:①房早或逸搏伴 P′-R 延长时。②房性交界性或室性间位性早搏及逸搏时,对下一个窦性心搏在交界区内下传干扰引起 P-R 延长时。③Ⅱ度文氏型房室传导阻滞最后一个 P-R 延长的心搏之后。

房性反复心律时,逆传可有多种情况,逆传呈 1∶1 或 2∶1,或在房室交界区内干扰未上传激动心房,或在心房内干扰形成房性融合波。

(2)房室交界性反复心律。当异位房室交界性节奏点逆传到心房的时间延长时,使冲动可在房室交界区上部再沿另一条通道下传,再次激动心室引起一个房室交界性反复心律。

房室交界性反复心律的心电图特点：①呈 QRS-P--QRS 排列，即两个相邻的 QRS 波群之间夹有一逆行 P 波，QRS 波一般为室上性，也可因室内差异传导而变畸形。②R-P 时限较长，一般 >0.20~0.24s，但亦有 <0.20s，或只有 0.12 秒者。③如折返时不能向上激动心房，则无逆行 P 波，而呈 QRS-QRS 排列。如果上传心房后未下传心室，则 P 后无 QRS 波群，等到房室交界性节奏点再次激动，才出现 QRS 波群，心电图表现为 QRS-P--QRS 排列，但 P-R 较长，R-R′ 间期加大。少数情况下，房颤交界区节奏点的激动只在结内折返，既不上传心房，也不下传心室，出现类似房室传导阻滞的表现，称为假性房室传导阻滞。

房室交界性反复心律应与逸搏夺获二联律区别，后者为两个 QRS 波群之间夹有窦性 P 波。

(3) 室性反复心律。室性早搏或室性心动过速时，心室节奏点的激动逆传入心房产生逆行 P 波，并在房室交界区折返下传再激动心室。心电图特点与房室交界区性反复心律相似，亦呈 QRS-P--QRS 排列，但第一个 QRS 为室性，呈宽大畸形，P 波亦为逆行性，R-P 间期 >0.20s，第二个 QRS 一般呈室上性，亦可伴室内差异性传导。

室性反复心律，易误诊为间位性室性早搏，注意 P′ 波为逆行性，出现时间较窦性 P 波为早。如第二个 QRS 波群有室内差异性传导。则误认为多源性室性早搏，应注意鉴别。

三、文氏现象

文氏现象是第Ⅱ度传导阻滞的一种特殊形式，又称莫氏Ⅰ型或Ⅱ度Ⅰ型。它常可发生于房室交界区，偶可发生于希氏束、束支及其分支窦房连接区及心房区，原因是由传导组织的绝对不应期或相对不应期有不同程度的延长，一般以相对不应期延长为主，随每一次心搏传导延迟程度逐渐加重，最后激动落于绝对不应期中，以至脱漏 QRS 波群，结束一个周期，周而复始现象，呈文氏现象，如不典型文氏、交替性文氏、反文氏现象等。

1. 文氏现象的基本规律

典型文氏现象的规律，以房室传导组织文氏现象梯形图：

(1) P-R 间期进行性延长，$S_1 \sim S_4$ 的 P-R 间期逐渐延长，分别为 0.15、0.35、0.45、0.50 秒，而 S_5 未下传。

(2) P-R 间期的增量（每搏增长量）进行性缩短，$S_1 \sim S_2$ 为 0.60s，$R_1 \sim R_2$ 为 0.80s，故第一次 P-R 间期的增量为 0.20s，依次类推，第二次及第三次增量逐渐减少，分别为 0.10 及 0.05s。

(3) R-R 间期进行性缩短，R_1-R_2 为 0.08s(0.60+0.20)，R_2-R_3、R_3-R_4 分别为 0.70s(0.60+0.10) 及 0.65s(0.60+0.05)。

(4) 长间歇的长度等于二个窦性周期之和减去 P-R 间期总量（文氏周期最长的 P-R 间期与第一个最短的 P-R 间期的差值）。

(5) 长间期后的第一个 R-R 间期(R_1-R_2) 最长，长间歇前的末尾一个 R-R 间期(R_3-R_4) 最短。

2. 文氏现象心电图表现

(1)房室传导阻滞的文氏现象:分为下传性与逆传性两种。

下传房室交界区的文氏传导:任何室上性心律,通过房室交界区发生传导延缓时,均可出现文氏现象,其中窦性心律引起者,提示交界区存在病理性传导延长,若由快速阵发性心动过速引起者,多系传统生理性不应期逐渐延长所致。

工作当中,不典型文氏现象比较多见,文氏周期越长不典型的越多,房室传导比例多呈5∶4者。不典型文氏现象的几种改变有:①P-R间期不呈进行性延长。②P-R间期增量不呈进行性减少。③R-R间期不呈进行性缩短。④以反复心搏终止文氏周期。⑤文氏周期结尾的长间歇不寻常或长或短。⑥心室脱落后的第一个R-R间期异常缩短。⑦交替性文氏现象。产生条件有二:一是传导系统中存在单项或两项不同性能的阻滞区;二是适当室上性激动的频率。心电图特点是P-R间期逐渐延长,最后2～3个P波连续下传受阻而结束。如文氏型3∶2房室传导的基础上,可使其酷似逸搏夺获二联律。

(2)窦房阻滞的文氏现象:窦房阻滞的文氏现象是由窦房结发出的激动传入心房受阻,传导时间延长,直至最后不能抵达心房,而发生一次P-QRS-T脱漏,其规律和房室传导阻滞的文氏现象相同。

窦性周期可按公式计算:窦性周期=等长传导时间长度/最短P-P间期长度

由于窦房结的激动并不匀齐的发出,因此文氏型窦房阻滞的心电图表现有时不典型,亦可合并房室传导阻滞或其他心律失常。有时表现为长间歇的P-P间期,并不是最短的或P-P间期不呈进行性缩短,或P-P间期缩短之后再延长,或P-P间期连续重复不变。

(3)心房或心室异位节奏点外出阻滞的文氏现象

①心房节奏点外出阻滞的文氏现象,多见阵发性房性心动过速,心房扑动时,心电图表现为P′-P′间期呈进行性逐渐缩短,长P′-P′间期<短P′-P′间期的两倍,外出阻滞呈3∶2、4∶3传导或交替性文氏现象。

②房室交界区外出阻滞的文氏现象,多见于心房颤动服用洋地黄过量的患者,心电图表现为长R-R间期之前的R-R间期逐渐缩短,长R-R间期小于短R-R间期的2倍。

③室性异位节奏点外出阻滞的文氏现象,多见于室早、室性逸搏、室速之时。主要表现为早搏的偶联间期逐次延长,直至最后早搏脱落。

(4)束支分支传导阻滞的文氏现象:束支阻滞的文氏现象发生机制,是由于束支的传导机能部分受损,致使激动传导逐次增加,逐步由落入相对不应期的较早期到落入绝对不应期而受阻,结束一个文氏周期之后又重新出现。文氏现象条件,要求P-P间期与P-R间期固定不变,束支内文氏现象大致可分为三个类型。

①直接显示性束支内文氏传导。②不完全性隐匿性束支内文氏现象。③完全性隐匿性束支文氏现象。临床资料证实,大多为单侧束支内文氏现象,其阻滞部位通常系右束支或左束支主干内。临床心电图诊断标准为:A. 极其规则的窦性(或室上性)心律。B. 极其规则的房室传导时间(P-R间期)。C. 周期出现较规则的QRS波群。D. 若相连的QRS波显示束支传导阻滞逐渐加重,可诊断为直接显示性文氏现象。E. 除第一心搏外,若其他心搏均显示完全性束支传导阻滞图形,推测系不完全性隐匿性文氏现象。④左束支分支内文氏现象。左束支的前后分支发生Ⅱ度传导阻滞时,也可出现文氏现象,左前分支多见。其机理与束支内文氏现象

相似,心电图上能观察到的为显性分支内的文氏现象,仅显示部分或完全不能显示为隐性文氏现象。显性分支内的文氏现象具备条件:A. 文氏现象的第一个心搏电轴基本正常,之后心搏电轴进行性偏移呈周期性。B. 文氏现象开始的二个心搏传导延缓时间不超 0.02~0.03 秒,否则呈完全隐匿。C. 文氏现象的第二个心搏,传导延缓时间不超 0.02~0.03 秒,否则呈不完全性隐匿。D. 文氏现象的最后一个心搏逆传激动仍持续产生完全性分支阻滞的心电图波形。E. P-P 和 P-R 时间恒定。以上是诊断分支内文氏现象的主要依据,有时不同程度室内差异性传导、室性融合波、呼吸性电交替等亦可引起 QRS 形态改变需加以鉴别。

(5)并行心律外出阻滞的文氏现象:心电图特点为 R-R(P'-P')间期是进行性缩短,继后含有受阻的异位搏动在内的长 R-R(或 P'-P')间期。

(6)房室副束的文氏现象:与束支文氏现象相同可分为直接显示型、不完全隐匿型和完全隐匿型三种。直显型由于房室副束阻滞逐渐加重,心电图表现为 P-R 逐渐延长,直到副束发生一次阻滞,P-R 间期才恢复原值,同时心室预激也逐渐减弱以至消失,此后出现一次较为明显的预激波,构成文氏周期特征。

3. 临床意义

文氏现象可发生于心脏传导系统的各个不同部位,但以房室交界性最多见,其临床意义和预后与Ⅱ度Ⅱ型传导阻滞明显不同。

窦房传导阻滞的文氏现象,多见于冠心病、高心病,交界区文氏现象常为一过性,多数可恢复正常,加速性交界性逸搏心律,往往伴有外出阻滞,多见于洋地黄中毒、急性心肌炎、急性下壁心梗。束支内文氏传导如单累积右束支,除少数健康人外,多见于风心病、房缺及冠心病等。左束支文氏现象多见于冠心病、高心病、主动脉瓣病变及心肌病,预后差,若进一步发展为双束支或三分支传导阻滞,则造成完全性房室传导阻滞,常需积极采取防治与急救措施。

四、魏登斯基现象和超常传导

1. 魏登斯基现象

魏登斯基现象可分为魏登斯基易化作用和魏登斯基效应。

魏登斯基易化作用是指心肌传导系统某一部分存在传导阻滞时,阈下刺激不能通过,但在阻滞区的一端受到强刺激后,降低了阻滞区的应激阈值,使阻滞区另一端原先不能引起反应的阈下刺激能够引起兴奋,并通过阻滞区。

魏登斯基效应指阻滞区的一端受到强刺激作用后,传导组织的应激阈值下降,使同一端接连而来的原先不能引起反应的阈下刺激能引起兴奋,并通过阻滞区。

2. 超常传导

某种情况下,心肌兴奋周期中出现一段时期,兴奋性或传导性高于舒张期,称为超常传导。若较少的刺激能引起兴奋,即称为超常应激现象。另一种是传导性高于舒张期,表现为传导能力与传导速度大于在舒张期的水平称为超常传导现象。

一般认为超常超导仅发生于有心肌病变时,相当于心电图 T 波结束后的一般时间内,约

0.1秒左右。在心脏传导功能受到抑制的情况下,某些本应被阻滞的早期激动却反常地传下去。按心动周期所占时间可分为三个超常期,第一超常期位于收缩中期,约在ST段的中段。第二超常期位于舒张早期,约在T波终末与U波附近。第三超常期,为通常称的超常期,位于舒张中期T波后0.10～0.25秒。

超常传导多发生于交界区,偶发生于束支。超常传导均发生于传导阻滞的病例,较少发生于传导正常的心脏。

房室交界区常见超常传导心电图表现有:

(1)几乎完全性或高度房室传导阻滞时伴不完全性房室脱节,偶可见心室夺获的窦性P波。由于超常传导使位于交界区绝对不应期的激动异外的下传夺获心室。

(2)Ⅱ度Ⅱ型房室阻滞时,早期的室上性激动心电图表现P-R缩短,晚期激动P-R则延长。Ⅱ度Ⅰ型房室传导阻滞发生超常传导,可使文氏现象的规律发生改变,P-R间期呈长短交替现象。

(3)Ⅰ度房室传导阻滞时,出现超常传导,则短R-P间期后出现短P-R间期。反之,长R-P间期后出现长P-R间期。

(4)几乎完全性或高度房室传导阻滞伴逆行心房传导,由于交界区呈前向性单向阻滞,故交界区传入心房可出现逆行P波。有时逆行传导可使房室交界区产生超常传导,心电图表现心室夺获。有时心室夺获还可发生魏登斯基现象,使心室夺获以连续性发生。

(5)迷走神经张力的周期性变化也可引起超常传导。

束支传导阻滞的超常传导:

①束支阻滞的超常传导时,表现为短P-R间期图形正常,反之,长R-R间期出现束支阻滞图形。

②窦性心律并束支阻滞伴Ⅱ度Ⅰ型3:2房室传导阻滞时,第2个窦性心搏心脏传导正常,则R-R间期相对较短,而漏搏后的第4个窦性心搏呈束支阻滞图形,则R-R间期较长。

③房速伴室内差传(呈右束支阻滞图形)时,则R-P′时间最短者其QRS为正常图形,反之,呈现右束支阻滞图形。

五、差异性传导

差异性传导是指激动经过正常传导系统时,传导顺序发生变异而造成心电图波形改变的现象,称为差异性传导。可发生于心房、房室交界区和心室,其中室内差异性传导最多见(图15-3)。

1. 室内差异性传导的机理

室内差异性传导的机理是室内特殊传导系统的功能性束支或分支阻滞,是心律失常的一种继发现象,常见于房早、阵发房速、房扑、房颤、房室交界性早搏及交界性心动过速,反复心搏及心室夺获。

(1)双侧束支生理性不应期不一致。正常情况下右束支的不应期较左束支稍长,左前分支

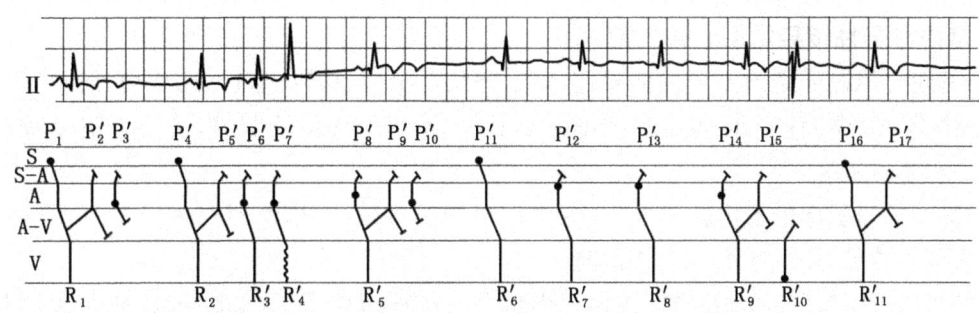

图 15-3　窦缓　频发多源房早　房性反复心律

的不应期又较左后分支为长。当一个提早的激动到达心室时,正值一侧束支处于相对不应期,而下传缓慢,引起差异传导。由于右束支不应期比左束支长,故差异传导产生的 QRS 多呈右束支阻滞图形。一般提前激动在前一心室除极的 400ms 内到达时,即可产生差异传导。

(2)早搏提前的程度和房室传导速度。若提早的程度较小,出现室内差异性传导的程度较轻,其 QRS 阻滞形态轻微,反之,阻滞形态较重。

(3)心动周期的长度。正常情况下,不应期与心动周期的长度成正比关系,而室内差异性传导的程度与该心搏的心动周期长度成反比,因此在长心动周期之后,束支不应期延长的情况下,提前到达的早搏易发生室内差异性传导,即 Ashman 现象。

二联律时引起的室内差异性传导,交替出现差传与正常的 QRS 波群,或左、右束支阻滞图形交替出现。这两侧束支传导速度相差大于 40～60ms 时,产生交替或连续出现的现象,Rosenbaum 称为蝉联现象。

2. 室内差异性传导的心电图表现

(1)室内差异性传导时,QRS 波的形态约有 80%～85%呈右束支阻滞型,有时与其他分支阻滞同在,其中以合并左前分支阻滞为多见。如室上性激动的提早程度不同和心动周期长度的差异,以及个体差异,其波形是多变的,因此,QRS 波群的易变性是室内差传的一个重要特征。

(2)诊断室内差异性传导时,要尽量寻找异常 QRS 波群前出现的 P'波,有 P'波绝对支持室内差异性传导,但有时 P'波被掩盖,不易辨认(图 15-4)。

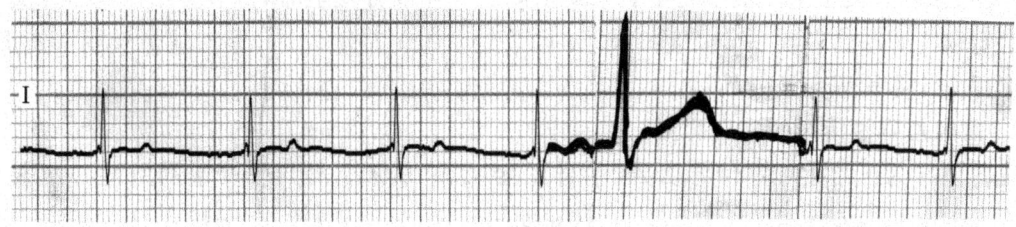

图 15-4　交界性逸搏伴心室夺获

(3)异常 QRS 波群初始向量与正常时相同或相似,此特征适应右束支阻滞图形时。
(4)短阵室上速时的第二个心搏发生异常时,第一个心搏符合 Ashman 现象,即长-短周期。

3. 室内差异性传导常见心律失常

(1)窦性心律时的室内差异性传导:多见于间位性早搏(房性、室性、房室交界性)后方的窦性搏动,由于窦性激动落入间位早搏的不应期所致,不完全房室脱节时,窦性心室夺获在心动周期的早期亦可发生。

(2)房性早搏引起的室内差异性传导:房性早搏发生较早,即配对时间小于0.40秒时,即可发生差异性传导,多见于房早二联律时。

房早二联律引起的室内差异性传导可出现左、右束支阻滞图形交替出现,也可出现双束支阻滞图形。

(3)房室交界性早搏、反复心搏时伴室内差异性传导:差异性传导条件基本上与房早相同,符合长-短周期现象。房室交界性早搏如无逆行P波,发生异常性传导时易与室早相混淆,此时只能靠QRS形态特点及是否有引起差传的条件来鉴别。

(4)室上性心动过速伴室内差异性传导:室上性心动过速连续发生室内差异性传导时,易与室性心动过速相混淆,难以鉴别。若能记录到发作开始时的P′波,对诊断有帮助。

室上性心动过速伴发Ⅱ度Ⅰ型房室传导阻滞时,由于文氏周期长间歇后的短间歇逐渐缩短,提供了差传的条件,使文氏周期中的第二个心搏差传最明显,以后可逐渐减轻。

(5)心房扑动和心房颤动伴室内差异性传导:房扑与房颤时,由于心室率不齐,易出现长短周期,再加激动隐匿性下传进入房室交界区和希氏束内,易引起差传,多见于房颤心室率过快时。房颤病人服用洋地黄时,若出现室内差传,多提示用量不足。

(6)室性异位心律伴室内差异性传导:室性异位搏动发生过早,落于心室肌的相对不应期,使室性异位心搏的畸形程度更明显,形成同源多形性室早。此外也可见于室性并行心律或起搏器引起的室性心律。

4. 非相性室内差异传导

主要是指某些房室交界性逸搏或心律时,QRS波群与窦性下传者不同。1963年Schamroth将这种心率变慢,可能与心室内传导组织的不应期无关而产生的室内差异性传导,称为非相性室内差异传导。其原因是房室交界区内的节奏点偏居一侧,发出的激动经多径路纵向分离的房室交界区下传,非同步到达心室,引起心室除极异常所致。若呈不完全左束支阻滞时,节奏点在右束支主干。呈不完全右束支阻滞合并左前分支阻滞时,节奏点在左后分支。呈不完全右束支阻滞合并左后分支阻滞图形时,节奏点在左前分支上。呈左后分支阻滞图形,则节奏点起源于希氏束分叉处前端。

5. 室内差异性传导的临床意义

室内差异为正常生理性传导变异,本身无症状,但临床上需与较严重的室性心律失常鉴别。一般引起室内差传有三个条件。配对间期短,Ashman现象和心率快,只要存在一个,则多系生理现象,相反则提示病理性。

6. 心房内差异性传导

窦性心律伴有各种早搏或并行心律后,早搏后的第一个或若干个窦性P形态发生改变称为心房内差异性传导。

早搏后P波形态变化分为时相性和非时相性两种,前者为生理性干扰,后者为不属干扰范围。房内差传一般多发生于长代偿间歇后,往往单个出现,偶可连续2～3个窦性P波发生畸形,畸形程度逐渐减轻。除P波形态变化外,其余与窦性心律特征相同。

发生机理不十分清楚,主要是由于结间束各分支不应期的不一致或不协调,使异位激动左房内或结间束的隐匿性传导。而心房肌缺血、缺氧、房内压力增高,心房扩张等方面呈生理变化则是产生这一改变的基础。或者由期前收缩影响出现窦房结或心房内游走性心律是造成P波畸形的原因,理由:①部分P波形态改变同时常伴有窦律轻度改变,这是早搏影响的结果。②P波演变过程,畸形—轻微—恢复正常。③部分病例在P波改变同时伴有P-R间期延长。主因可能是由于窦性起搏点受到超速抑制,致使窦房结内的其他部分或心房内游走起搏点一次或连续几次控制心房。

心房内差异性传导本身无意义,但据报道约97%继发于器质性心脏病。

六、隐匿性传导

隐匿性传导是指一个窦性或异位兴奋点激动了心脏特殊传导组织,产生了一次新的不应期,在体表心电图上不能显示P-QRS-T波,这种因隐匿不见,只能间接地诊断,故称隐匿性传导。它是心律失常中常见现象之一,其机理:认为是与心脏特殊传导组织内的递减性传导有关。

1. 房室交界区隐匿性传导主要表现

(1)隐匿性传导影响其后激动的传导,使其延缓、阻滞、隐匿、促进(加速)或折返(显性或隐匿性)。如间位室早或房早后,第一个窦性激动的P-R间期延长,这是因早搏逆行或隐匿性传导至交界区引起新的不应期,故下次窦性激动在交界区传导延缓。

(2)隐匿性传导影响其后激动的形成,使主要起搏点或次要起搏点提早除极,使下次预期出现的激动延迟或提早发生。如房颤中,出现超长R-R间歇,原因是由于房性异位激动隐匿传导,干扰了交界区原有频率,使交界性逸搏延迟发生。

(3)隐匿性激动影响其后的传导,使其窦性下传延缓或受阻,形成假性房室传导阻滞,或超常传导,促进和加速了下个激动的传导。

隐匿性传导是多种形式的,主要介绍房室交界区顺向或逆向传导,心电图表现如下:

(1)顺向性隐匿性房室传导:顺向性隐匿性房室传导系指窦性、房性或交界性激动通过房室交界区时形成隐匿性传导,多见于房早、阵发房速、房扑、房颤等所致的同源干扰性传导中断或延缓。

(2)逆向性隐匿性房室传导:逆向性隐匿性房室传导,系指室性或房颤交界性激动在交界区内逆行隐匿性传导而形成的心电图表现。

综上,隐匿性传导多发生在房室交界区内,多种心律失常中都可出现,其形式较复杂多变,总之是影响下一个激动的传导和形成。因此,如遇到下列情况时,应考虑隐匿性传导的可能。

(1)早搏后窦性心搏的P-R间期突然延长或P波受阻。

(2)难以解释的 P-R 间期突然延长或/及 P 波受阻。

(3)两个相继的激动都受阻于房室交界区。

(4)快速室上性心律失常时,房室传导比例不固定,成组心搏的出现。

(5)心房颤动时的心室率不规整,早搏后类代偿间期及房室交界性逸搏延迟出现。

(6)房室脱节时,房室交界区的节奏点延迟出现,长间歇后易产生心室夺获,而短间歇后出现逸搏。

(7)不典型文氏现象和伪文氏现象。

(8)Ⅱ度或高度房室传导阻滞时,3∶1～4∶1 房室传导可能是 3∶2、2∶1 传导合并隐匿性传导。

(9)长时间无心搏。

(10)房室交界区的超常传导。

2. 束支内的隐匿传导

隐匿性传导可发生在束支内,其表现有:

(1)心房颤动时较长 R-R 间期后 QRS 波群发生畸形,为房颤波隐匿性传入一侧束支内,引起了不应期,产生 QRS 波群畸形。

(2)快速室上性激动(如房扑、房速)发生连续的室内差异性传导,房性激动在长短周期后发生差传之后,差传常可连续发生,这可能是连续性束支内逆行隐匿性传导所致。

(3)房早伴交替性左、右束支传导阻滞,这种现象可用双束支内阻滞来解释。

(4)双束支阻滞时在一定时间内只出现一侧束支阻滞图形,这可用穿隔隐匿性逆行传导来解释。

由蝉联现象是一种束支内隐匿性反复折返,其产生条件是:①激动在一侧束支传导单向受阻,对侧传导非常缓慢,使受阻束支有利脱离不应期。②两侧束支传导时间差>0.04～0.06s,以使下传侧激动通过室间隔到达对侧束支。如双侧束支传导时间相差<0.04～0.06s,则蝉联现象即终止。

3. 房室旁道中的隐匿性传导

预激综合征患者的旁道可自发功能性阻滞,而使预激波消失,此时,激动心室的冲动可逆行,隐匿性传入旁道(肯氏束)遇心房不应期而终止。但如 P-R 较长,从旁道折返回来的冲动可进入心房并产生激动,最终引起心动过速。

快速房颤时,特别早的冲动遇肯氏束不应期,通过正常房室传导下传,产生正常 QRS 波。

4. 窦房连接区的隐匿性传导

房性早搏代偿间期不完全是由于早搏的冲动进入了窦房结使之重建周期所致,房早的激动还可以在窦房交界区引起显性或隐匿性折返。

5. 隐匿性传导的意义

隐匿性传导常见于各种心律失常中,是构成复杂心律失常心电图的重要原因之一,常导致各种心电现象,自律性的紊乱,类似房室传导阻滞现象。轻度房室传导阻滞突然变为严重的房室传导障碍,产生与不应期规律不符的室内差传或房室传导阻滞,或造成不典型文氏现象,以及传导障碍的突然改善等。因此,了解和认识隐匿性传导的心电图表现,将有助于分析复杂心律失常,从而有利于合理治疗。

隐匿性传导可发生传导功能正常的心脏,也可见于传导功能有抑制的心脏,以后者多见。隐匿性传导本身不产生任何症状与体征,但它的影响可导致不同的临床意义,例如:连续性的隐匿性房室传导,可引起心室静止,导致阿-斯综合征。反之,生理性房室交界区隐匿性传导,可防止过速过多的激动传入心室,此时产生的隐匿性传导,实际上对心脏起到一种保护作用。

七、多层传导阻滞现象

多层阻滞现象是近年来的心电图学进展之一。多层传导阻滞是以心脏传导系统的各个部位都能发生,但以房室交界区为多见。

1. 房室交界区的多层阻滞

房室交界区多层阻滞,常见于快速规则的房性心动过速、房扑及心房逸搏等异位心律,分为两型。

A型,房室结上层为2:1阻滞,下层为文氏周期,长间歇中有三个P波受阻未下传。

B型,房室结上层文氏周期的心动次数为奇数,(例如3:2),下层为2:1,长间歇中有2个P波受阻未下传。但如上层文氏周期的心动数n为偶数(例如4:3),下层为2:1,则长间歇中仅有1个P波未下传。

双层阻滞的房室传导比例不超过4:1,否则属三层阻滞。交替性的文氏周期如三层阻滞解释可视为1:1传导。

2. 房室旁道的双层阻滞

肯特束呈双层阻滞,上层呈2:1,下层呈文氏型4:3阻滞,长间歇内有3个P波未下传。

3. 束支、分支的双层阻滞

左、右束支,左前、左后分支及房室结,均会发生交替性文氏周期,呈双层阻滞。亦可发生三层阻滞。

4. 异-室(或房)交界区的双层阻滞

例如室性并行心律伴交替性文氏周期型的外出阻滞。

5. 折返径路中的多层阻滞

常见室早的折返径路内双层或三层传导阻滞。

八、房室传导系统内的多径路传导现象

传导系统内的多径路(亦称通道)传导是心电学发展之一,它对认识和应用,对一些复杂心律失常,尤其是阵发性心动过速的产生机理有了比较合理的解释。

根据电生理的不同特征,将房室结双径路分为顺向性双径路、逆向性双径路与双向性双径

路三种。

1. 顺向性双径路

顺向性房室结内双径路是最常见的结内双径路,其快、慢径路都能房室传导,但室房传导无双径路。

窦性心律时,激动通常从快径路下传,只有少数患者从双径路下传。顺向性结内双径路引起结内折返必备条件:①快、慢径路的近端和远端,各有一共同的通道。②快径路需有逆传功能,且逆传不应期不能过长,否则激动从快径路下传时,有未回复逆传功能。③有适时的房早落于快径路的下行有效不应期,房早只能延慢径路下传。④慢径路的下传速度应较慢,否则折返到快径路时,快径路还未恢复应激性。

上述条件不能形成心房回波,若连续折返形成阵发性室上性心动过速,还必须具备:①快径路有较好的重复下传和逆传的能力。②慢径路有重复下传的能力,若心室起搏周期小于400ms 时,快径路仍能逆传,心房起搏小于 350ms 时,慢径路仍能下传者,易产生持续的室上速。

顺向性双径路心电图诊断方法有:

(1)重复出现呈 P′-QRS-P⁻ 或 P′-P⁻ 序列的心房回波,第一个 P′ 是房早,第二个 P⁻ 是心房回波。

(2)出现慢-快型阵发性室上性心动过速。

(3)在心率较规整的情况下,出现长、短两种 P-R 间期相差大于 0.06 秒。P-P 与 P-R 无一定规律,可排除频率依赖性Ⅰ度房室传导阻滞。

(4)一个室上性 P 波随两个正常 QRS 波,第一个 P-R 间期不正常,是快径路下传的,第二个 QRS 由慢径路下传,称双径路同步传导,可致心动过速。

(5)上述(3)、(4)两种现象也可同时出现。

(6)房室结空隙:现象除由双层阻滞引起外,部分是由结内双径路引起。机理:房室结远端共同通道的不应期长于快径路,致快径路下传的房早发生阻滞,但过早的房早落入快径路的有效不应期内,只能沿慢径路下传到房室结远端时,共同通道已脱离了有效不应期,故激动可下传到心室。

(7)部分不典型房室文氏周期系双径路所致。特点:从快径路转入慢径路传导的表现,其 P-R 也有突然延长,不是 P-R 进行性缩短。至于 3∶2 传导的文氏周期,仅一部分与房室结内双径路有关,特点:第二个 P-R 间期应较第一个 P-R 间期延长 0.06 秒以上。

2. 逆向性双径路

逆向性房室结内双径路传导,在临床电生理实验室中检出率约 3.5%,其快径路的逆行有效不应期比慢径路的逆行有效不应期长,而快径路的下行有效不应期比慢径路的短,故激动始终由快径路下传。当早搏联律间期缩短至快径路的逆行有效不应期时,V-A 间期突然延长,表明此时改由慢径路室房传导。

逆向性双径路在体表心电图的诊断方法有:

(1)重复出现呈 QRS-P⁻-QRS 或 QRS-QRS 序列的心室回波。

(2)快-慢型房室结内折返型心动过速。

(3)室早有两种固定的 R-P⁻间期(相差>0.06s),并各有形态不同的 P⁻波。

3. 双向性房室结内双径路

特点:无论行心房还是心室程控刺激,其房室与室房传导曲线均有中断,原因是快径路的顺向与逆向有效不应期均比慢径路长,故不易引起折返。

4. 房室结内三径路

三径路在临床电生理中的检出率,成人为0.5%,儿童为2.9%。电生理特性是快径路传导速度最快,中速径路次之,慢径路最慢。下行不应期的快径路最长,中径路此之,短径路最短。三径路折返的慢径路下传,快径路逆传的慢-快型折返最常见。

房室结三径路的心电图诊断方法有:

(1)重复出现两种形态的心房回波(P⁻)且各自有固定 P(或 P⁻)-P 间期。

(2)重复出现连续二个心房回波,呈 P′-QRS-P_1^--P_2^-序列,有固定的 P′-P_1^-与 P′-P_2^-间期且 P_1^-、P_2^-形态不同。

(3)当一条径路发生顺向或逆向Ⅱ度传导阻滞时,另一条径路出现心房或心室回波,在心电图上有两种形态不同的 P⁻波。

5. 房室结内四径路

房室结内四径路非常罕见,包括快、中、慢、最慢四条径路,依上述次序,每一条径路的传导速度从快到慢,不应期从长到短。心房调搏时,有三次出现 A-H 间期突然延长,增量>60ms。目前四径路患者,有少数发生阵发性室上性心动过速。

6. 希氏束支双径路

典型病例,心房调搏时,可以看到 H-H′间期突然延长,一次增量超过60ms。希氏束内快径路有效不应期比慢径路长,而传导速度则比慢径路快。希氏束体表心电图诊断为:

(1)不依赖心率的 P-R 间期突然延长,一次增量超过60ms。

(2)由室早引起窄 QRS(≤95ms)的心室回波,呈 QRS-QRS 序列,中间无 P 波。

(3)一个 P 波后面有2个 QRS 波,也是快慢径路同步传导的结果。

(4)希氏束内折返引起阵发性室上性心动过速,有正常 QRS 及干扰性房室分离,但极少见。

前三条与顺向性房室结内双径路的心电图表现相同,确诊只有通过电生理检查。

大部分房室结多径路传导是一种生理现象,本身不需治疗,希氏束内双径路多见于心肌缺血、心肌炎等,应及时治疗原发病。

九、单向阻滞与外出阻滞

1. 单向阻滞

正常心肌都可双向传导,即可将激动下传心室,也可逆传心房,但在病理情况下,由于心肌病变程度不一,只能沿一个方向激动通过,这种传导阻碍称为单向阻滞。

单向阻滞多发生于房室交界区,也可见异位节奏点的四周。一般单向阻滞是逆向性的,但也可是前向性的,由于心肌病变程度不一,抑制程度亦出现递减性传导。

电生理上,可能是由于动作电位幅度下降不一致所致。

单向阻滞的存在,可以避免快速低位节奏点的激动逆传至心房及打乱窦房结的节律,可有利的保证窦房结激动顺利下传,或某些情况下,使窦房结的激动有机会下传形成心室夺获。单向阻滞可见下列情况:

(1)并行心律。单向阻滞(传入阻滞)是并行心律存在的必要条件,它能阻滞窦性心律的侵入,使异位节律点按其频率发放激动。有时异位节律点周围还可存在外出阻滞,即使周围心肌脱离不应期,异位激动也不能传入。

(2)完全性房室传导阻滞时心房夺获。完全房室传导阻滞时,室上性激动下传心室完全受阻,偶有室性(或交界性)激动可逆传心房,产生夺获。

(3)反复心搏。产生是由于房室交界区内存在着两条不同的通道,其中一条通道可双向传导,而另一条通道存在单向阻滞。当交界区(或室性)激动通过可以双向传导的通道传至心房时,激动又可沿另一条通道返回心室,再次兴奋心室而引起反复心搏。

(4)干扰性房室脱节。窦性心律与房室交界性心律形成的干扰性房室脱节,房室交界区频率较快,且控制心室的激动。干扰性房室脱节存在原因是逆向性单向阻滞。

2. 外出阻滞(传出阻滞)

系指从激动点发出的激动不能扩布至周围心肌组织的激动心房或心室,从而使心搏出现一次或多次漏搏,并非周围心肌处于不应期所致。外出阻滞可分为Ⅰ~Ⅲ度。

外出阻滞机理是一个起搏细胞发生激动传到周围组织时,周围传导纤维的膜电位水平因舒张除极而较低,除极相上升速度慢,振幅小,使传导变慢而受阻。因此,外出阻滞只能根据间接推理的方法进行推断。

(1)规则的基本心律中突然出现漏搏,引起较长的P-P或R-R间期,表示该节奏点的激动存在外出阻滞。

(2)外出阻滞呈文氏现象,其心电图表现为心动周期逐渐缩短,而后出现一个长间期,周而复始。

(3)3:2外出阻滞,心电图表现为二联律。

(4)窦性P-R间期突然延长或窦性P波下传受阻,说明房室交界性早搏伴有外出阻滞,未能逆行传入心房下传心室,仅激动房室交界区所致。

(5)不规则窦性或异位心律之间有倍数关系(图15-5)。

如室性并行心律时,由于异位节奏点的激动存在外出和保护性单向阻滞,心电图上表现异位激动间断出现,并可找出最大公约数,即为异位节奏点的实际周期,据此诊断异位心律的外出阻滞。

外出阻滞分为:窦房阻滞,异位-心房(心室)传出阻滞、房室交界性传出阻滞。

总之,外出阻滞是某一节律点的激动传出障碍,或是某种类型的隐匿性传导,在主导心律中,如连续外出阻滞,可致心脏骤停、冠心病、心肌炎及洋地黄中毒时尤易发生。

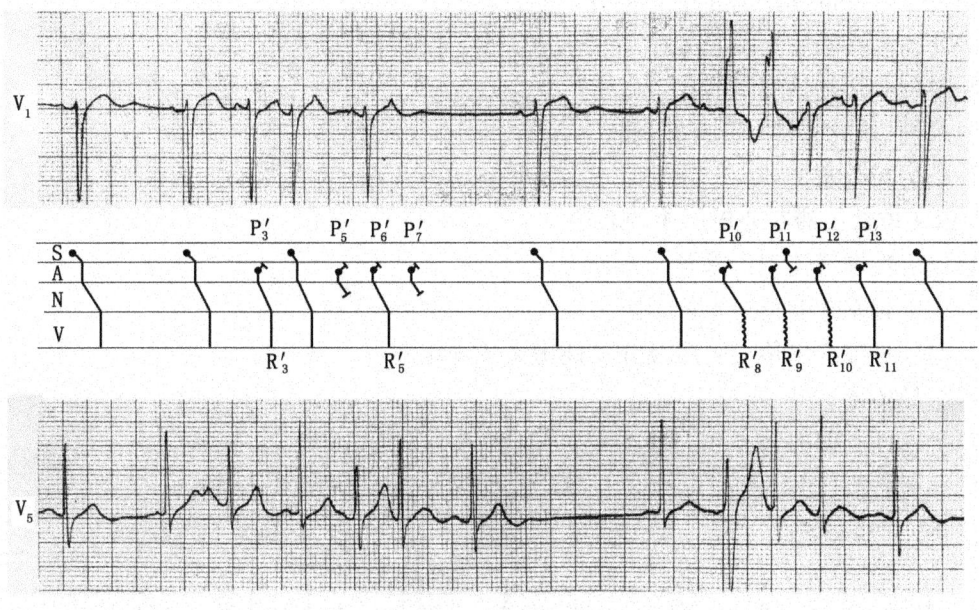

图 15-5 紊乱性房性心律伴室内差传

十、频率依赖型传导阻滞

实验证明,心脏传导障碍与其规律性变化有密切关系,引起传导障碍。如心脏自律性高,心率加快时引起传导阻滞,而自律性降低,心率减慢时,亦可产生传导阻滞,这种与心率快慢有关的传导阻滞称为频率依赖型或位相型传导阻滞。

如心脏自律性增高,心率加快时可引起传导障碍。如心脏自律性增高,心律加快时可引起传导阻滞,而在自律性降低,心率减慢时,亦可产生传导阻滞,这种与心率快慢有关的传导阻滞称为心率依赖型传导阻滞或称位相型传导阻滞。在心率增快时出现的传导阻滞与动作电位的3位相延长有关,称为3相传导阻滞。而心率减慢时产生的传导阻滞与动作电位的4位相有关,故称为4相传导阻滞。

1. 第 3 位相阻滞在心电图中的表现

病理性表现

(1)室内差异传导,即 Ashman 氏现象。

(2)房早未下传。

(3)隐匿性传导阻滞。

(4)窦房或房室结干扰现象等。

(5)插入性房早产生伪代偿间歇。

生理性表现

(1)快速频率依赖性束支传导阻滞。
(2)Ⅱ度文氏型传导阻滞等。
(3)并行心律性传导阻滞。
(4)各种折返性早搏和心动过速。
(5)心房与心室颤动。

2. 第4位相阻滞在心电图中的表现
(1)室上性逸搏伴室内差异传导。
(2)缓慢频率依赖型束支传导阻滞。
(3)部分Ⅲ度房室传导阻滞及阵发性房室传导阻滞。
(4)超长传导。
(5)折返性心律失常。
(6)并行心律(图15-6)。

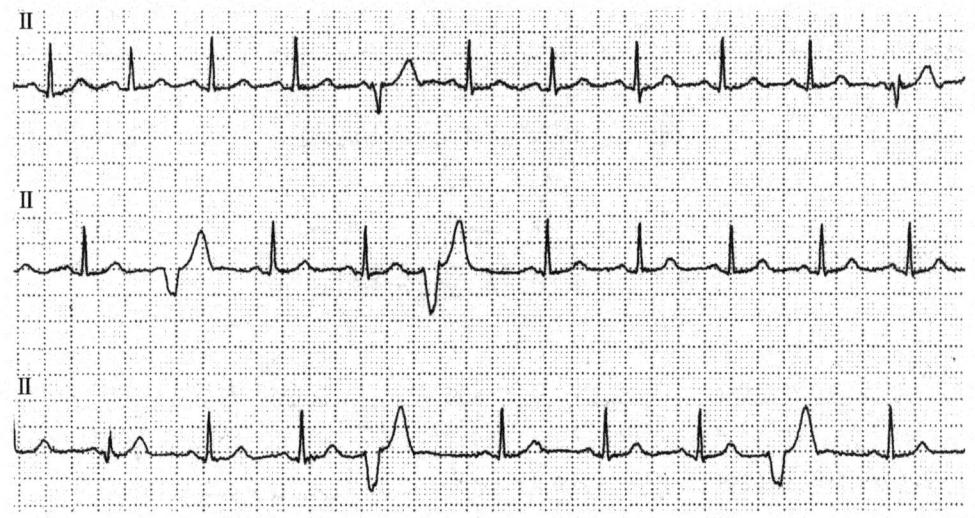

图15-6 室性并行心律

4相束支阻滞除上述特点外,还应注意:①QRS波前必须有P波,P-R间期>0.12s,以免与间歇性预激相混淆。②正常传导图形不能落在超常期。4相束支传导阻滞,多见左束支阻滞。

3. 3相房室传导阻滞
又称快速心率依赖型房室传导阻滞,心电图特点:①与房率加快有明显的关系。②房室传导阻滞突然出现和反复发生。③房室传导阻滞程度可分为Ⅰ度、Ⅱ度,常伴束支阻滞。

4. 4相房室传导阻滞
又称缓慢心率依赖型房室传导阻滞,特点:①窦性心律减慢,P-P间期增加。②早搏后见长代偿间歇。③Ⅱ度文氏型房室传导阻滞,常伴束支阻滞。

5. 预激综合征附加传导束的位相型传导阻滞

附加传导束形成的位相型3相和/或4相传导阻滞是引起间歇性预激综合征的一个重要原因。

3相传导阻滞可以是生理性或病理性引起,也能产生严重心律失常。4相传导阻滞的患者大多有心脏病。

位相型束支传导阻滞可以掩盖心肌梗死的心电图表现,若采用改变心率的方法使位相型束支阻滞消失,有助于显示异常的Q波,及时识别心肌梗死。

位相型房室传导阻滞在一侧束支完全阻滞的基础上,产生另一侧束支发生位相型传导阻滞的结果,大多见于严重的器质性心脏疾病。

附加传导束的位相型阻滞的出现表明附加传导束至少有中度的损伤。

(郭五一　杨晓静)

第十六章　期前收缩

期前收缩又称期前收缩（早搏）。在绝大多数，异常的期前收缩代替了一次正常的收缩。偶见早搏呈间位性，其后无代偿间期。

早搏任何人都可发生，绝大多数早搏是功能性的。少数见于有器质性心脏病或其他慢性疾病患者。

根据异位节奏点部位的不同，可将早搏分为窦性、房性、房室交界性及室性，其中以室性早搏最为常见，房性次之。房室交界性少见。

一、期前收缩产生原因

期前收缩产生有多种原因，可见于健康人或正常的人群，甚至持续多年不消失，儿童较少见，随着年龄的增加。发生几率也增多，但更多见于器质性心脏病，主要原因有：

1. 神经因素

（1）神经系统对心脏调节发生障碍，交感神经活动或迷走神经活动占优势时。

（2）吸烟、饮酒、过度疲劳、饱餐后、临睡前等。

（3）精神刺激、神经衰弱、情绪激动等。

（4）内脏神经反射，如气管插管、胃肠道疾患、吞咽动作导致频发房性早搏。

2. 心脏方面

（1）心肌炎或遗留的瘢痕。

（2）冠状动脉供血不足或心肌缺氧，常见于慢性冠心病，急性心肌梗死及慢性肺源性心脏病等。

（3）心肌局部坏死或纤维化。

（4）心肌中毒性损害，包括药物、细菌或毒素。

（5）电解质紊乱。

（6）使用心肌兴奋药物过量如肾上腺素、异丙肾上腺素。

（7）心脏的机械刺激，如心脏手术过程，心脏导管检查术，冠状动脉造影术。

（8）心脏瓣膜疾患及先天性心脏病。

（9）其他疾患甲状腺功能亢进，肝胆系统疾患，肺部感染，各种传染病，麻醉及手术等。

二、期前收缩发生机理

1. 异位节奏点自律性增高

正常情况下,异位节奏点的自律性频率较慢,受窦房结激动的控制。但在某些情况下,异位节奏点的自律性可突然增高,并提前控制心脏的活动。

2. 折返激动

任何一个激动,若能两次或多次传入心肌并引起除极,称为折返激动。折返激动必须具备两个条件:①心肌应激性不一致。②激动处于相对不应期或存在单向阻滞的心肌。

3. 并行心律

心脏因同时存在两个节奏,各自独立地发动激动,其中异位节奏点周围存在保护性阻滞,而不为主导节奏的激动所传入,因而两个节奏点竞相控制心房和/或心室,这种双重心律,称为并行心律。因此,并行心律分为室性、房室交界性、房性三种。

三、窦性期前收缩

窦房结提前发生激动而兴奋心脏,称为窦性期前收缩,窦性早搏很罕见。

心电图特点:

(1)提早出现的 P、QRS、T 波,P 波及 P-R 间期和 PRS 波群均与窦性心律相同。

(2)联律间期固定。

(3)代偿不完全,早搏和下一次窦性心律的距离等于一个正常窦性周期。

窦性早搏可偶发或频繁发生,但更多见的是二联律形式出现,应注意与以下情况鉴别。

(1)房性期前收缩。当房性早搏的起搏点位于窦房结附近时,其 P 波的形态可与窦性 P 波相似,但代偿间期常明显长于一个窦性周期。

(2)窦性心律不齐。窦性心律不齐与呼吸周期有关,吸气时,频率加快,呼气时频率减慢,窦性早搏则不受其影响。

(3)3∶2 窦房阻滞。在 Ⅱ 度 Ⅱ 型 3∶2 窦房传导阻滞时长期的 P-P 间距等于正常 P-P 间期的 2 倍。在 3∶2 窦房传导阻滞呈文氏型时,长间歇的 P-P 间期小于正常 P-P 间期的 2 倍,此时与窦性早搏二联律难以鉴别。

四、房性过早博动

异位节奏点起源于心房的早搏称为房性过早博动(图 16-1～图 16-2),其发生率仅低于室性早搏。

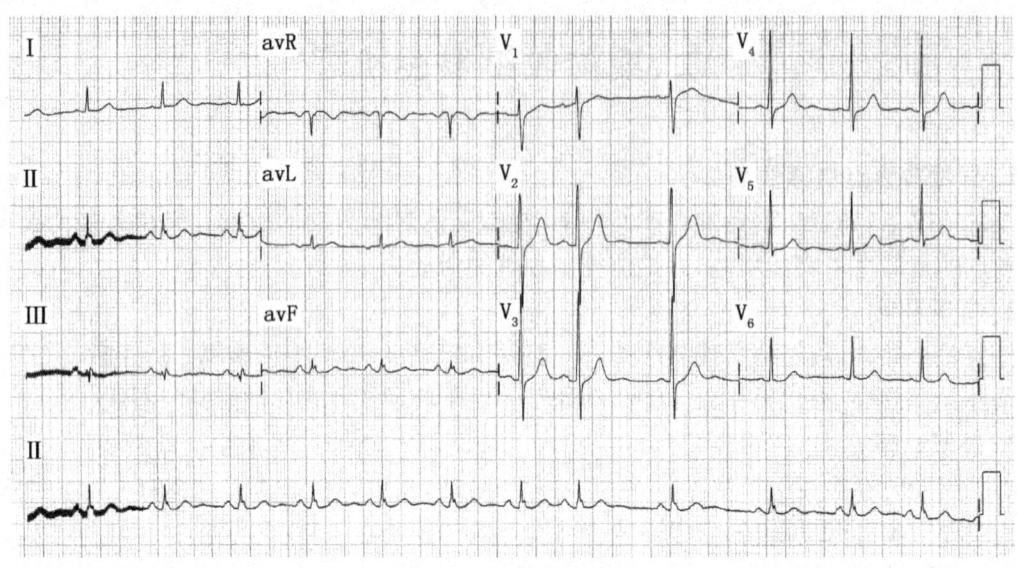

图 16-1 房性早搏

心电图特点：

(1)提前出现的异位 P′波，其形态与窦性 P 波不同，可直立或倒置。

房性 P 波的形态取决于心房内异位节奏点的部位，离窦房结愈近，则 P′波的形态与窦性 P 波近似，离窦房结愈远，则与窦性 P 波的差异愈大。来自心房下部的房室交界区附近的房性早搏，则呈逆行性 P 波，在 Ⅱ、Ⅲ、avF 导联中倒置，在 avR 导联中直立。如房性早搏出现太早，房室交界区仍处于不应期，则激动不能下传心室，则 P′波后无 QRS 波群，此种房早称为未下传的房性早搏。有时未下传的 P′波可隐藏于前面 T 波中不易辨认。未下传的 P′波与其前的 S-T 段或 T 波重叠时，可误诊为窦房传导阻滞，或 2∶1 房室传导阻滞伴室性时相性窦性心律不齐，但前者提早的 P′波形态与窦性 P 波不同。舒张晚期出现的房性早搏，易形成房性融合波。

房性早搏的联律间期常是固定的，若联律间期明显不等者（图 16-3～图 16-4），提示房性并行心律。

房性早搏可单个或多个出现，有时可形成二、三联律，或短阵性房性心动过速。

房性早搏可起源于多个异位节奏点，称为多源性房性早搏。

(2)P-R 间期≥0.12s；预激综合征伴有房性早搏时，其 P′-R 间期＜0.12s 或正常。

(3)房性早搏的 QRS 波群一般与基本心律的 QRS 形态相同。一般说来，房性早搏的 R-P 间期较短，或在较长的心动周期之后的房性早搏较易发生心室内差异性传导（图 16-5～图 16-9），因为较长的心动周期，可使心室产生较长的不应期。

房性早搏伴室内差异传导与室性早搏的鉴别（表 16-1）。

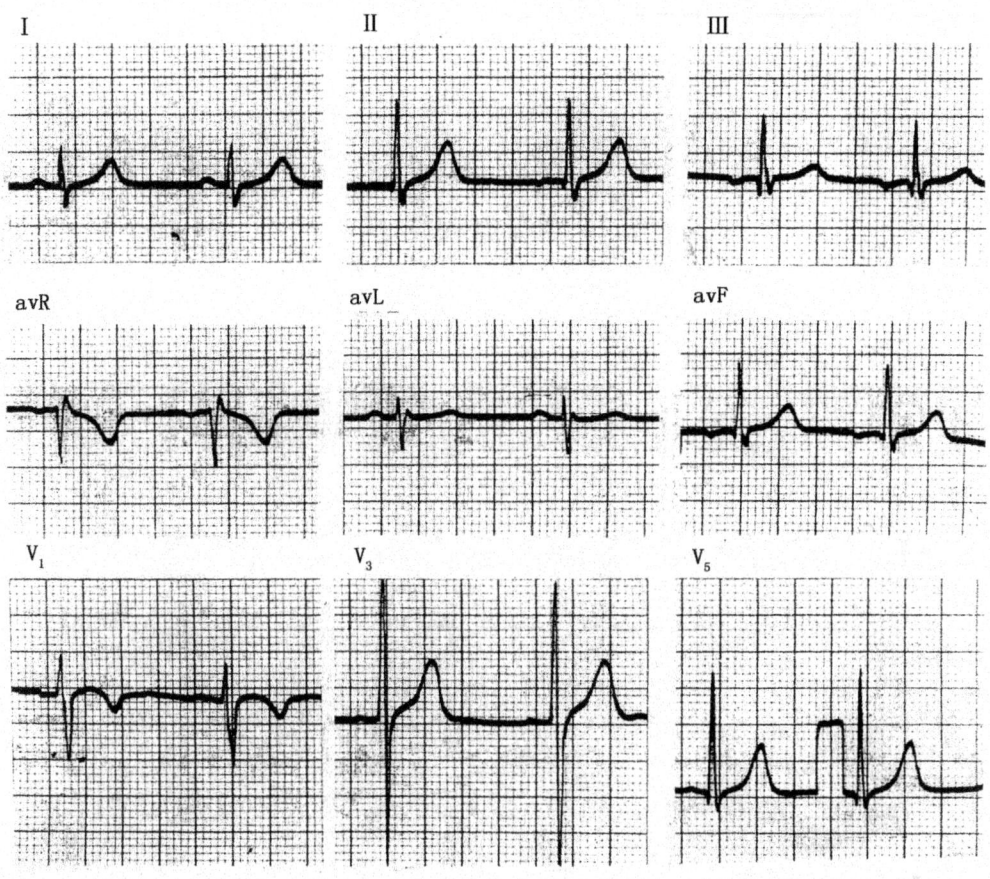

图 16-2　心房下部早搏

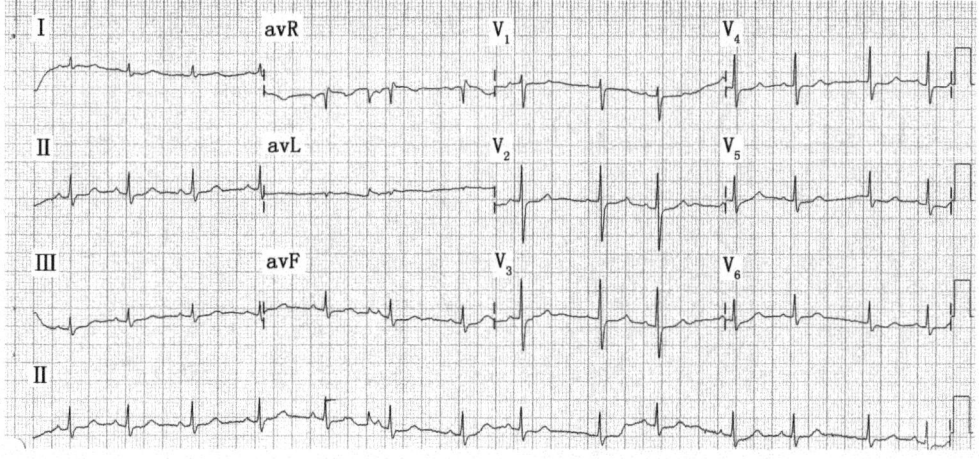

图 16-3　频发房性早搏二联律

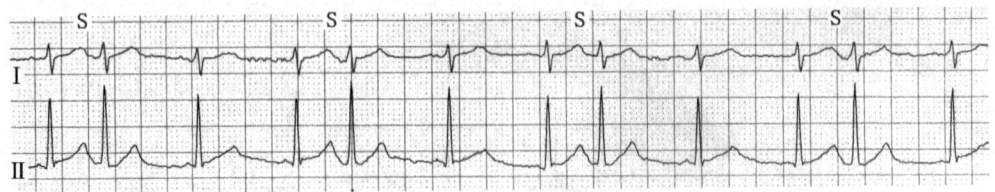

图 16-4 频发房性早搏三联律

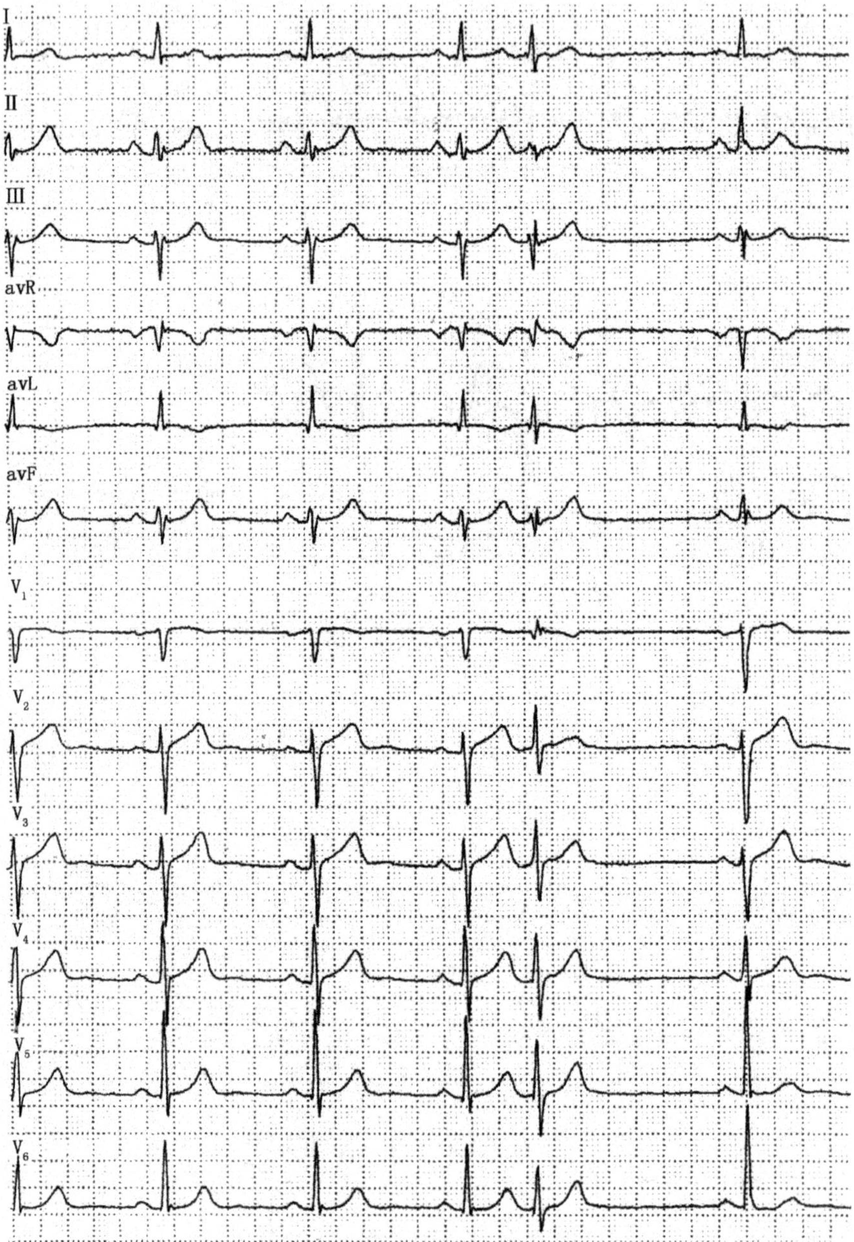

图 16-5 房性早搏伴室内差异性传导

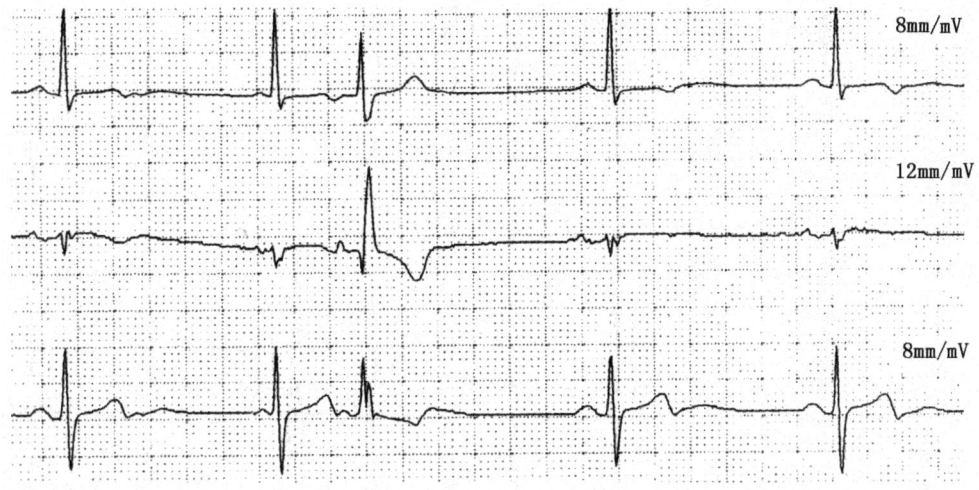

图 16-6　房性早搏伴室内差异性传导

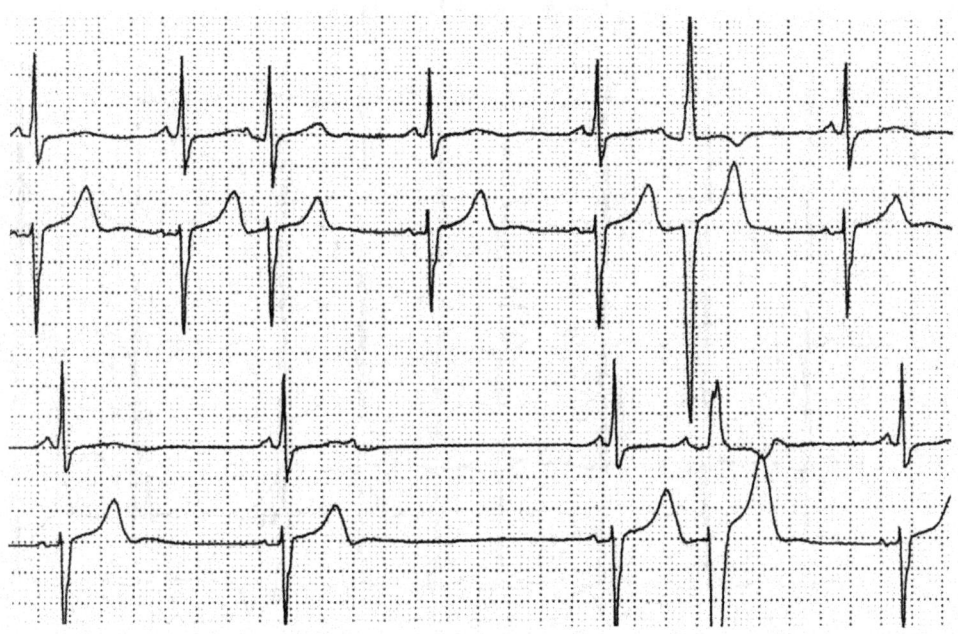

图 16-7　房性早搏伴室内差异性传导、未下传性房性早搏

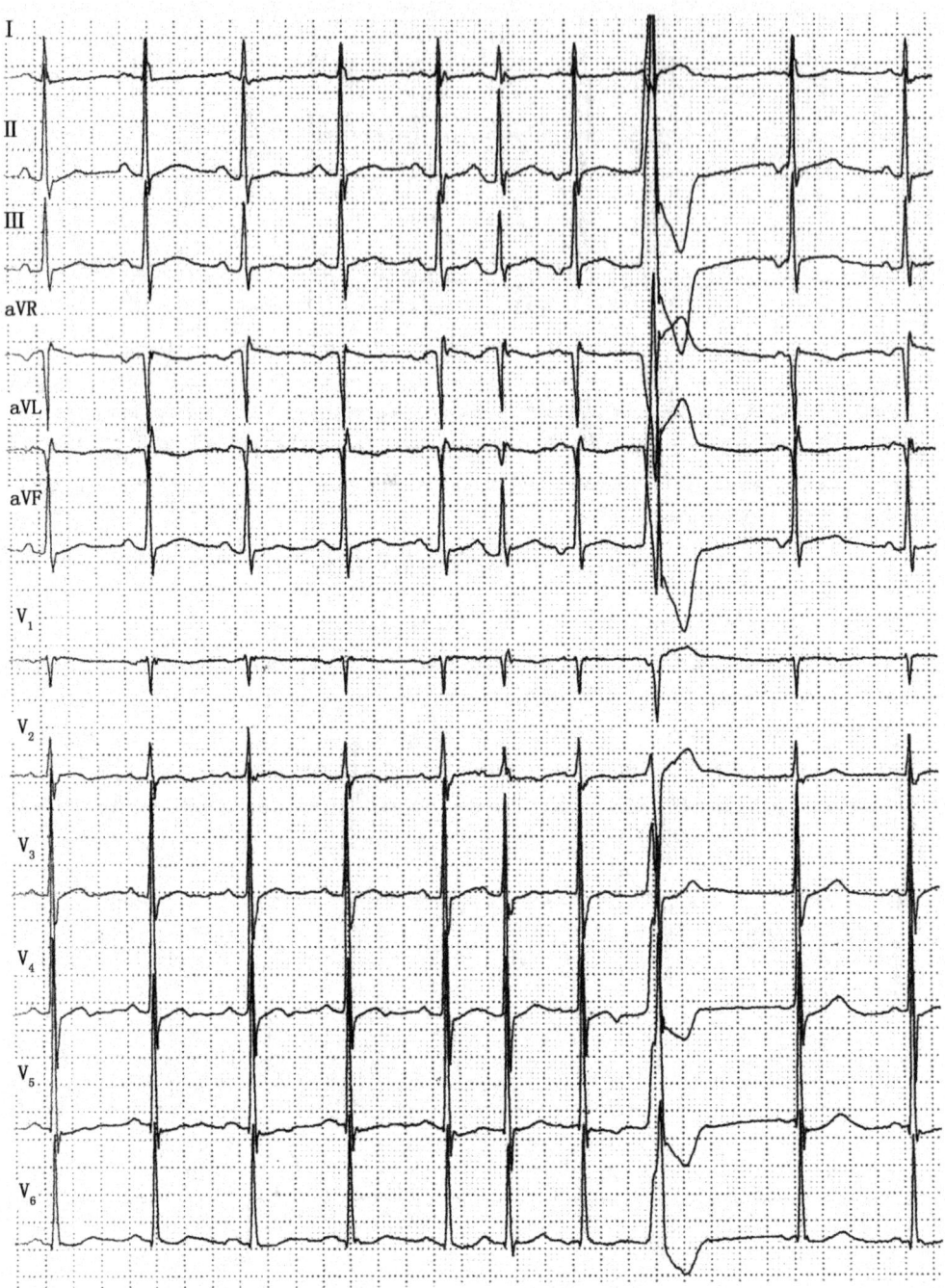

图 16-8　多源房性早搏、室性早搏、房性逸搏

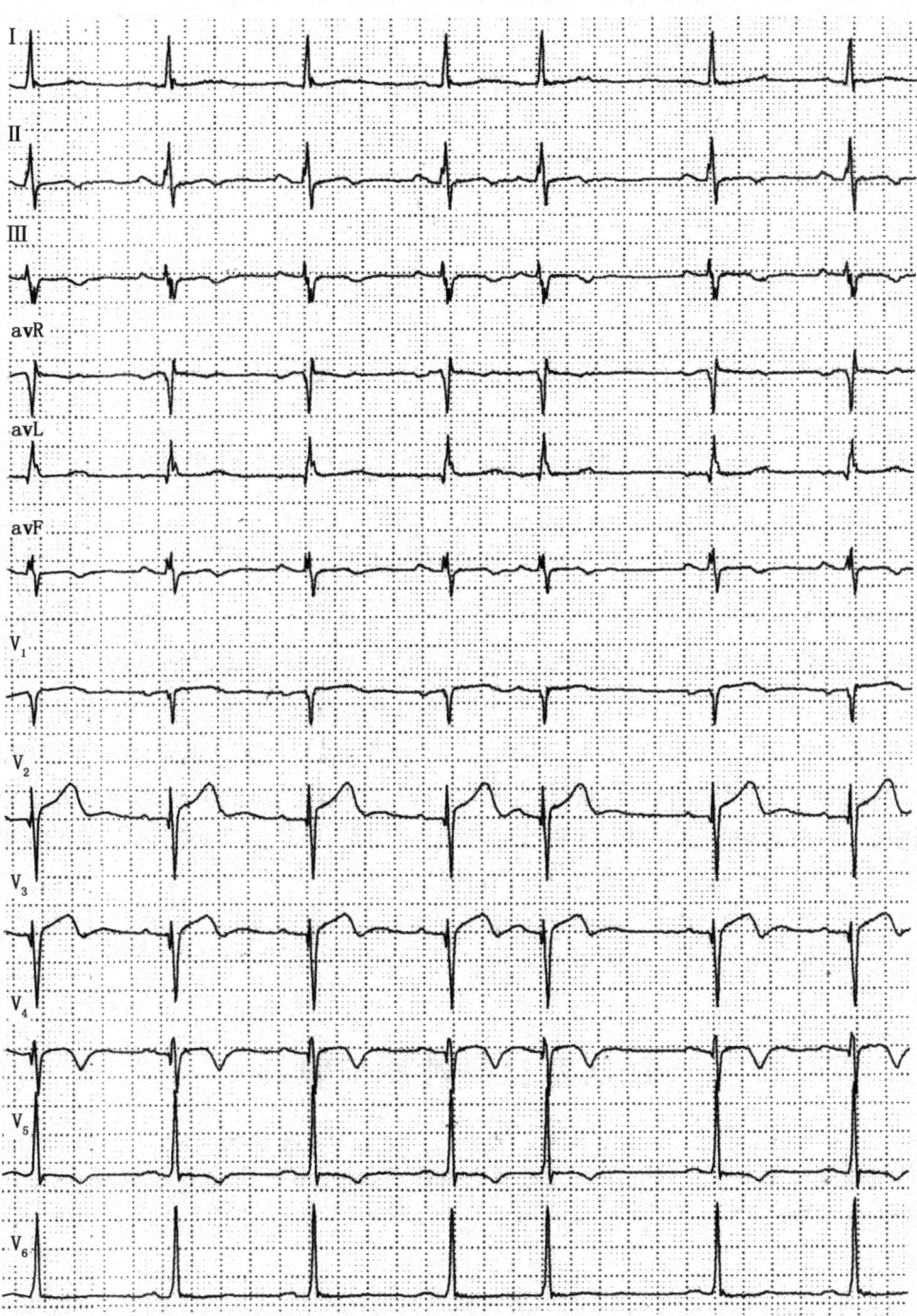

图 16-9 房性期前收缩、异常 Q 波、T 波改变

表 16-1 房性早搏伴室内差异传导与室性早搏的鉴别

	房性早搏伴室内差异性传导	室性早搏
期前 P'波	有房性 P'波,多在 T 波顶峰或后支,且 P'-R≥0.12s	无 P'波,可有窦性 P 波,但与其后的 R'波
V₁ QRS 波群形态	多呈三相的右束支阻滞图形呈 rSR'或 rSr'	多呈单相双相,呈 R、qR、RS、QR
QRS 波群时间	多≤0.12~0.14s	≥0.12~0.16s
代偿完全	多不完全	完全
R-P'间期与 QRS 波形关系	R-P'越短,QRS 波群畸形越显著	不定
成对早搏	往往第一个早搏有差异传导,第二个早搏则无	两个早搏均宽大畸形
其他	同一份心电图上有不伴差异性传导的房性早搏	形态多相同

(4)代偿间期多不完全。因房性异位激动可逆传传入窦房结,使其提早激动,干扰了窦性节奏点的自律性,故房性早搏前后两个窦性 P 波的间距小于正常窦性心律周期的 2 倍,即所谓代偿间期不完全。偶尔房性早搏亦可发生完全代偿间期,此种情况见于舒张晚期发生的房早。如果在心房内相遇,则可呈间位性,其机理可能与窦房结周围存在传入性阻滞有关。有时,窦房结可因房性异位激动的侵入而受抵制,使窦性心律变慢,出现窦性心动过缓或窦性静止,使房性早搏后代偿间期比完全性代偿间期延长,呈过度代偿。

偶尔,因发生心房内差异传导,使 P 波形态发生改变。其产生可能与房性早搏使心房内、心房与窦房结之间发生了隐匿性传导所致。

五、房室交界性期前收缩

异位激动起源于房室交界区即称为房室交界性期前收缩(简称交界性早搏),其发生率低于室性和房性早搏(图 16-10~图 16-12)。

心电图特点:

(1)提前出现的 QRS 波群,其形态一般与窦性激动相同,或可因伴有时相性(或非时相)心室内差异传异而发生畸形。

(2)房室交界性早搏的 P 波可有以下五种形式:

①交界性 P⁻波出现在 QRS 波之前,P⁻-R<0.12s。

②QRS 波前后均无 P⁻波。

③交界性 P⁻波出现在 QRS 波之后,R-P⁻<0.20s。

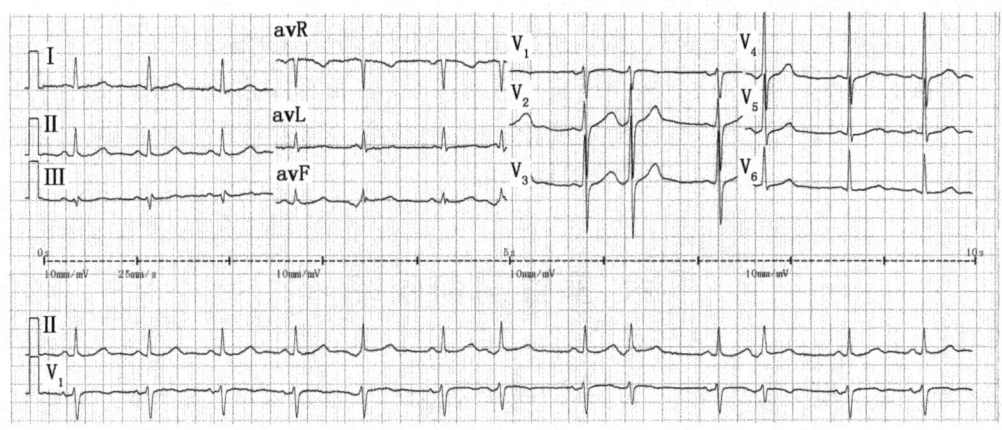

图 16-10　交界性早搏

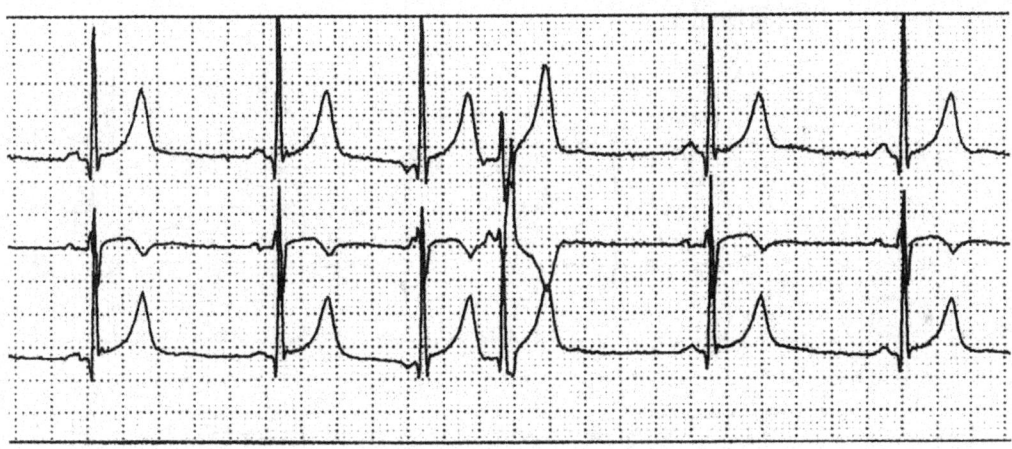

图 16-11　交界区性早搏连发伴室内差异性传导

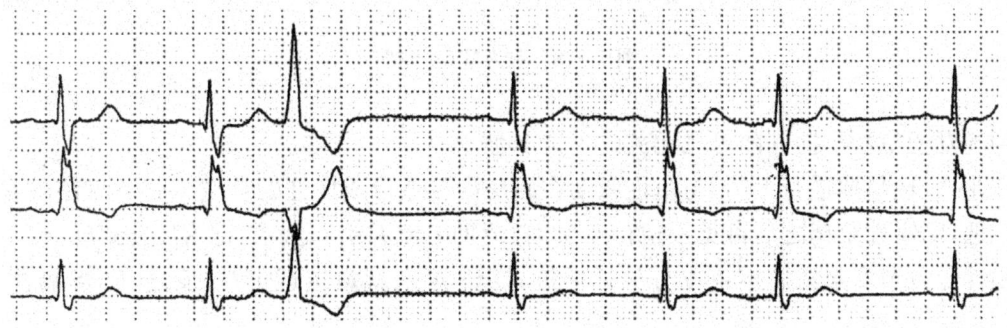

图 16-12　交界区性期前收缩,室性期前收缩

④房室交界性逆行 P⁻波后无 QRS 波群。

⑤无 P⁻波,或在提前的 QRS 波前后可出现窦性 P 波,但与 QRS 波无关。

(3)代偿间期多完全:因交界性早搏逆行上传较晚,一般不打乱窦性周期,故代偿间期完全。偶尔窦性心律较慢而交界性早搏出现较早时,异位激动可逆行传入窦房结,打乱窦性周期,代偿间期可不完全,也可呈间位性交界性早搏。

六、室性期前收缩

异位节奏点起源于心室的期前收缩称为室性期前收缩,简称室早。是常见心律失常之一,在各种早搏中发生率最高。

心电图特点(图 16-13~图 16-15):

出现宽大畸形的 QRS、T 波,QRS 波群时间≥0.12s,其前无 P 波,T 波与主波方向相反,联律间期一般固定,代偿间期完全。

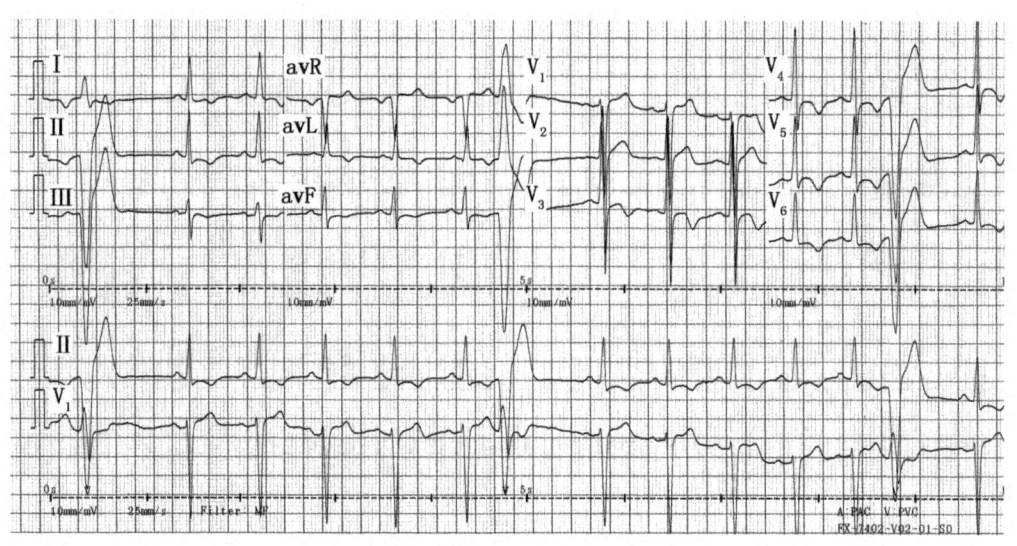

图 16-13 频发室性早搏

但晚发的室性早搏其前可见无关的窦性 P 波。

偶尔,室性早搏逆行上传,与窦性激动在心房内相遇形成房性融合波。如果两者在窦房结周围相遇,则室性早搏之后可见一逆行 P 波,再返回心室并引起激动,称为反复搏动。

室性异位节奏点距房室束支分叉处愈近,QRS 形态就愈接近正常,反之,QRS 就愈宽大畸形。

起源于室间隔的早搏,由于同时向两心室除极,故类似正常窦性激动,其 QRS 可呈室上性,一般难与房室交界性早搏鉴别。

有时可与窦性激动在心室内相遇,形成室性融合波,其形态介于室性早搏与窦性 QRS 波

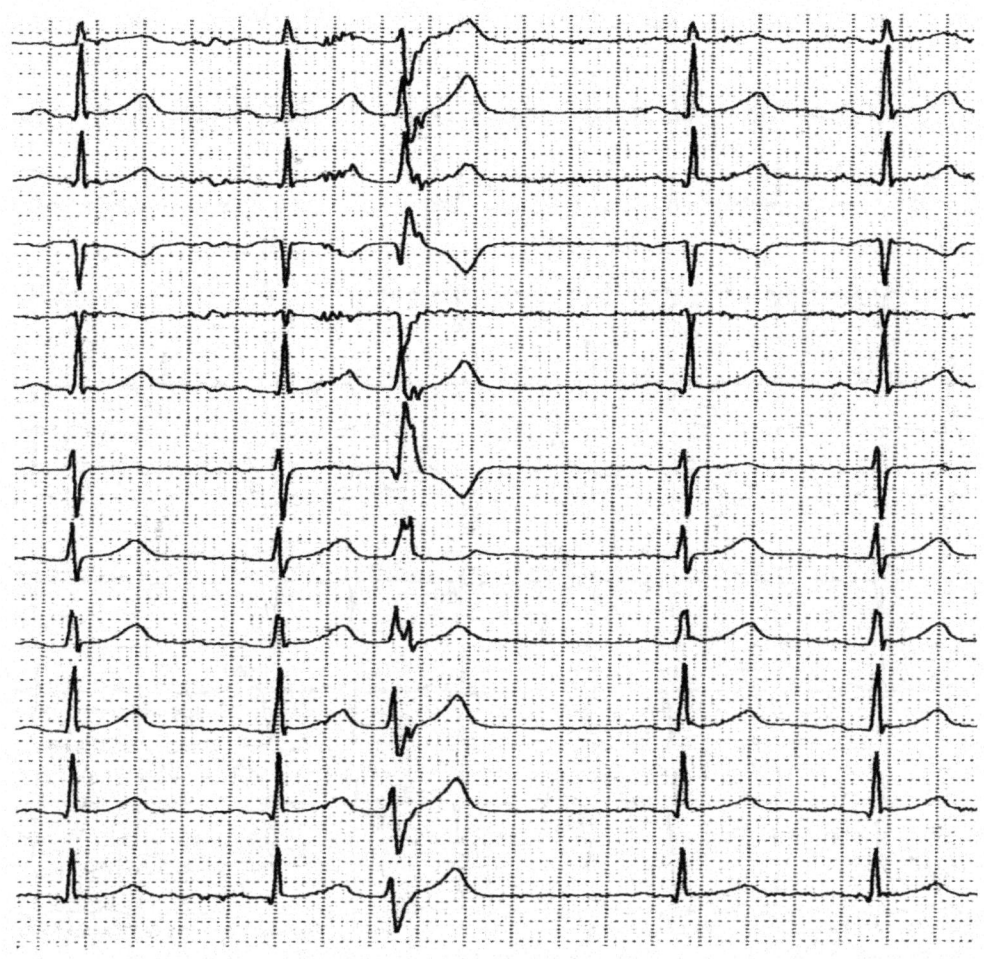

图 16-14 室性早搏呈右束支型(来自左心室)

之间(图 16-19)。

(1)右室早搏。QRS 平均电轴由右向左,类似左束支阻滞图形。但与左束支阻滞不同的是:①右胸导联 r 波宽而高。②肢导联电轴+90°左右,而左束支阻滞电轴一般左偏。

(2)左室早搏。QRS 电轴由左向右,类似右束支阻滞图形。

(3)心尖部早搏。在心前导联上,几乎全部 QRS 主波向下。如果异位节奏点在心尖部偏后时,则 QRS 主波在Ⅱ、Ⅲ、avF 向下,avR 向上。如果偏前,则 QRS 在Ⅱ、Ⅲ、avF 以 R 波为主,在 avR 以 Q 波为主。

(4)心底部早搏。心前导联 QRS 波群,几乎全部向上。在肢体导联上,如异位节奏点在心底部前壁时,呈左后分支阻滞图形,在后壁时,呈左前分支阻滞图形。

(5)左室后壁早搏。QRS 平均电轴,投影于心前导联轴的正侧,QRS 波均以 R 为主。

(6)前壁性早搏。QRS 平均电轴投影于心前导联的负侧,QRS 波均以 S 波为主。

(7)室间隔早搏。QRS 形状可呈室上性,间期<0.12s。

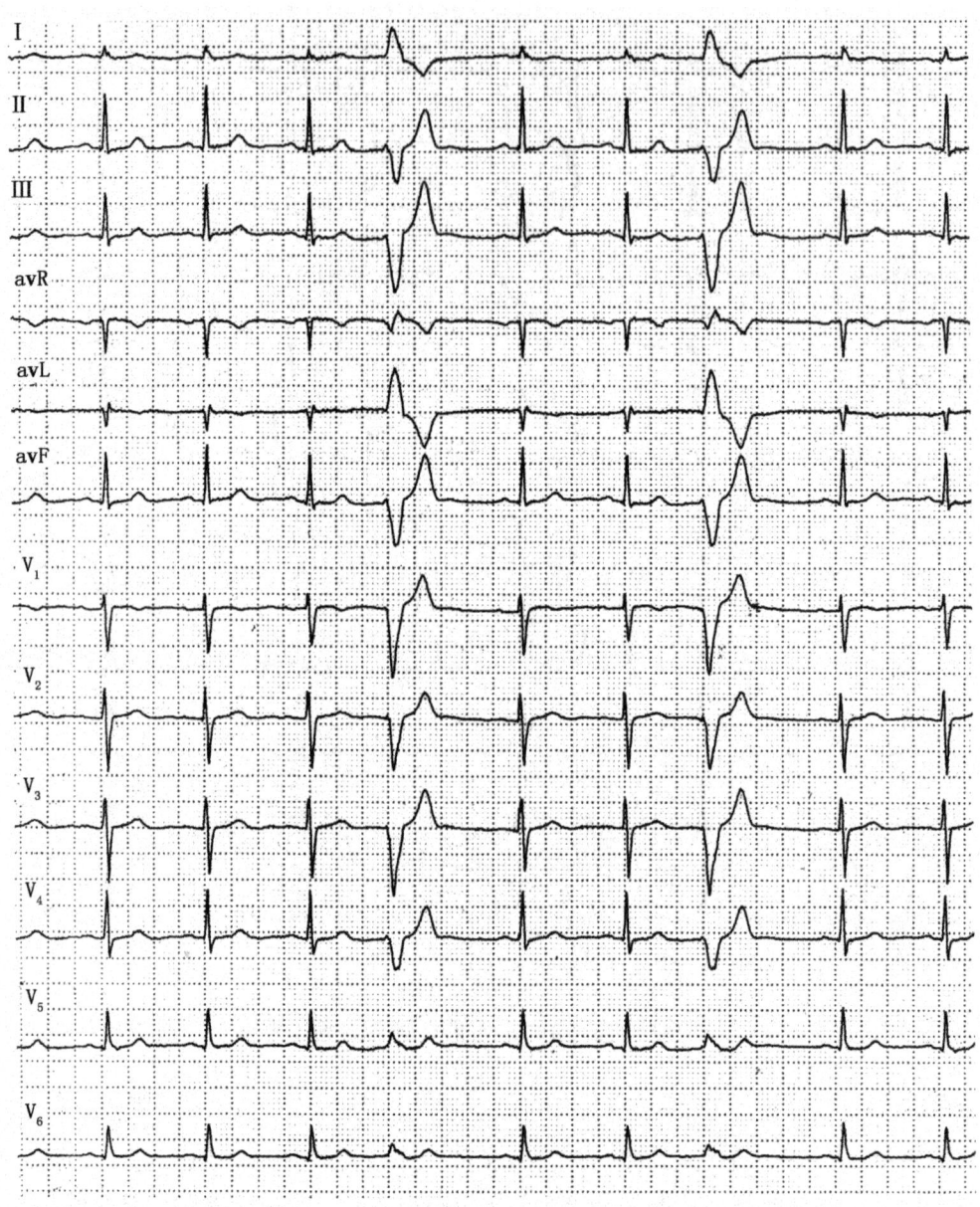

图 16-15 室性早搏

(8) 分支型早搏。由于异位节奏点位置不同，形成的波形可呈完全性左、右束支或分支阻滞图形。

除了异位节奏点的部位与 QRS 形态有关外，任何心脏病或原先存在的心室传导障碍，都能影响 QRS 波畸形的程度，如 QRS 波时间超过 0.16 秒，则强烈提示有明显的器质性心脏病。

室性早搏可偶尔发生，但也可频繁发生，每分钟早搏超过 6 次以上者，称为频繁的室性早搏。室性早搏与正常搏动交替出现者称为二联律，每隔二次正常搏动出现一次早搏称为三联律，余依次类推。有时可连续出现几个室性早搏，连续发生三个以上的室性早搏，可称为短阵

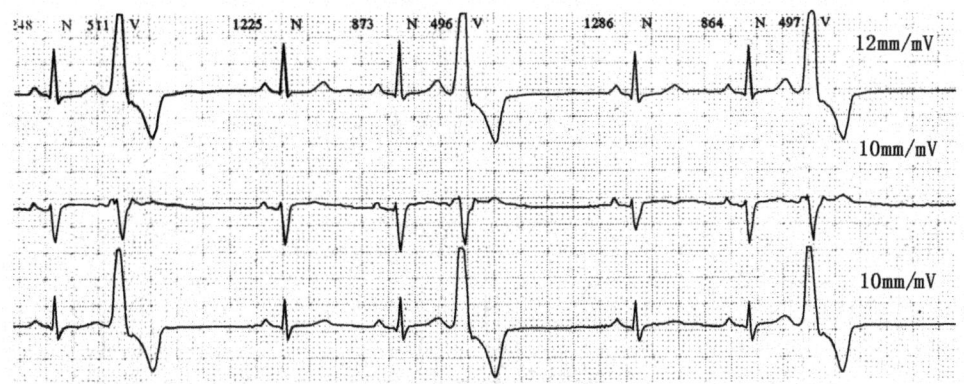

图 16-16　室性早搏,形成假性三联律

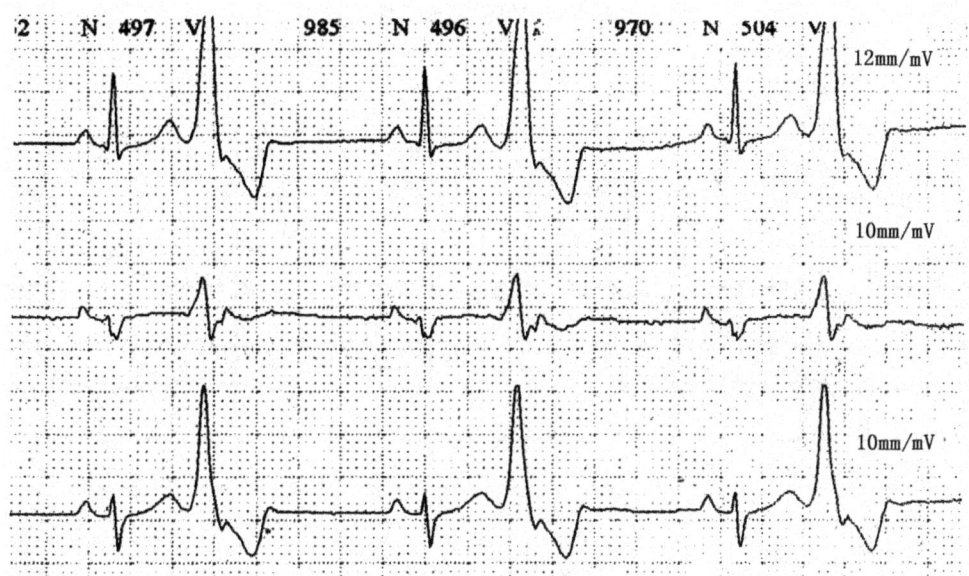

图 16-17　室性早搏,形成二联律

性室性心动过速(图 16-20)。

　　室性早搏与其前方窦性心律的间距称为偶联间期,如果由同一异位节奏点引起的室早,配对间期是固定的,一般在 0.45~0.56s。联律间期过早,发生于前一个激动的 T 波之后,或落于 T 波顶峰,呈"RonT"现象。"RonT"现象可分为两型,A 型:早搏引起的反复性心室激动,即发生在联律间期与 Q-T 间期之比小于 1 时,此时若给予刺激,易于引起多发性折返及颤动前的状态。B 型:Q-T 间期延长超过了"正常"的配对间期而引起,增加了心室肌内多发性折返产生的机会(图 16-21~图 16-22)。

　　室性早搏可起源于单个或二个以上的异位节奏点,若室早的 QRS 形态在同一导联中相同,配对间期固定,称为单源单形性室早,多为功能性早搏。如果起自同一个节奏点,联律间期

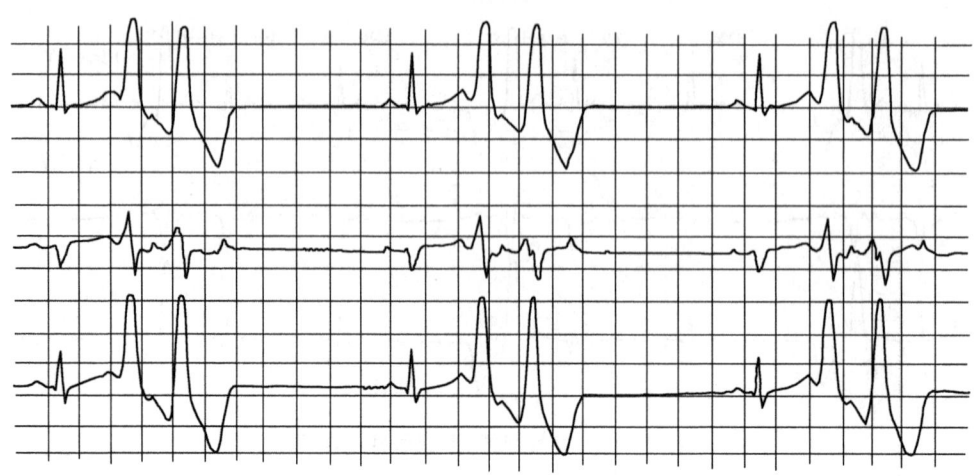

图 16-18 室性早搏,形成真性三联律

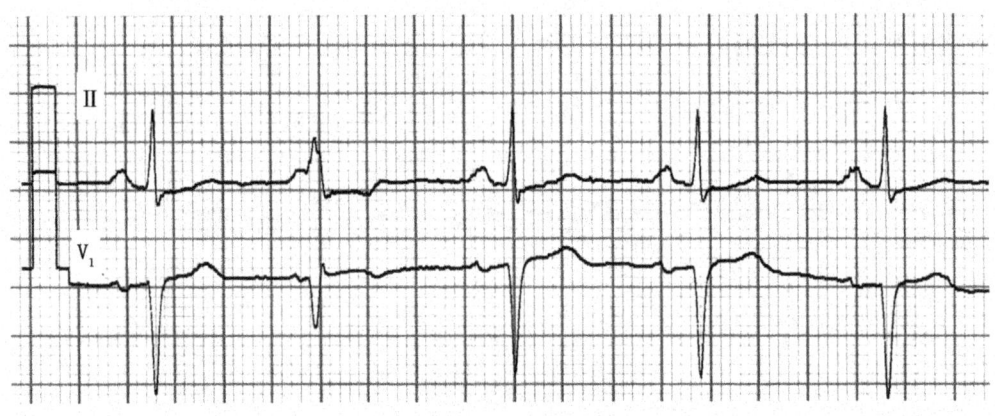

图 16-19 室性融合波

一致,但同一导联中的 QRS 波形互异,称为单源多形性室早。其产生原因:①异位节奏点外传时折返途径不同。②伴有不同程度的差异传导。③舒张晚期出现不同程度的室性融合波。④室早逆传至房室交界区后折返下传。⑤希氏束分叉以上的早搏伴交替性左、右束支传导阻滞。⑥两个节奏点联律间期相同而交替出现。

如果在同一导联中各早搏的形态相同,但与其前正常搏动之间无固定的联律间期,常提示有室性并行心律的可能(图 16-23~图 16-24)。

多源性室早要与以下几种情况鉴别:①伴有室内差异传导的房性早搏。②显著窦性心律不齐伴有室性融合波时。③多形性室早。④间位性室早(图 16-25)后的窦性搏动伴有差异传导。

室性早搏、甚或室性心动过速时,可从异位心搏的形态获得心肌梗死的早期诊断。①必须从一个正向 QRS 波为主的室早来做诊断。②不能从 aVR 或 V_1 导联做出诊断。心肌梗死时

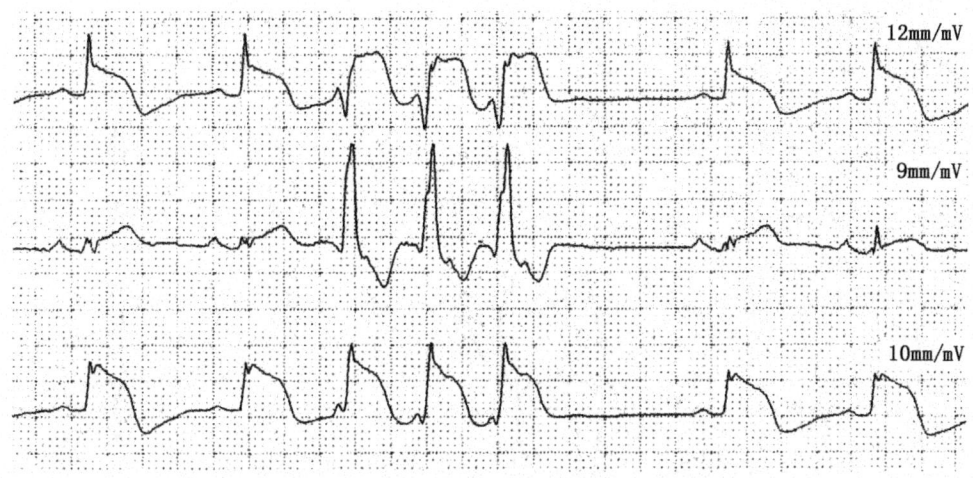

图 16-20　急性心肌缺血，导致短阵性室性心动过速伴室房逆传

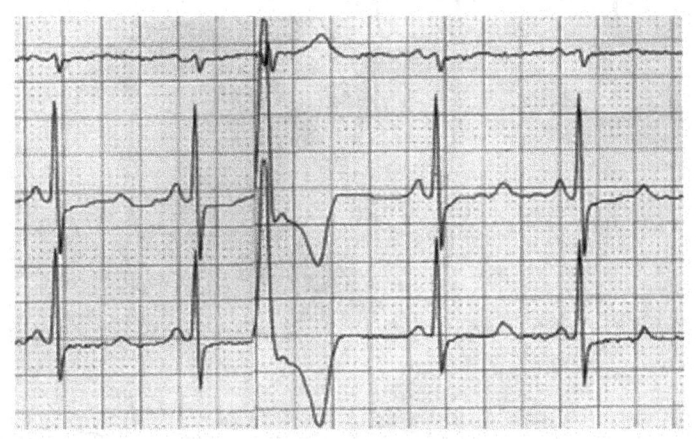

图 16-21　室早 RonT 现象

室性期前收缩的改变可早于主心律，主要表现有 A. 主波向上的室性早搏之前有小 q 波，可呈 qR、qRs 甚或 QR 型。B. ST 段抬高，弓背向上，T 波对称变尖。C. ST 段偏移方向与 QRS 终末部分或主波相同。心肌梗死的慢性期时，可无 ST-T 改变，只有异常 q 波或 Q 波。室早具有梗死样改变，很可能是最早的表现，也是唯一能提示心肌梗死的征象。

有时早搏可对其后的一、二个主导搏动的 P-QRS-T 发生影响，亦可使主导心律发生变化，称为早搏后的继发性改变。早搏对基本心律的影响如下（图 16-26）：

（1）早搏后第一个窦性 P 波可以发生形态改变。

（2）早搏后的第一个窦性 P-R 间期延长。

（3）早搏后的第一个窦性 QRS 发生变形。窦性心律合并有束支阻滞时，早搏后第一个窦性 QRS 反呈正常图形，可能因长间歇后，束支的传导能力得以恢复。偶尔，早搏后的第二个窦

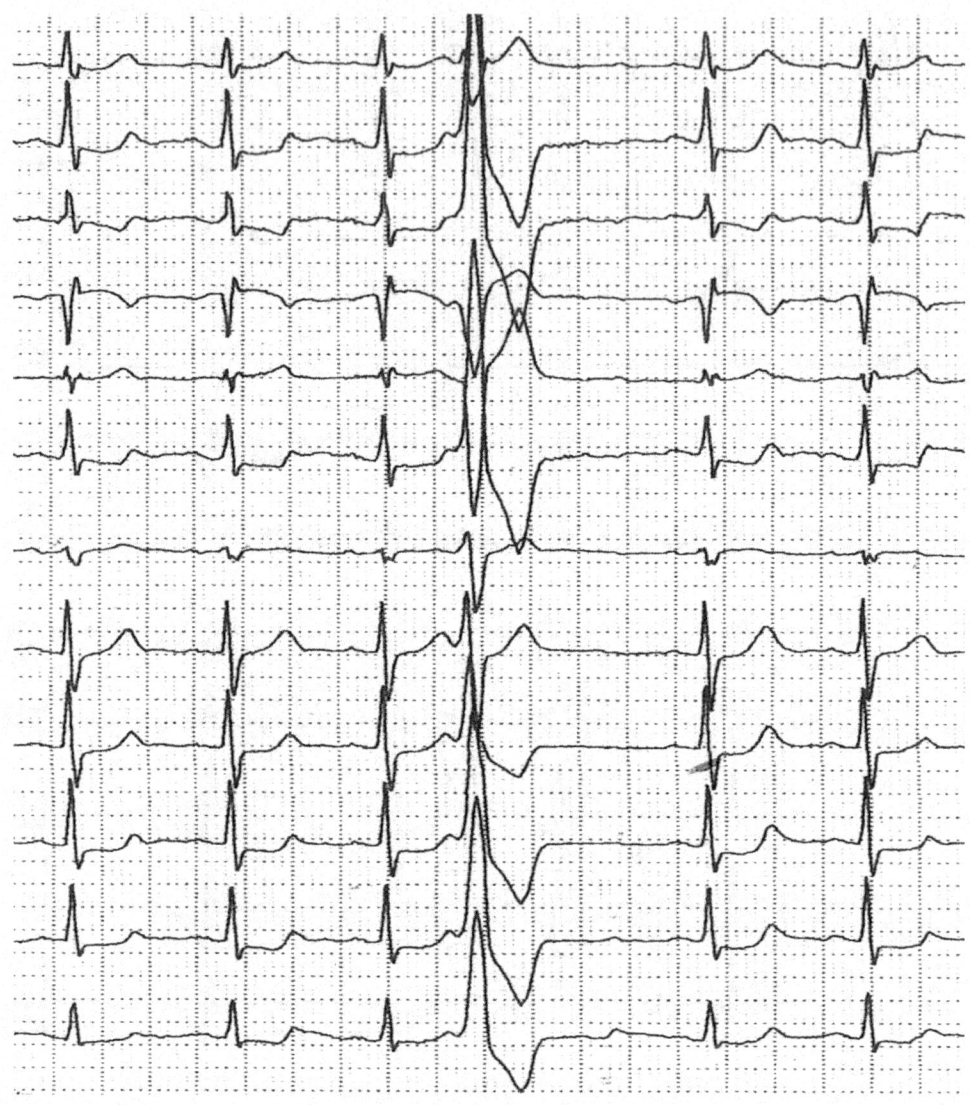

图 16-22　R on T 型室性期前收缩，ST 段下移

性激动意外地终止下传，形成一个长的 R-R 间隔，称为延期代偿。包括：形态、振幅、方向移位、延长、倒置等。

(4)早搏后第一个窦性激动的 ST-T、U 波变化，即使心电图其他方面完全正常，也提示早搏为器质性心脏病所致。早搏后 T 波改变可能由于代偿间期血流灌注增加，心肌扩张，使有病变心肌产生复极改变所致。

(5)早搏长代偿间期后，出现室上性逸搏。

(6)早搏后出现窦性心律不齐，窦房阻滞或窦性游走心律。

临床上根据心电图表现对功能性和器质性早搏进行鉴别诊断，可供参考。

(1)功能性室早：QRS 波时间≤0.12s，波振幅＞2.0mV，室早多发生于右室。QRS 波光

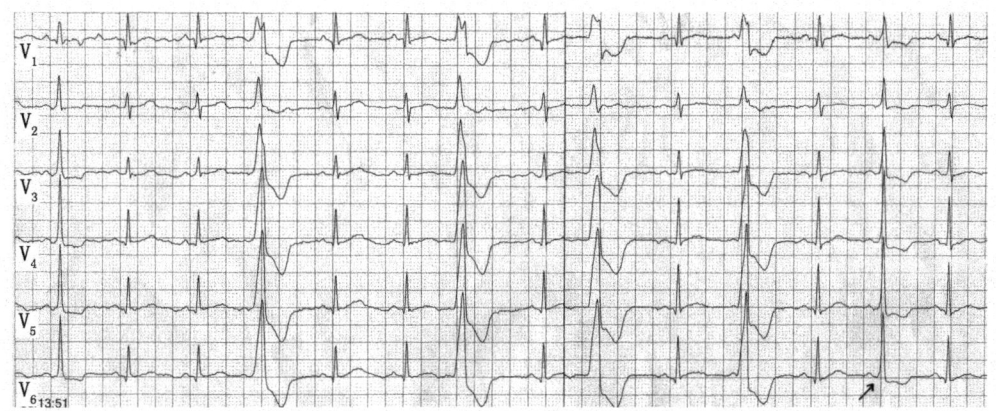

图 16-23　室性并行心律　室性融合波

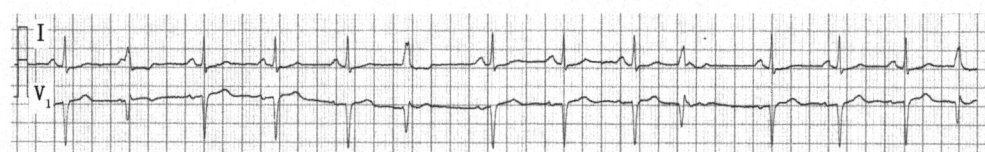

图 16-24　室性早搏　并形成室性并行心律

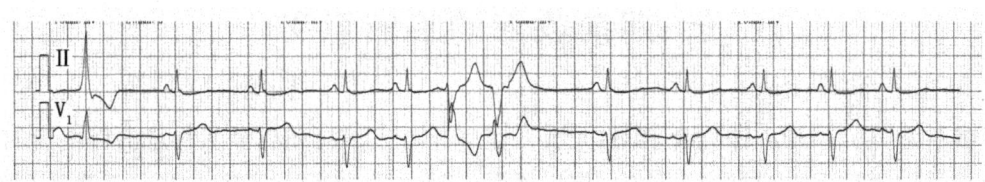

图 16-25　多源室性早搏　形成连发

滑,无切迹、钝挫,ST-T 与 QRS 主波方向相反。倒置 T 波多较圆钝,降支与升支不对称。

(2)器质性室早:QRS 波时间>0.12s,(0.16~0.18s),振幅<1.0mV,或低于同一导联的 QRS 波。室早多发生于左室。伴有多个切迹、钝挫、模糊,ST 段呈水平样压低,T 波与 QRS 主波方向一致。倒置 T 波尖锐而深,降支与升支对称。早搏后伴有 ST-T 改变。室早与室上性早搏同时或先后出现。联律间期短,R-R′<0.43s,有"RonT"现象或"RonP"现象,或心房颤动、急性心肌梗死等。

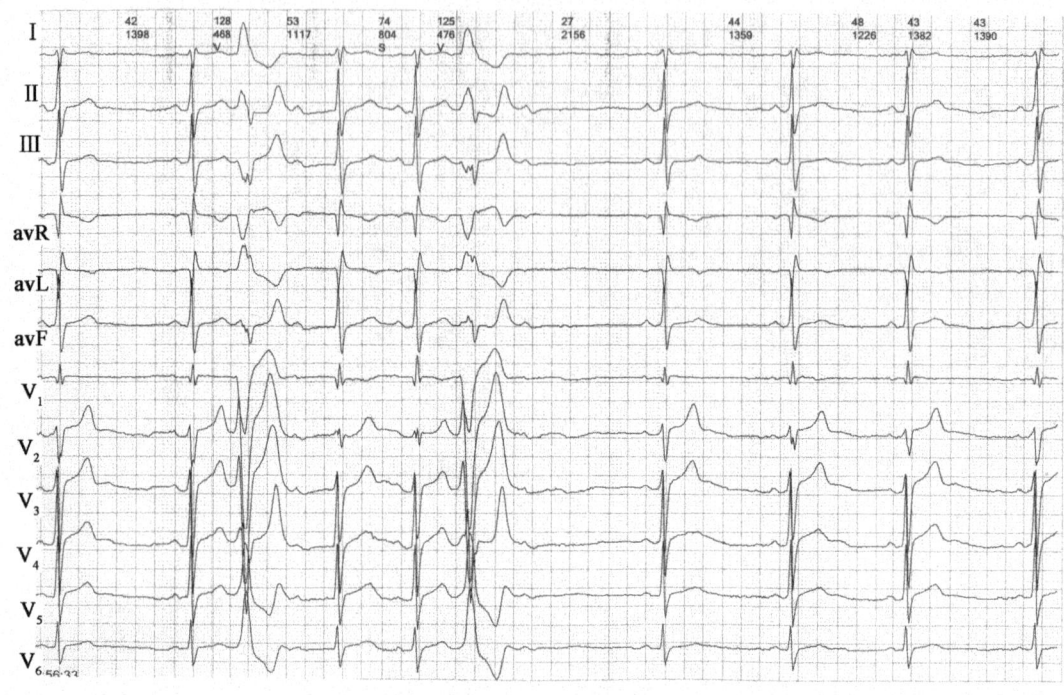

图 16-26　间位性早搏

七、期前收缩的临床意义

早搏是常见的一种心律失常,其临床意义要结合临床资料和心电图特点进行全面的诊断,多数早搏是由生理因素或神经官能症引起,预后一般良好,在很大程度上取决于基础心脏的类型和严重程度。

（郭五一　杨晓静）

第十七章 异位节律性心动过速

一、总 论

阵发性心动过速,在心电图上连续出现三次或三次以上的早搏,称为阵发性心动过速。每次发作持续数秒、数分、数小时、数天,少数可持续数周。持续在数秒或数十秒之内者,称短阵性阵发性心动过速。在一次心电图记录中未能描记到发作的起止,持续时间在 1~2min 以上,便称持续性心动过速。

阵发性心动过速,具有突发骤止的特点,发作开始的第一个波是提前的,发作终止后有一个代偿期。

阵发性心动过速根据激动起源部位不同,可分为房性、交界性、室性三种,其中房性最多见,交界性次之,室性最少。心动过速时,因心室率很快,异位 P 波常与 T 波重叠不易辨认,故统称为阵发性室上性心动过速。

阵发性室上性心动过速频率在成人一般在 160~220 次/min,儿童可达 300 次/min。阵发性室性心动过速为 140~180 次/min。阵发性心动过速的节律一般是齐的,特别是室上性者,而室性者可稍不规则。

阵发性心动过速多为单源性,有时在心房内或室内存在两个以上的节律点,称为多源性阵发性心动过速。当室上性阵发性心动过速合并不同程度的房室传导阻滞或干扰时,心室律亦可不规则,心室率也可很慢。若 QRS 主波方向正负相同,称为双向性阵发性心动过速。室上性与室性阵发性心动过速同时存在,互相脱节,称为双重性阵发性心动过速。

阵发性心动过速由于快速异位激动,反复侵入窦房结,引起一系列的窦性节律顺延,使窦房结超速抑制,出现较长的代偿间歇,如果大于 2 秒时,常提示有病态窦房结综合征可能。阵发性发作时,由于心室率太快,心排出量降低,导致心肌相对缺血,引起 ST 段压低,T 波倒置,QRS 波或 T 波电交替现象。在心动过速发作停止后,有时 ST 段及 T 波改变可持续数日乃至数周后,逐渐恢复正常。

产生机理:

(1)异位节奏点兴奋性增高。心房、房室交界区或心室内有一处或几处节奏点兴奋性增高,突然发生一系列快速有节奏的激动控制了心脏,形成阵发性心动过速,亦称自律性心动过速。

(2)折返激动。一次期前收缩发生后,由于折返过程反复出现使异位搏动形成阵发性心动过速。

(3)后触发。在某些病理情况下,心肌细胞电位 3 相完毕后,激动后电位持续控制心脏,引起阵发性心动过速。

(4)持续除极化。在心肌梗死时,部分心肌由于急性损伤而持续性处于部分除极化状态,与正常极化的心肌之间产生损伤电流,称为边界电流,导致自律性增加,从而产生期前收缩与阵发性心动过速。

(5)复极化延缓或非同步复极化。

二、阵发性房性心动过速

心电图特点:
(1)房性期前收缩连续出现三次以上。
(2)房性 P 波频率成人 160～220 次/min,儿童可超过 230 次/min,亦可慢至 160 次/min 以下或快至 300 次/min。
(3)节律规整。各 P'-P' 间隔相差小于 0.01s。偶尔出现文氏型传出阻滞时,也可不规则。
(4)具有突然发作及突然中止的特点,以不完全的代偿间歇而告终。
(5)房性 P' 波的形态取决于异位节奏点的部位,位于右心房上部时,其形态与窦性 P 波相同。如起源于下部时,P'Ⅱ、Ⅲ、avF 倒置,avR 直立。偶尔有两种或两种以上的不同形态的 P 波出现于同一导联上,P'-P' 间期不同,P'-R 间期长短不一,称为多源性房性心动过速。常无起止突然的特点,P'-P' 波之间有等电位线,心房率在 100～250 次/min 之间,偶有低于 100 次/min 者。此种心动过速,其 60%～85% 为慢性肺部疾患。
(6)房室传导情况。取决于心房的节律和频率,以及房室传导系统的功能状态。一般情况心房率在 200 次/min 以下,房室传导功能良好,则可产生 1∶1 房室传导,P'-R 间期在 0.12～0.20s,或存在Ⅰ度房室传导阻滞。

如果心率小于 200 次/min 时,而室率明显低于房率,则提示存在Ⅱ度房室传导阻滞。

当心房率高于 200 次/min 时,部分房性 P 波不能下传,则可能是房室交界区发生干扰所致,形成不同程度的房室传导阻滞现象,房速伴干扰性房室传导障碍远较房速伴房室传导阻滞多见,两者鉴别十分必要。前者治疗,随着房速的中止,干扰性房室传导障碍随之消失。后者治疗上要考虑房速药物有无加重房室传导阻滞的危险。房速超过 200 次/min,呈 1∶1 房室传导要考虑合并预激综合征的可能。此时,心室若不产生逸搏性激动,则将导致心室停搏。

(7)QRS 波群。一般呈室上型,但可有以下几种情况,导致 QRS 增宽;①心室率较快时,出现室内差异性传导。②束支传导阻滞伴阵发性房性心动过速时。③预激综合征伴发阵发性房性心动过速时。④若在心律缓慢时出现,电交替现象则提示心脏有器质性病变,预后差(图 17-1～图 17-7)。

(8)ST-T 改变。心电图上可出现不同程度的 ST-T 改变,S-T 段下移,T 波低平、双向或倒置或药物影响等。

部分儿童在阵发性房性心动过速终止后,可呈现左房或右房肥大的表现,并持续数日,原因是由于心力衰竭导致心房压力增加或心房扩大所致。

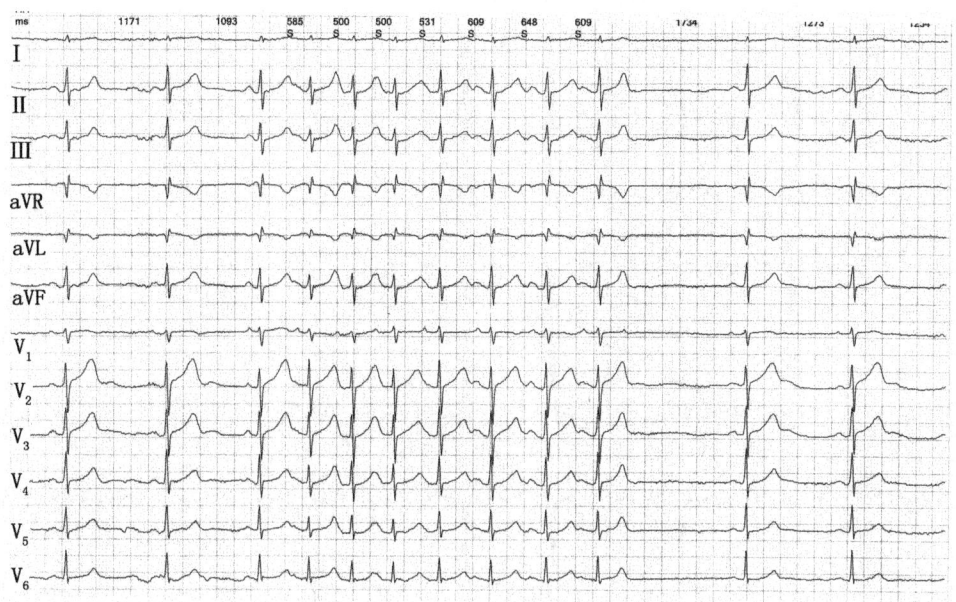

图 17-1　阵发性房性心动过速

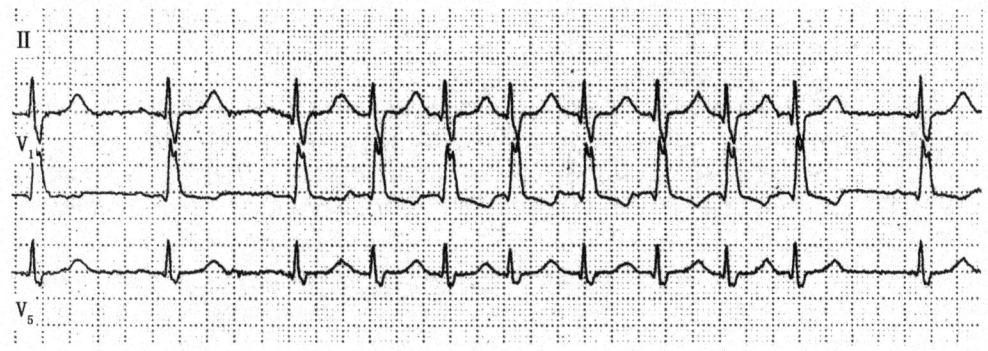

图 17-2　完全右束支传导阻滞伴阵发性房性心动过速

三、阵发性房室交界性心动过速

阵发性房室交界性心动过速与阵发性房性心动过速统称为阵发性室上性心动过速。

1. 心电图特点

(1) 连续出现三次或三次以上的交界性早搏，频率 140～200 次/min，多在 160 次/min 以上，节律多规整。

(2) P 波呈逆行性 (P^-)，可位于 QRS 波之前，P^--R＜0.12s；位于 QRS 之后，R-P^-＜0.20s；P^- 重叠 QRS 波之中，或 P^- 不易辨认。

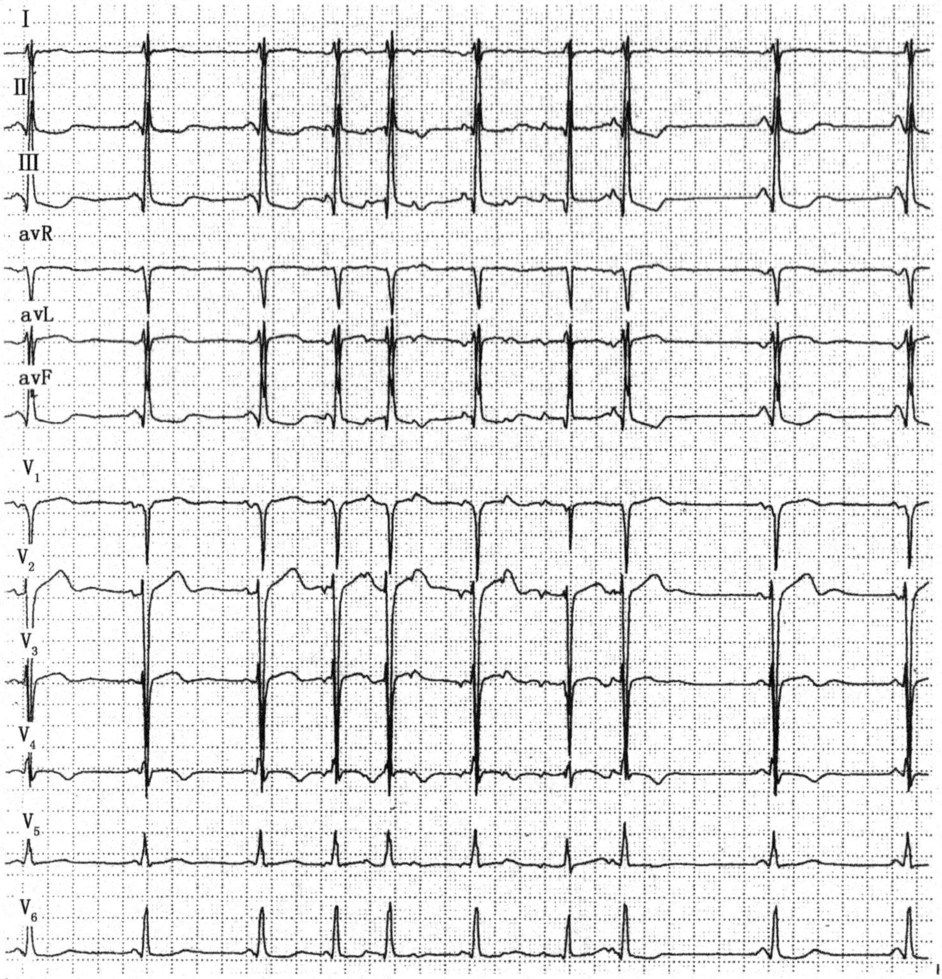

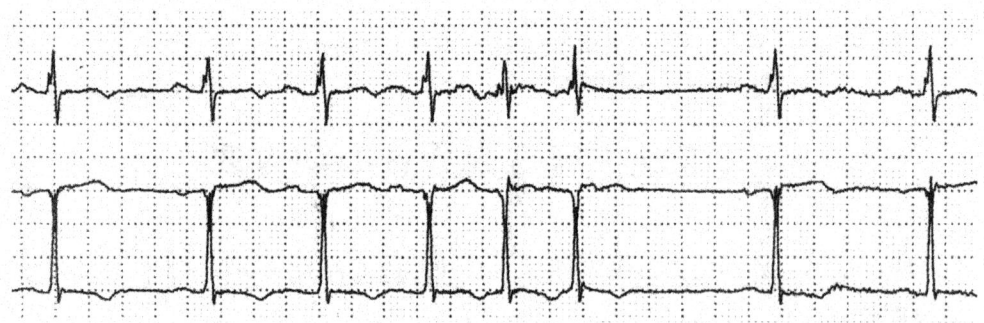

图 17-3 阵发性房性心动过速伴文氏型下传心室

图 17-4 短阵房性心动过速

(3) 有突发骤停的特点,代偿间歇常为完全性。

(4) QRS 波群多呈室上性,QRS 波群时间在 0.10 秒以内,当同时存在束支传导阻滞,室内

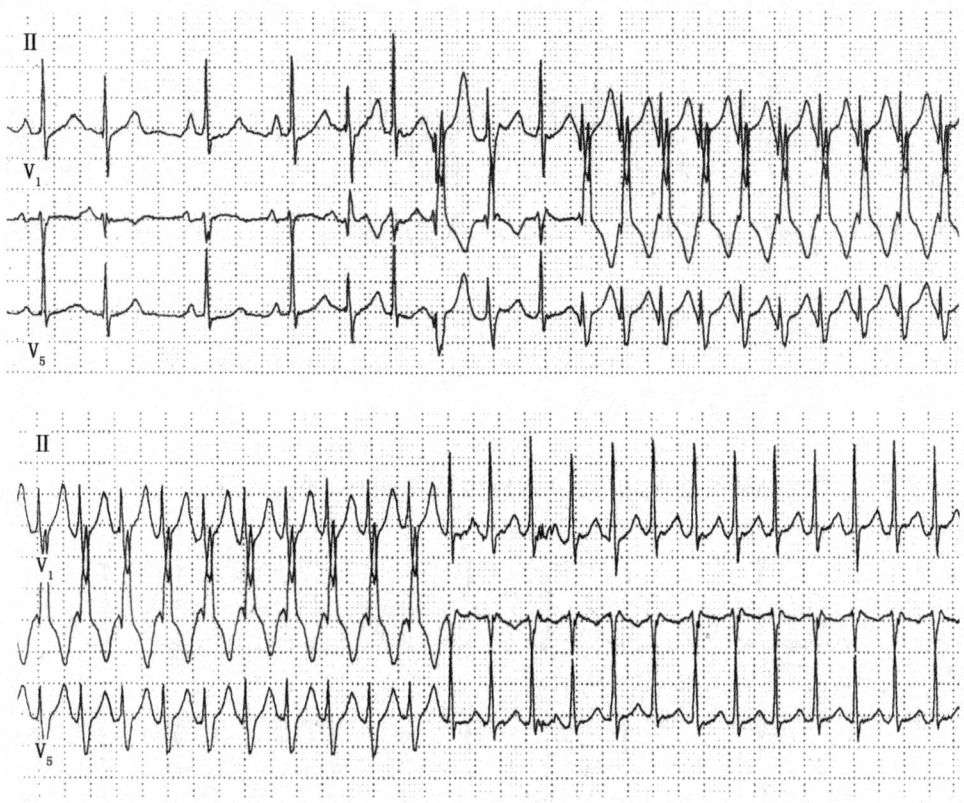

图 17-5　阵发性室上性心动过速伴室内差异性传导、形成蝉联现象

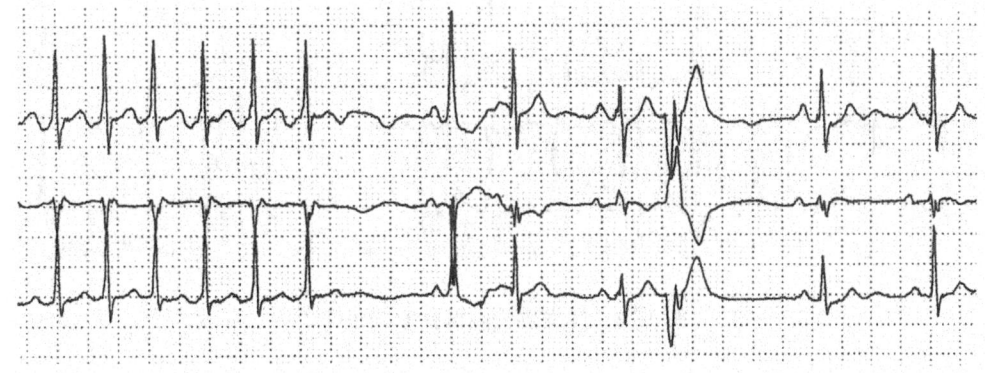

图 17-6　阵发性室上性心动过速,房性期前收缩,室性期前收缩

差异传导时,QRS波可宽大畸形。

(5)交界性心动过速可与窦性心动过速形成等率性过干扰性房室脱节。

(6)少见的情况下引起房室分离,出现心室夺获。有时还可以出现双重性室上性心动过速。

阵发性交界性心动过速可合并房室传导阻滞(下传阻滞,逆传阻滞)。

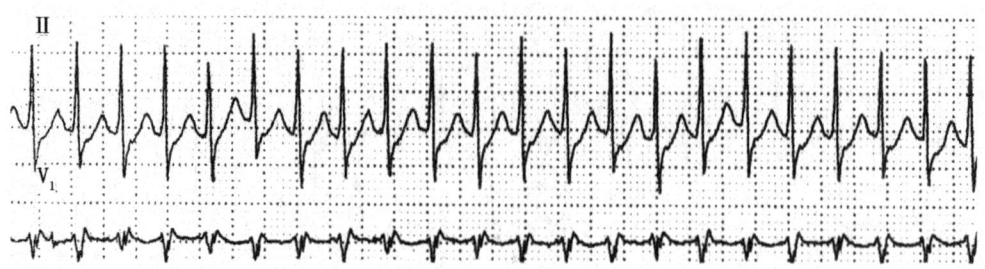

图 17-7　阵发性室上性心动过速，ST-T 继发改变

交界性心动过速下传受阻呈文氏型。

交界性心动过速呈 3∶2 传导。

(7)阵发性交界性心动过速发作停止后，可出现窦性心动过缓(图 17-8)。

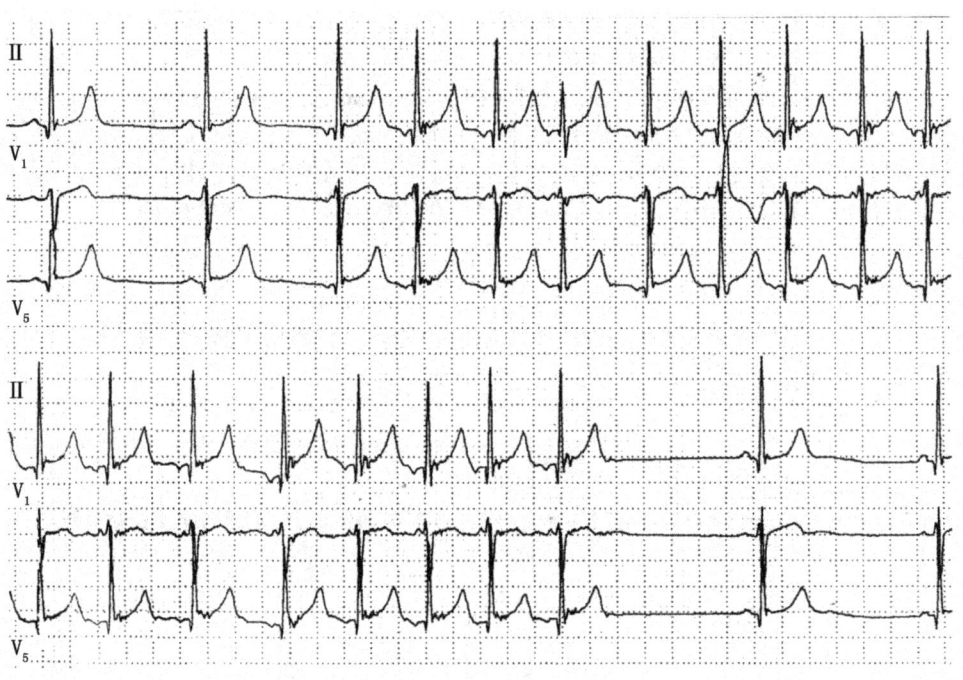

图 17-8　阵发性交界区性心动过速

2. 阵发性室上性心动过速(PSVT)的分型

(1)自律性房性心动过速(AAT)：临床较少见，约占 4%。系房性异位节奏点自律性增高所致，频率快于窦性心律，并反复发放激动所致，常见于器质性心脏病患者。心动过速突然起止，短阵发作，常为房颤的前奏。刺激副交感神经不能使其终止，药物治疗可使心动过速减慢，但不能终止其发作。

心电图特点：①房性 P′波形态一致，可直立或倒置，P′-R 间期≥0.12s。②在心动过速起始段有预热现象，心率逐渐加快，且不匀齐，心率在 100～250 次/min，通常不超过 175 次/

min。③QRS波呈室上性。④较多伴发Ⅱ度房室传导阻滞,颈动脉窦按压不能终止发作。但可诱发或加重房室阻滞而减慢心室率。

(2)房室交界区折返性心动过速(AVNRT):是较常见的室上性心动过速,约占室上速的60%以上,多见于中青年,也可见于心脏病患者。劳力性活动、深呼吸及体位改变都可诱发。

心电图证实,房室交界区存在纵向分离,出现快、慢两条传导径路,即双径路。

此型心动过速最为常见。多数学者认为是功能性的,心动过速突然发作后病人常感到心悸、气短、头昏,但一般对血流动力学影响不大,多数病人持续十几分钟或数小时而自行终止,或用药物及食道调搏治疗后终止。若持续时间过长,或原有心脏病,可导致心力衰竭。

(3)房室旁道折返型心动过速(AVRT):约占室上性心动过速的30%,大多数患者无器质性心脏病,是由于房室之间存有异常旁道(如肯氏束)所引起,按折返环方向分为顺向型和逆向型。

①顺向型:一个适时期前收缩沿正常房室通道下传心室,沿旁道逆传至心房,形成折返。即折返环路为"房室结—房室旁道"。

②逆向型:激动由旁道下传心室,由房室交界区逆传心房,则称为逆向型房室折返性心动过速,即折返环路为"房室旁道—房室结"。

有时一个患者存在多条旁道,可出现多种折返方式,称为多发旁道。

心电图特点:

①心率多在150～240次/min,>200次/min,呈1:1房室传导。

②顺向型:A. 起始于一个房早或室早,P-R间期>0.12s。QRS波形态正常。B. P波倒置,左侧旁道时,P_{V_1}可直立,半数以上的R-P>0.11s,但<1/2R-R。

③逆向型:a. 开始于一房早或室早,P-R间期短,QRS波增宽,有预激波。b. 心动过速时P波倒置,P-R短,预激向量不变。QRS波形较发作前增宽。

多发旁道可交替出现顺向、逆向型图形,也可由一条旁路下传而另一条旁路折返,出现数种不同的R-R间期及P-QRS形态。

(4)窦房结折返型心动过速(SNRT):约占室上性心动过速的4%～8%,约半数患者有器质性心脏病,尤其是窦房结病变。可有自主神经功能失调的表现,压迫颈动脉窦可使心率减慢或发作终止。心率多数在70～150次/min,偶可达180次/min。这种心动过速,单凭体表心电图难以与窦性心动过速相鉴别。

心电图特点:①心动过速起止突然。②P-R间期正常。③可合并Ⅱ度房室传导阻滞。④注射阿托品后使心动过速的心动周期缩短,亦可作为诊断条件。

(5)房内折返型心动过速(IART):占阵发性室上速的5%,多见于器质性心脏病的患者。大多为阵发性,可突然终止,刺激迷走神经不能使其终止发作。

心电图特点:①心率100～150次/min,亦可大于150次/min以上。②起始于房性早搏,P-R间期正常。③折返环可发生于心房内任何部位,心动过速时P波形态与窦性者不同。④QRS波群一般正常。⑤可伴发Ⅱ度房室传导阻滞。

四、阵发性室性心动过速

心电图上连续出现三次或三次以上室性早搏,即称为阵发性室性心动过速(PVT)。室性心动过速是一种严重的心律失常,除少数病例外,均发生于器质性心脏病患者,需及时进行抢救治疗。其产生是由于室性异位节奏点兴奋性增高,折返激动,或"RonT"、"RonP"引起。

(一)阵发性室性心动过速心电图特点

(1)连续出现三次或三次以上宽大畸形的 QRS 波群,QRS 时间≥0.12s。其后有一长代偿间期,T 波与 QRS 主波方向相反。室性异位节奏点单源性,畸形的 QRS 形态一致。两个以上异位节奏点,则称为多源性室性心动过速。QRS 呈多形性,节律不规整。多源性室性心动过速多见于严重心脏病患者,常发展为心室颤动(图 17-9)。

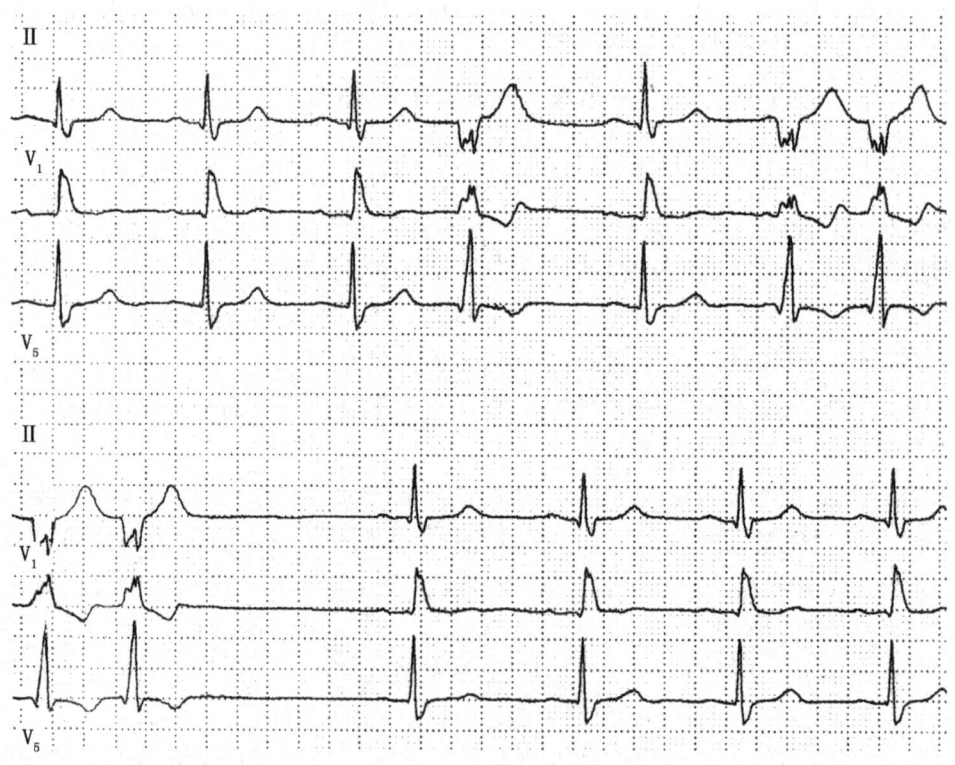

图 17-9 阵发性室性心动过速

近些年来渐有报道一种特殊类型的室性心动过速。其节奏点来自希氏束分叉部位的高位室性激动,称为 Cohen 氏高位分支心律,其 QRS 间期<0.12s。

(2)心室率一般 140～180 次/min,R-R 间期不匀齐。偶尔,频率可慢至 100 次/min 以下,或超过 200 次/min。一般说来,室性心动过速的 R-R 间期是绝对不相等的,相差约

0.03～0.04s。

(3)呈现房室脱节,可能出现心室夺获或室性融合波(图17-10)。

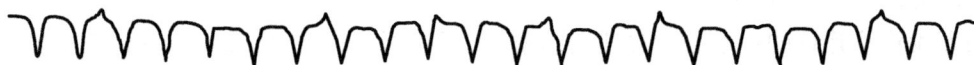

图17-10 阵发性室心动过速房室分离

(4)额面向量电轴右偏,＞+180°,在V_1导联多呈单向或双向宽大,$V_6 R/S<1$。三个标准导联QRS波呈QS型,视为室性心动过速的一种新征象。

(5)室性心动过速转为窦性心律后,常见暂时的T波改变。

心电图对室性心动过速的诊断准确率仅有60%,自开展电生理检查以来,准确率已达92%,少数病人只有通过程控刺激并记录心腔内心电图或食道心电图才能做出诊断。

(二)阵发性室性心动过速分型

1. 自律性早搏型室性心动过速

临床上常见,是异位节奏点兴奋性增高的表现,心室率多在140～180次/min,可出现室性融合波,偶尔发生心室夺获。在少见的情况下,室性异位节奏点为多源性,则QRS波群有多种形态。根据发作持续时间的长短可分为:

(1)短阵型室性心动过速(NSVT),QRS波群宽大畸形,连续出现3～7次,最多持续数分钟,随即恢复窦性心律。一般短阵型室性心动过速往往发生在患者有器质性心脏病的基础上,也可发生在健康人。若发生于急性心肌梗死或严重左心功能不全时,则应高度警惕发生心室颤动的可能,切不可因为病人很安静没有自觉症状而忽视(图17-11)。

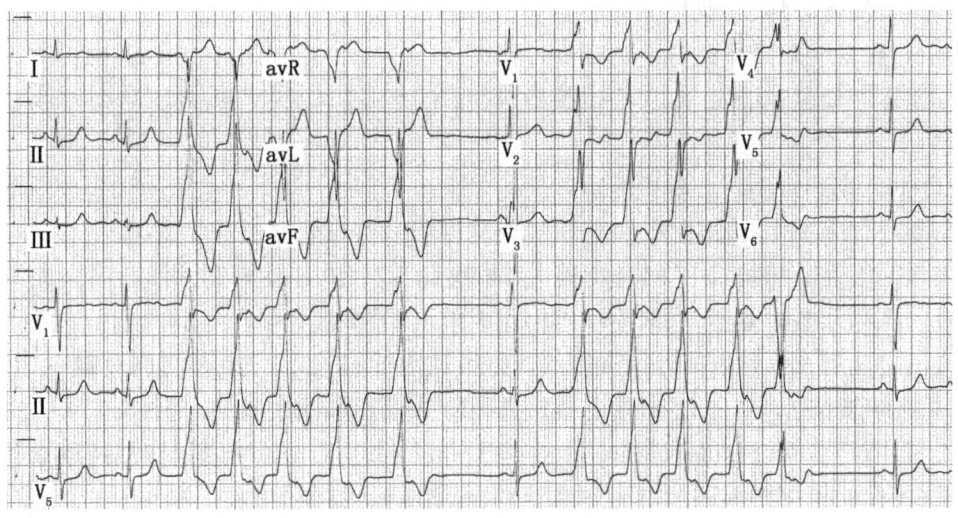

图17-11 短阵室性心动过速

(2)反复发作型连续的室性心动过速(RSVT),其心电图特点为:①反复发作性,突然发作又突然停止,两次间隔时间较长。②持续性,发作时间长,可达数分或数天之久。

这种心律失常多发生于器质性心脏病,如冠心病,室壁瘤,各型心肌病及"羊皮纸样"右室心肌萎缩等。

反复发作型连续的室性心动过速发病率较少见,预后较差,发病后1～2年内死亡率可高达50%。

2. 双向型室性心动过速

两种QRS波群交替出现,其主波方向呈正负双向交替出现,肢体导联上表现电轴的改变,心前导联则可表现为左、右束支阻滞图形交替。R-R间期可恒定不变,也可长短交替或不规则,QRS波群时间亦可呈宽窄交替。

3. 尖端扭转型室性心动过速(图17-12)

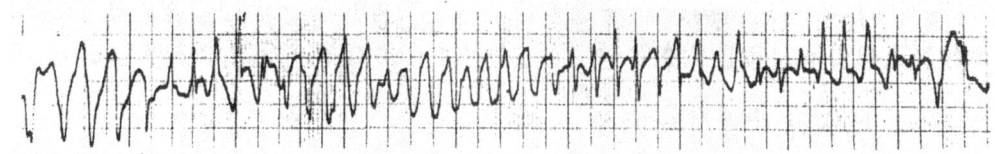

图17-12 尖端扭转型室性心动过速

常见病因:

(1)缓慢性心律失常,高度或完全性房室传导阻滞、窦房阻滞及窦性心动过缓等,发生率高达10%左右。

(2)低钾和低镁血症。

(3)普鲁卡因酰胺、奎尼丁等药物中毒,乙胺碘呋酮及甲磺胺心定等亦可诱发。

(4)Q-T间期延长综合征。

(5)心肌炎、冠心病、心肌梗死等。

(6)甲状腺功能障碍所致低血钙及脑外伤等。

根据室性心动过速的发作史、心电图特点、临床表现和治疗效果,将扭转型室性心动过速分为三型。

(1)Q-T间期延长型 心电图特点:

①基础心律为窦性心动过缓、窦房阻滞或高度房室传导阻滞时最易发生。

②发作前窦性心律的Q-T间期延长,U波明显,常伴有T波增宽、平坦、高大或深倒。发作时出现一系列形态振幅不一、间距不等的宽大畸形QRS波。

③心动过速的发作常以"RonT"的形式开始,或由R落在U波上的舒张晚期室早所诱发。由于Q-T间期延长(0.50～0.80s左右),常并发舒张晚期多源性室早。

④心室律可达200次/min,每5～20个QRS波的主波方向围绕基线突然或逐渐转至相反方向,每次发作时伴有频率逐渐加速,中止前又逐渐减慢且振幅变大。

⑤心动过速之间为窦性心律,发作时间一般较短,历时数秒至数十秒,常可自行终止,但也可发展为室扑、室颤。

本型发生机制多与折返有关。Q-T 间期延长使心肌不应期的离散度增加,心肌纤维传导障碍,导致心室复极延迟及不均一性所致。

但应注意,在心动过速未明确诊断之前应避免使用,因为异丙肾上腺素可降低冠状动脉有效血流量,升高动脉血压,增加心肌耗氧量,导致严重的心律失常。人工心脏起搏疗效肯定,副作用小,是目前认为最有效的治疗方法。

禁用抑制应激性药物,如奎尼丁、普鲁卡因酰胺等。

先天性 Q-T 间期延长综合征并发扭转型室性心动过速,可用人工心脏起搏或电击除颤。亦有报道切除左颈胸交感神经节或左星状神经节。另外,慢心律、苯妥英钠也可奏效。

目前,镁剂对心律失常的治疗作用也已肯定。

(2) 伴 Q-T 间期正常型　较少见,心电图特点:

①Q-T 间期正常。②室性异位心律的联律间距较短。③起搏预防治疗无效。④交感神经刺激治疗可使病情恶化。⑤Ⅰ类抗心律失常药物治疗有显效。

发生机制尚未完全明了,笔者认为伴 Q-T 间期正常的扭转型室性心动过速似乎与局部传导阻滞、激动形式、时间的变化有关。

治疗首选Ⅰ类抗心律失常药物,如普鲁卡因酰胺可终止伴 Q-T 间期正常的扭转型室性心动过速。

(3) 自律性扭转型室速　比较少见,心电图特点:

①无明显器质性心脏病。②呈阵发性多形性室速发作,速率快常引起晕厥。③室速第一个心动联律间距极短,常小于 300ms,而窦性心律的 Q-T 间期及 T-U 波均为正常。④阿托品使发作时间延长。⑤β-阻滞剂、乙胺碘呋酮治疗无效。⑥异搏定治疗可奏效。⑦室早联律间距极短(0.28~0.32s),可发生在前。

本型室性心动过速发生机理与触发活动或慢通道钙离子流引起的折返有关。另外可由低血钾、高血钙、儿茶酚胺刺激、低氧及某些延长复极时间的药物所诱发。在临床上大都由洋地黄中毒引起。治疗首选异搏定。

4. 并行性室性心动过速

此型心动过速较少见,多数认为有严重的器质性心脏病变,如心肌梗死、心肌炎等。心电图特点:

(1) 心室频率为 70~140 次/min,可快至 140~220 次/min。

(2) 如异位节奏点周围存在文氏型传出阻滞,早搏偶联间距不等且呈倍数关系。

(3) 心动过速发作时,第一个早搏与前基本心律之间的联律间期明显不等,相差大于 0.08 秒。

(4) 可出现室性融合波。

5. 加速型室性自主节律(AIVR)

AIVR 又称非阵发性室性心动过速,多见于种器质性心脏病、如急性心肌梗死(特别是下壁)、高血钾、心肌炎等,偶见于无心脏病患者。根据其心电图特点,可分为以下几型:

(1) 典型的加速型室性自主节律:心电图特征为短阵(3~20 个)宽大畸形的 QRS 波群,形态与室早波形类似,多为束支阻滞型,频率一般为 60~90 次/min,与窦性频率相差<5 次/

min,常与窦性节律交替,形成室性融合波。

潜在室性自主节奏点,只要其频率超过窦房结的频率,室性自主节律就会持续下去。由于其心室率接近于正常窦性心律,发作短暂,通常不致有明显的血液动力学改变,故一般预后良好。

(2)持续型加速的室性自主节律:经电生理检查证明,心室异位激动可逆向夺获心房,或隐匿性室房逆传,使窦性激动持续受到干扰。

(3)超速型加速的室性自主节律:异位室性激动频率90~100次/min,超过窦性节律30次/min左右,形成较多的心室夺获和间歇出现的室性融合波,提示心脏有某种病理改变。

(4)不规则型加速的室性自主节律:临床所见室性异位节律可明显不齐,且无一定规律性,QRS多呈束支阻滞型,时间<0.12s,也可提示该异位起搏点存在文氏型传导阻滞可能。

加速型室性自主节律可伴发Ⅲ度房室传导阻滞,形成完全性房室分离。

6. 折返性室性心动过速

必须具备三个条件:①房室间必须存在两条传导途径,激动沿一条径路传出,沿另一径路传入,周而复始环行运动。②两条传导途径的不应期必须是不相等的(即存在单向传导阻滞),因而才能形成反复性激动。③形成反复心律的折返时间必须足够长,只有这样,当激动折回心房或心室时,该处心肌方能脱离不应期而再次应激,从而形成反复心律。

7. 某些特殊类型的室性心动过速

(1)儿茶酚胺敏感性室性心动过速:患者多为儿童及青年,对体力活动很敏感,多在体力活动时发作,小量异丙肾上腺素可诱发。心电图特点似早搏型室速,亦可呈多形性或多源性,Q-T间期正常,易发生室颤,心得安等β-阻滞剂治疗效果较好。

(2)慢性复发性室性心动过速,病人多有心肌梗死病史,反复发作的次数多少不一,有的每天发作,有的一年发作数次,这种病人的室速能用程序刺激引起和适时的刺激所终止。

五、QRS宽大畸形的心动过速鉴别诊断

在临床心电图中常见,鉴别宽QRS为室性还是室上性,对治疗和预后有重要意义。室上性心动过速伴有QRS宽大畸形,可能伴有心室内差异性传导、左或右束支传导阻滞及合并预激综合征等。虽然不少学者对QRS宽大畸形的心动过速鉴别诊断进行了很多研究,但有时仍需要结合临床资料和电生理检查才能确诊,一般由以下几个方面进行鉴别。

1. 心电图的鉴别诊断

(1)确定P波与QRS波的关系,如P与QRS有关,不论QRS波的形态如何,均属于室上性的。如果P与QRS无关,可能属于室速,但交界性心动过速伴差异传导或束支传导阻滞尚不能排除。

(2)室性融合波的存在,有利于室速的诊断。

(3)如心动过速时QRS的形态与发作前后窦性心律的QRS形态相似,往往提示为室上性心动过速。

(4)室上性心动过速心室律通常是规则的,而室速的 R-R 间隔可以轻度不规则。

根据近代研究,下列情况有助于室速的诊断:①QRS 波群时间>0.14s。②V_1～V_6 导联中 QRS 波群形态基本一致者(QRS 主波均向上或向下),但需除外室上速伴 A 型预激综合征。③平均额面电轴明显右偏>+120°,或左偏-30°～-90°。而室上速伴室性差异传导,其平均电轴常在 0°～+90°之间。④如果畸形的 QRS 波群不符合某种束支阻滞的图形,则提示为室速。⑤RV_1 导联呈双峰型,且振幅 R>R′,有利于室速的诊断。⑥V_1 导联中呈单相或双相型右束支阻滞图形,提示为室速。⑦V_6 导联中呈 qR 或 QS 者,提示为室速。⑧心动过速发作时,QRS 呈左束支阻滞图形,提示为室速。⑨常规心电图上无电轴偏移,而心动过速时出现右束支阻滞合并左前分支阻滞图形,或右束支阻滞合并左后分支阻滞图形,提示为室速。⑩平素心电图已有电轴偏移,而在心动过速时电轴偏移方向发生改变,均应考虑室速。

2. 临床鉴别

(1)颈动脉窦按压的试验,房性或交界性阵发性心动过速有结果:①完全无反应。②恢复窦性心律。③增加房室传导阻滞的程度。室性心动过速对按压颈动脉窦完全反应。

(2)一般来说,室上速临床和血流动力学的情况较好。

(3)心尖区第一心音增强,颈静脉搏动巨大,有助于房室分离的诊断。

3. QRS 宽大畸形室上速的电生理机理

分析指标和方法有:①A-H 间期:了解房室结传导时间与 QRS 波增宽的关系。②H-V 间期:了解室内传导是否正常。③V-V 间期:分析改变心速对 QRS 波的影响。④S_1S_1 或 S_1S_2 刺激:分析改变心速周期长度对 QRS 波形的影响和分析心动过速起始 A-H 间期长度与 QRS 波形的关系。

六、阵发性心动过速的临床意义

阵发性室上性心动过速的发病原因,一般多无器质性心脏病。可见于各种年龄,以 20～40 岁多见,且易复发,发作常与情绪激动、过度疲劳、吸烟、饮酒等有关,部分女性与妊娠或月经周期有关。亦可见于器质性心脏病,如风湿性心脏病、冠心病、心肌梗死、心绞痛、甲状腺功能亢进、洋地黄中毒等。每次发作持续时间、发作频率,不同病例可互不相同。每天发作数次至一年偶尔发作 1 次不等。多数患者自觉心悸、头晕、焦虑或恐惧等。如原有心肌损害,可发生急性心力衰竭,甚至出现肺水肿。

阵发性室上性心动过速的治疗,在发作几分钟内不自动停止者,一般选用简单的刺激迷走神经方法治疗,如颈脉窦按压、压迫眼球、屏气,以及新斯的明、洋地黄或静脉注射 ATP 等药物。迷走神经兴奋的治疗作用,可能是通过对房室传导的抑制以阻断经交界区的折返激动,以及对心房内异位节律点自律性的降低。发作中出现低血压或休克时,宜先用升压药物处理。对洋地黄毒性作用引起的室上速,应立即停用洋地黄,给予静脉补钾。

阵发性室上性心动过速的预后,主要取决于心脏的基本情况,无明显器质性心脏病患者预后较好。短阵性房性阵发性心动过速,特别是多源性的预后较差,有时是心房颤动的先兆。

阵发性室性心动过速与室上性相反，多见有严重器质性心脏病患者，如急性心肌梗死、心肌严重损害、心肌病、洋地黄中毒、高低血钾，奎尼丁、普鲁卡因酰胺过量等。偶有报道情绪激动引起而致死者。无器质性心脏病患者在剧烈体力劳动、缺氧，或使用交感神经兴奋药物，汞利尿剂或锑剂等静脉注射时，还有心脏手术，心血管检查、心血管造影时，亦可发生阵发性室速。

阵发性室性心动过速与室上性相似，患者多可感到突然发作及终止，多伴有显著低血压，甚至造成休克，从而迅速导致肺水肿、心绞痛、心肌梗死或脑血栓等。部分患者对心动过速的发作耐受性较好，其原因除患者心肌损害较轻甚至无损害外，可能由于心肌传导存在着 2∶1 的阻滞，心排血量无明显减少原故。

阵发性室性心动过速的治疗，应根据发作时的表现形式、病因及患者的一般情况而定。由于本病常发生在急性心肌梗死或其他严重心脏病基础上，容易引起休克、急性肺水肿等严重症状，亦有可能发展成心室颤动，故应紧急积极处理。一般常选用直流电击转复、升压药、利多卡因、普鲁卡因酰胺、吸氧等。洋地黄中毒引起者，应首选氯化钾。如发生于健康青壮年，一般尚能长期耐受，可选用口服奎尼丁、普鲁卡因酰胺、苯妥英钠等。室性心动过速容易在短期内反复发作，故心律转复后尚需根据病情，继续观察用药，预防复发。

阵发性室性心动过速多数预后不良，若不能迅速有效得到控制，可使患者死于肺水肿、休克或心室颤动。

（郭五一）

第十八章 扑动与颤动

扑动是一种匀齐而快速的节律,颤动是一种快速细小而杂乱的节律,两者是搏动频率较阵发性心动过速更快的主动性异位心律。发生于心房者称心房扑动或心房颤动,发生于心室者称心室扑动或心室颤动。扑动与颤动除了频率更快外。目前大多数认为扑动与颤动发生机理基本相同,并且阵发性心动过速、扑动、颤动有时可存在过渡图形,或互相转化而无明显界限,有些心电图介于扑动与颤动之间,或介于阵发性心动过速与扑动之间。扑动或颤动发作时间长短不一,可呈阵发性或永久性。

心房扑动及颤动是临床上较为常见的异位心律失常。绝大多数发生在器质性心脏病的基础上,其中以风湿性心脏病二尖瓣狭窄为最多见,其次为冠心病,心肌病、甲状腺功能亢进、急性感染、缺氧、酸碱平衡失调、低血钾、胸腔手术、精神刺激等,少数心房颤动亦可发于无病因可查者,称为特发性心房颤动。心房扑动远较心房颤动少见。

心室扑动或颤动是极严重的心律失常,常见于器质性心脏病,尤以急性心肌梗死、心肌病及洋地黄、奎尼丁、普鲁卡因酰胺、锑剂中毒等多见。此外还见于触电、溺水、高低血钾,以及心脏病临终前。心室扑动或颤动一旦发生,心室完全失去收缩能力,心音、血压、脉搏都不能测到,如不及时抢救,可迅速死亡。

一、心房扑动与心房颤动的发生机理

心电图在上百年的历史中,对心房扑动和颤动曾做过大量的实验研究和临床分析,但至今仍未得出满意的发病机理解说。但多数人认为有以下几种学说供大家参考。

1. 环行运动学说

由于心房各部分组织不应期的不同,其产生的激动只能沿一个方向呈环行连续性传导,循环不已。环行激动必须具备 4 个条件:①在心房内有足够长的环行途径,心房内在局部阻滞时,激动不能在该处连续下传,只能沿另一方向下传。②激动在心房内传导速度较慢。③心房肌的不应期明显缩短。④心房内局部传导阻滞区,不应期异常延长。

2. 单点激动学说

房性扑动或颤动,都是由于心房内异位起搏点的自律性异常增高,发放出一系列快速激动所引起的。当发放的激动规则,频率在 250~350 次/min 之间,即形成心房扑动。频率在 350~600 次/min 之间,快而不规则,传导途径及速度经常有变异,便产生心房颤动。

3. 多点激动学说

心房扑动或颤动是由于心房内以后多个异位起搏点,同时发出激动,在心房内互相干扰,互相竞争所致。

4. 多发性折返学说

当心房内一个或数个提前的房性激动发出后,落在心房肌的易激期、绝对不应期、相对不应期或恢复期,由于心房肌各部分的复极程度不一致,因而激动的传导途径与速度各异,在心房的局部出现多处微小折返现象。当心房各部位的折返途径和时间是固定的,形成规则的F波,便形成心房扑动。当激动折返途径成为极不规则的快速的f波时,便形成心房颤动。

二、心房扑动

多见于年龄较大及器质性心脏病患者,偶可见于健康人。常见病因以风湿性心脏病发病率最高,特别是风湿性二尖瓣狭窄最为多见,慢性冠状动脉硬化性心脏病也很常见。此外,还可见于心肌炎、心肌病、高血压性心脏病,甲亢性心脏病、慢性缩窄性心包炎、急性肺栓塞、洋地黄中毒等。病态窦房结综合征、预激综合征、胸部手术,心导管检查及心血管造影、急性心肌梗死、酒精中毒等亦可出现此种心律失常(见图18-1,图18-2)。

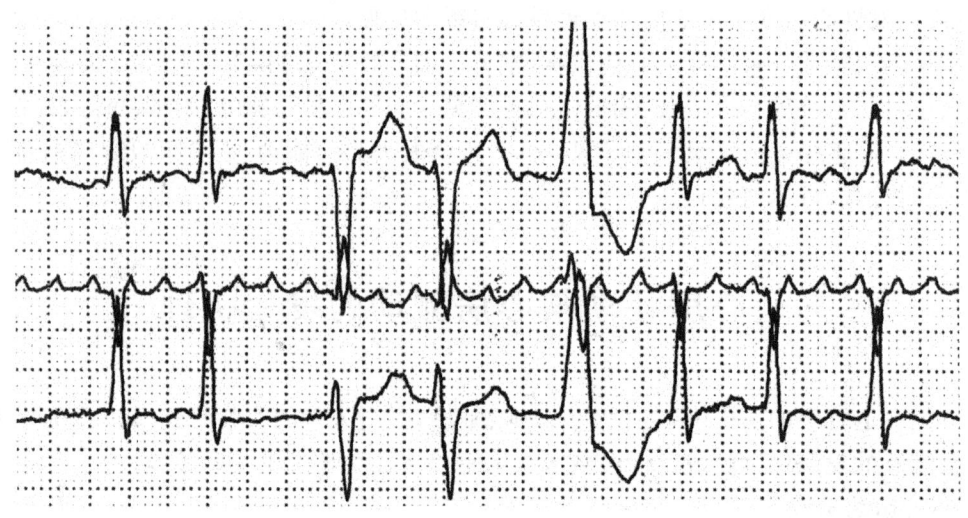

图18-1 心房扑动、短阵多发室性心动过速

心房扑动比心房颤动或阵发性心动过速少见,它可分为阵发性和持续性两种类型。心房扑动大多呈一过性,一般无症状,室率过快或不规则时有心悸、气促、头晕等自觉症状。症状严重程度决定于心率的快慢、心脏基本病变程度及其功能状态。由于心房扑动时,心房排血功能降低,而且心室率加快,可减少冠状动脉及重要器官的血流量,因而可诱发心力衰竭、心绞痛、昏厥及精神障碍等。长期心房扑动者,心房内常有血栓形成,故偶可发生肺、脑、肢体等动脉栓塞。

1. 心电图特点

(1)窦性P波消失。

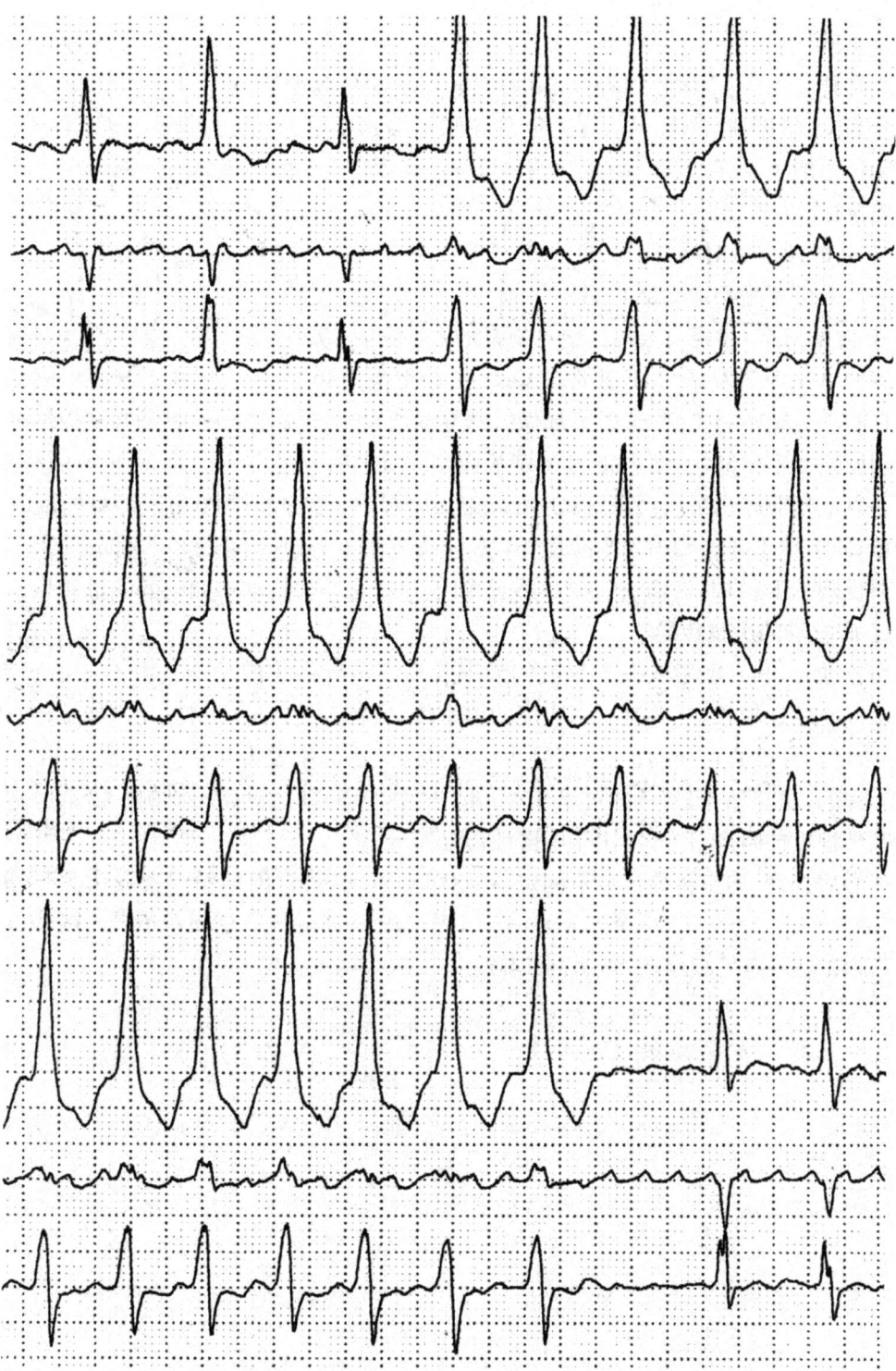

图 18-2 心房扑动、阵发性室性心动过速

(2)代之大小、形态、方向相同连续成锯齿状的心房扑动波(即F波)。

(3)F波频率250~350次/min之间,小儿多在300次/min以上。有人认为F波频率与心房大小有一定关系,心房较大者,F波频率慢,心房小则频率快。

(4)F波以在Ⅱ、Ⅲ、avF、V_1及V_3R等导联中最为明显,F波之间没有等电位线,这是与房性心动过速的重要鉴别点。但当F波部分向量与某些导联轴相垂直时,则可在这些导联上出现等电位线。

(5)F波的两支多对称,在Ⅱ、Ⅲ、avF导联亦可直立,亦可倒置,这主要与形成F波的起搏点是在心房上部还是心房下部有关。

(6)F波的形态、间距及振幅是绝对规整的,这是与心房颤动区别的主要特征,但因心房扑动的房室传导比例多为2:1,F波常与QRS-T相重叠而变形,使心房扑动与心房颤动或阵发性室上性心动过速不易鉴别,这时可加做特殊导联或食道导联,或压迫颈动脉窦以增加房室传导阻滞程度使心室率减慢,则F波可清楚显露出来而得以确立诊断。有时F波的频率,形态及振幅在以下情况时也可出现不等:①出现传出阻滞时,心房漏搏长F-F间期是短F-F间期的整倍数,使节律不齐。②不规则型房扑,使F波节律不齐,FR间期亦不固定。③不纯性房扑在绝对规则的F波中,偶而夹有少数不规则的f波,是心房扑动与颤动间的过渡型。

2. 心房扑动的房室传导

心房扑动时,其心室率取决于F波的频率及房室传导系统的功能。由于F波频率甚快,房室交界区不应期较长,或伴有不同程度的房室传导阻滞,使部分心房激动不能下传心室。

(1)未经治疗的心房扑动,一般多呈2:1传导,心室频率多为300~350次/min。

(2)有些心房扑动,房室传导可呈4:1、6:1(图18-3)甚至更高的比例。提示房室交界区存在着某种程度的阻滞,也可能由于隐匿性传导所致。

有些心房扑动,房室传导比例不固定,心室律则不匀齐,常因神经因素或药物(洋地黄、奎

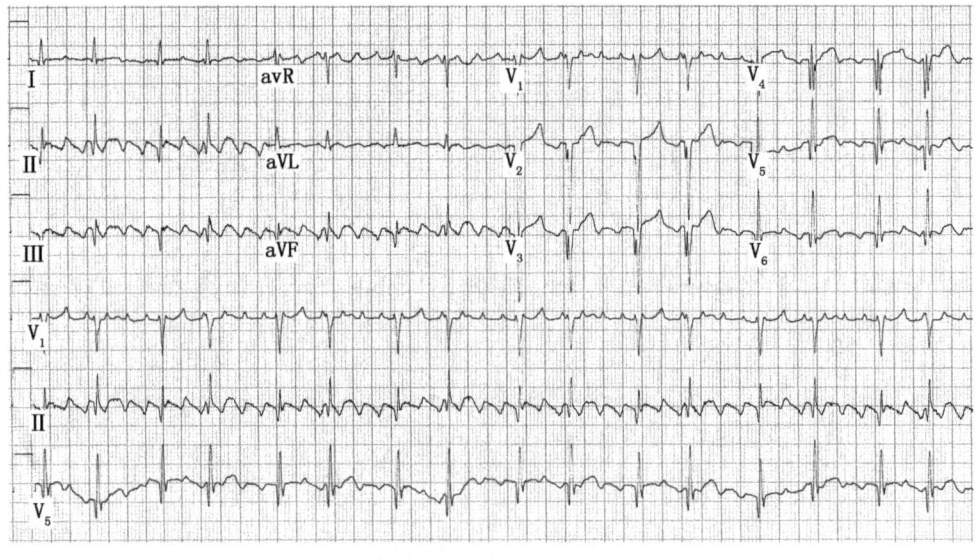

图18-3 心房扑动呈3:1~5:1传导

尼丁)造成。

(3)偶尔,在体力劳动、情绪激动或麻醉诱导情况下,或使用奎尼丁,普鲁卡因酰胺时,可发生1:1房室传导,小儿比成人多见。其成因可能是:①交感神经张力增高,房室交界区生理性不应期缩短。②每次激动下传适逢交界区的超常期而发生超常传导。③房室之间存在着异常传导通路,即合并预激综合征,此型心房扑动易误诊为室性心动过速。1:1房室传导发作可持续几分钟至几天,由于心室率太快,易诱发心衰而死亡,须及时转复。

(4)心房扑动伴房室传导阻滞:心房扑动伴Ⅱ度房室传导阻滞,根据其阻滞程度不同,可分为Ⅰ、Ⅱ、Ⅲ型,此时由于不同比例的房室传导以及 FR 长短不一,故心室率不规则。

F 波与 QRS 波无固定的时间关系,QRS 波群规则地出现,心室率多在 60 次/min 以下,QRS 波的形态与起搏点的位置有关。①如为房室交界性逸搏心律,则 QRS 波呈室上性,频率 40～60 次/min,节律规则。②如为室性逸搏心律,则 QRS 波宽大畸形,≥0.12s,频率 20～40 次/min,节律基本规则。③如果心房扑动时心室率超过心房率的一半时,虽 F 与 QRS 波没有固定的时间关系,这多为干扰性房室脱节。

3. QRS 波群

心房扑动时,由于其激动沿正常传导途径下传心室,QRS 波群一般形态正常。如室上性激动合并室内差异传导、束支传导阻滞、预激综合征等情况下,则 QRS 宽大畸形,酷似室性心动过速。另外,由于 F 波与 QRS 波重叠亦可使 QRS 变形。心房扑动可伴有其他心律失常。有时在同一份心电图上可见到房速、房扑、房颤互相转变的情况。心房扑动也可与早搏并存,还应对阵发性房性心动过速进行鉴别(表 18-1)。

表 18-1 阵发性房性心动过速与心房扑动鉴别表

	阵发性房性心动过速	心房扑动
年龄	多见于年轻人	中老年人居多
病因	常无心脏病	绝大多数有器质性心脏病
房率	160～220 次/min	250～350 次/min
室率	快可达 200 次/min	较慢一般在 150 次/min
等电位线	有	常无
压迫颈动脉窦	突然中止发作或无改变	可使房室传导减少室率成倍增加,但房扑不能消失
洋地黄治疗	可直接转为窦性心律	常变为心房颤动

心房扑动合并室内差异传导,或束支传导阻滞,或预激综合征时,要注意与室性心动过速鉴别。心房扑动如仅呈偶发,或为时短暂,并且并非发生于心肌梗死或心力衰竭,勿须特殊处理。对持续性心房扑动其治疗方法,大致可分为三类,即药物治疗、电复转、心房程控调搏。

三、心房颤动

心房颤动是临床上常见的一种心律失常,95%以上发生于器质性心脏病人。常见病因为风湿性心脏病、二尖瓣狭窄,冠状动脉硬化性心脏病、慢性肺源性心脏病、甲状腺功能亢进。此外,高血压性心脏病、心肌炎、心肌病、缩窄性心包炎、病态窦房结综合征、洋地黄中毒、心肌梗死(尤其是心房梗死)等亦可引起心房颤动。其发生原因及机理大致与心房扑动相同,且两者可以互相转变。偶尔少数正常心脏也可以发生阵发性心房颤动,其原因可能是情绪激动、外伤、外科手术、中毒等。近年来曾有"家族性心房颤动"的报道,因无确切病因可查而称为孤立性房颤。

心房颤动根据 f 波的振幅可分为粗颤(图 18-4)与细颤(图 18-5)。F 波振幅大于 0.5mm 者称粗颤,振幅小于 0.5mm 者称细颤。房颤持续两周以上者称为持续性,小于两周者称为阵发性,短者仅持续 1~2s,多数持续数分钟至数天,起止多突然。一般临床将心室率在 60~100 次/min 称为慢速型房颤,见于器质性心脏病发生较久、房室交界区有器质性病变,及经洋地黄治疗患者。心室率>100 次/min 称为快速型房颤,常发生于未经治疗的房颤,可由各种病因引起。当房颤合并预激综合征时,心室率可>180 次/min。

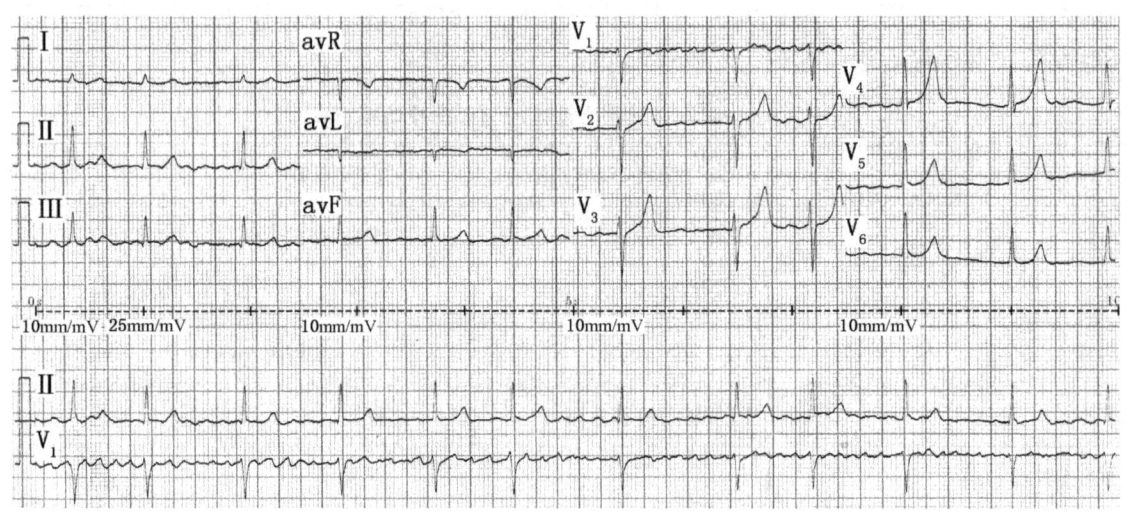

图 18-4 心房颤动(粗颤)

心房颤动时临床症状,决定于心室搏动频率及有无心力衰竭或心肌梗死等情况,心室率过快者,可有心悸、气促、多汗及心前区不适等,甚至可发生心力衰竭、心源性休克、心绞痛或昏厥。二尖瓣病变患者常因心房颤动引致栓塞约占 10%~20%。

心电图特点:窦性 P 波消失,代之以快速、大小、形态、间隔各异的颤动波(f 波),频率一般为 350~600 次/min。f 波一般在 V_1、V_3 导联清楚,Ⅱ、Ⅲ、avF 次之。

f 波是诊断房颤的主要条件,f 波振幅大于 0.5mm 者称粗颤,多见于风湿性心脏病二尖瓣

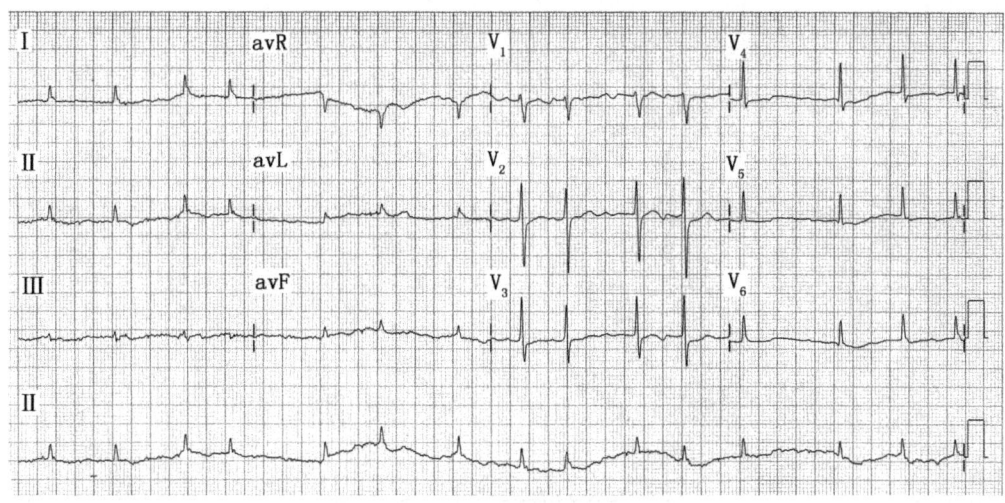

图 18-5 快速心房颤动(细颤)

病变,房颤频率多较慢,f 波平均 490 次/min。振幅小于 0.5mm 者称为细颤,多见于冠心病。房颤的频率多较快,f 波平均 560 次/min。个别情况下,f 波极纤细,在体表心电图上不能发现,可根据室律绝对不齐作出诊断,或加做食道导联,有助于显示 f 波帮助诊断。

1. 心室律绝对不规则

有以下不同的表现:①规则倾向型。快速房颤时,由于心室律较快,相邻的 R-R 间期彼此相差不超过 0.03s。②类文氏现象型。R-R 间期虽长短不一,但亦可出现渐短突长,或渐长突长的类文氏现象。③成倍型。多数心室周期约为 0.17~0.23s 或其倍数。④不定型。R-R 长短不一,无一定规律。

2. QRS 波群

心房颤动时,QRS 波群一般呈室上型。但 QRS 形态常不完全一致,其原因:①粗大 f 波与 QRS 波群相重叠。②由于心室律快而不规律,心脏不应期长短不一,易出现室内差异传导。③心房颤动合并束支传导阻滞或预激综合征时,QRS 波群也可宽大畸形。

3. 心房颤动合并心律失常

(1)心房颤动时可合并不同程度的房室传导阻滞。

房颤合并 I 度房室传导阻滞:由于心房颤动的心房率和心室率都不规则,房室传导比例也不固定,因而无法根据 fR 间期是否延长来诊断,只有在转为窦性心律后,观察到 P-R 间期延长才能确定。当器质性心脏病人发生心房颤动未经洋地黄治疗,休息时心室率 60 次/min 左右,心律不规则,则可考虑合并有 I 度房室传导阻滞的可能。

房颤合并 II 度房室传导阻滞(图 18-6):诊断也有一定困难,如心电图符合下列其一项表现即可诊断。①R-R 间期长达 1.95s 以上(图 18-7),心室率在 40 次/min 左右,若长达 1.5s 以上的 R-R 间隔出现 3 次以上其诊断综合临床更为可靠(图 18-8)。②房室交界性或室性逸搏频繁连续出现。交界性逸搏心室率 40~60 次/min。室性逸搏时,心室率在 20~40 次/min 之间。房颤合并 III 度房室传导阻滞:此时心室律变得缓慢而匀齐,f 波与 QRS 无关。

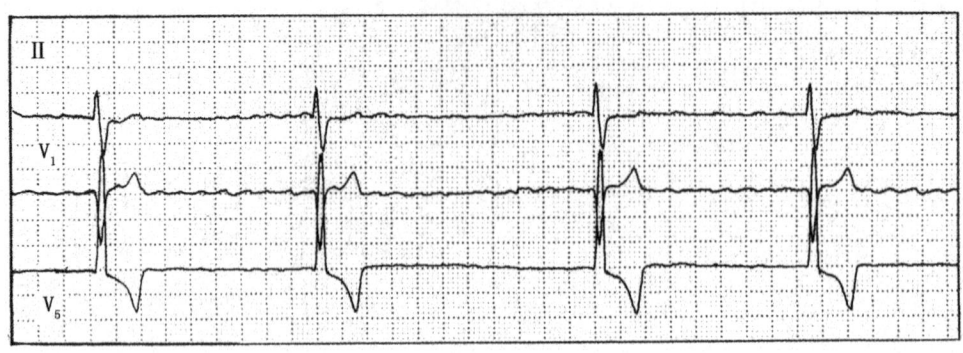

图 18-6　心房颤动合并Ⅱ度房室传导阻滞

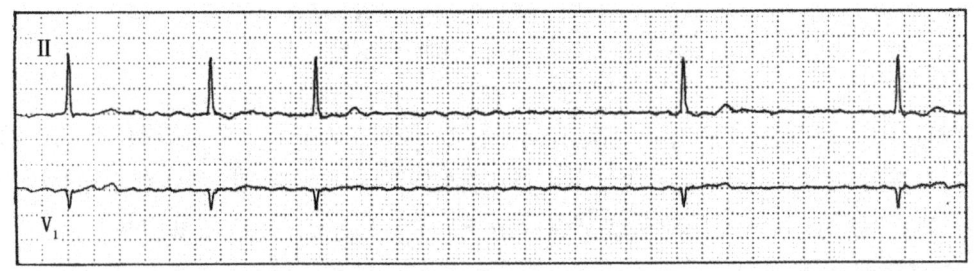

图 18-7　心房颤动伴长 R-R 间期

(2)室性早搏。因 R-R 间期不等难以判断,故出现类代偿间期。无法判断代偿间期是否完全,但一般类代偿比房颤的平均 R-R 间期为长(图 18-10～图 18-11)。

房颤合并间歇性室内差异传导时,这与室性早搏极为相似,两者的鉴别也极困难,但是有重要的临床意义。房颤合并室内差异传导,常提示洋地黄用量不足。若合并室性早搏,则提示洋地黄过量,一般地说,室内差异传导具有下列特点:①常发生于心室较快的房颤患者。②多在长的 R-R 间隔之后发生。③差异传导的 QRS 与前一 QRS 的时距不固定,但符合 Ashman 现象。④差异传导的 QRS 常呈右束支阻滞图形。⑤无代偿间期。室性早搏则常有固定的联律间期,QRS 形态与其前的 R-R 间期长短无关,其后有类代偿间期。两者鉴别诊断见表(表 18-2)。

表 18-2　房颤伴室内差异传导与室性早搏的鉴别

	房颤伴室内差异性传导	室性早搏
室率	多较快	多较慢
QRS 形态	常在 V_1 呈 rsR′型,起始向量正常	在 V_1 常呈 R 或 rR′型,起始向量与其他心搏不同
联律间期	不固定	大多数固定
联律间期前面第一个 R-R	长	长短不定
类代偿间歇	无	有

续表

	房颤伴室内差异性传导	室性早搏
蝉联现象	出现两个或更多畸形 QRS 并不少见	多数只有一个畸形 QRS
与洋地黄的关系	常为洋地黄用量不足	常为洋地黄过量

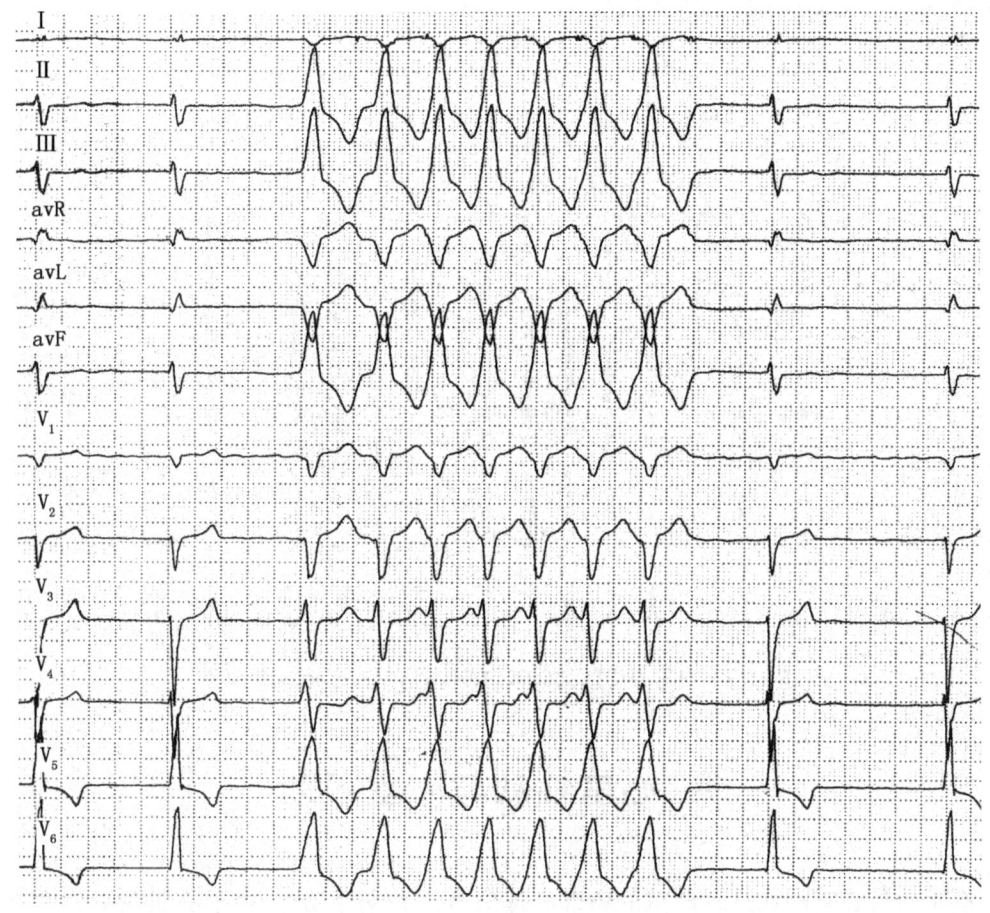

图 18-8　心房颤动,室内传导阻滞,阵发性室性心动过速

(3)阵发性室性心动过速。心房颤动合并阵发性室性心动过速,多见于严重的器质性心脏病或严重的洋地黄、奎尼丁中毒,预后不良。心电图可出现一系列宽大畸形的 QRS、T 波,心室率 100~240 次/min,基本规则,f 波与 QRS 完全无关,此时须与房颤伴室内差异传导鉴别。

房颤合并加速性室性逸搏心律,QRS 波群宽大畸形,平均室率 70~80 次/min,出现心室夺获及室性融合波。

(4)预激综合征。房颤合并预激综合征,此时由于 P 波消失,诊断唯一依据是 QRS 的初始部位出现"Δ"波,否则可误诊为房颤伴阵发性室性心动过速。此时应用洋地黄,可加重病情。因加速了旁道下传心室,使心室率增快,造成心排出量不足而死亡。因此,应用洋地黄后心室率不减慢,应高度怀疑房颤合并预激综合征的可能。

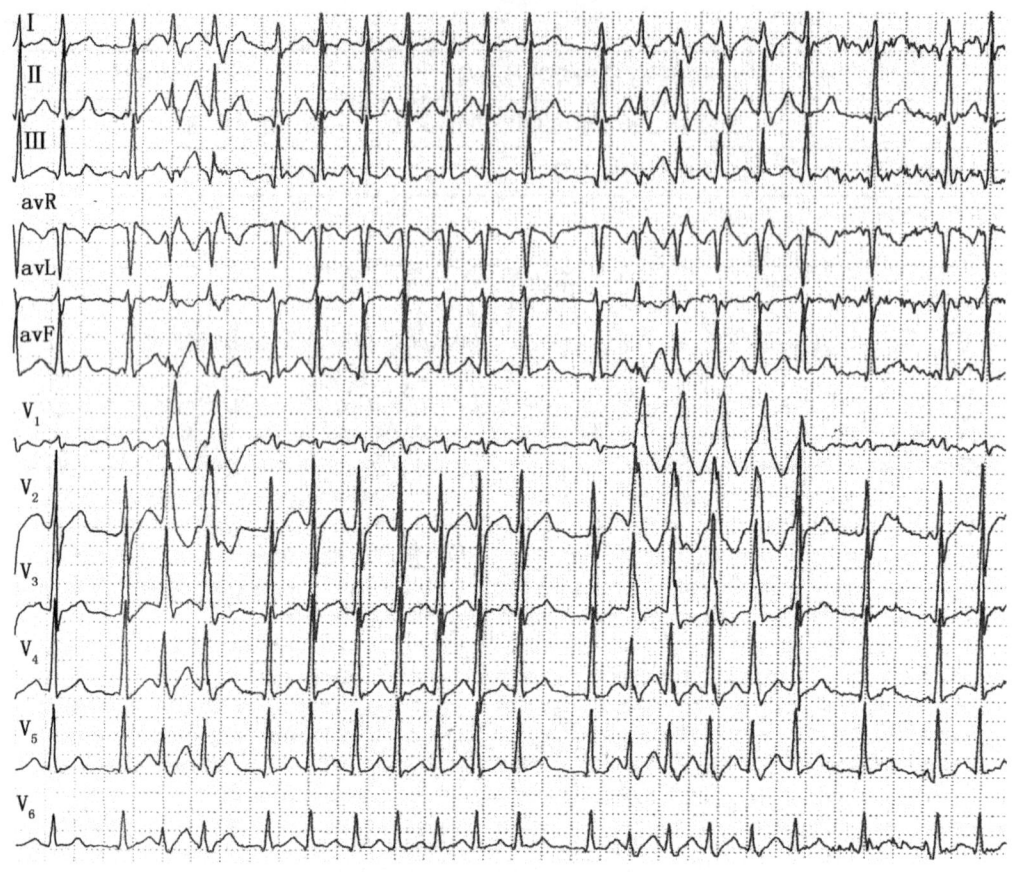

图18-9 快速心房颤动伴室内差异性传导、形成蝉联现象

四、心室扑动与心室颤动

心室扑动与心室颤动是最严重的室性心律失常。心室扑动时,由于心肌收缩无力,可能转为心室颤动。颤动时,心室完全失去收缩力,使循环停顿,心音、血压、脉搏都不能测到,如不及时抢救,可致死亡。

心室扑动与颤动常见于器质性心脏病,尤以急性心肌梗死、心肌炎,及洋地黄、奎尼丁、普鲁卡因酰胺、锑剂中毒等多见。此外还见于心导管检查、触电、电解质紊乱,以及心脏病临终前。室颤偶可发生于心脏完全正常,有人称该型室颤为"特发性室颤"。心室颤动在下列情况时也易诱发:①心率明显减慢。②低温麻醉或复温时。③酸碱平衡失调。④β-肾上腺素能或交感神经刺激。⑤心肌缺氧,心肌应激性增高。

心室扑动与颤动产生机理与心房扑动和颤动基本相似,异位节律点发生在心室。

1. 心室扑动(图18-12)

是介于室性心动过速和心室颤动之间的一种过渡性心律,它持续时间很短,易转为室速或室颤。心室扑动时,心电图上 QRS、T 的基本形态消失,代之出现以匀齐连续的宽大波动(呈

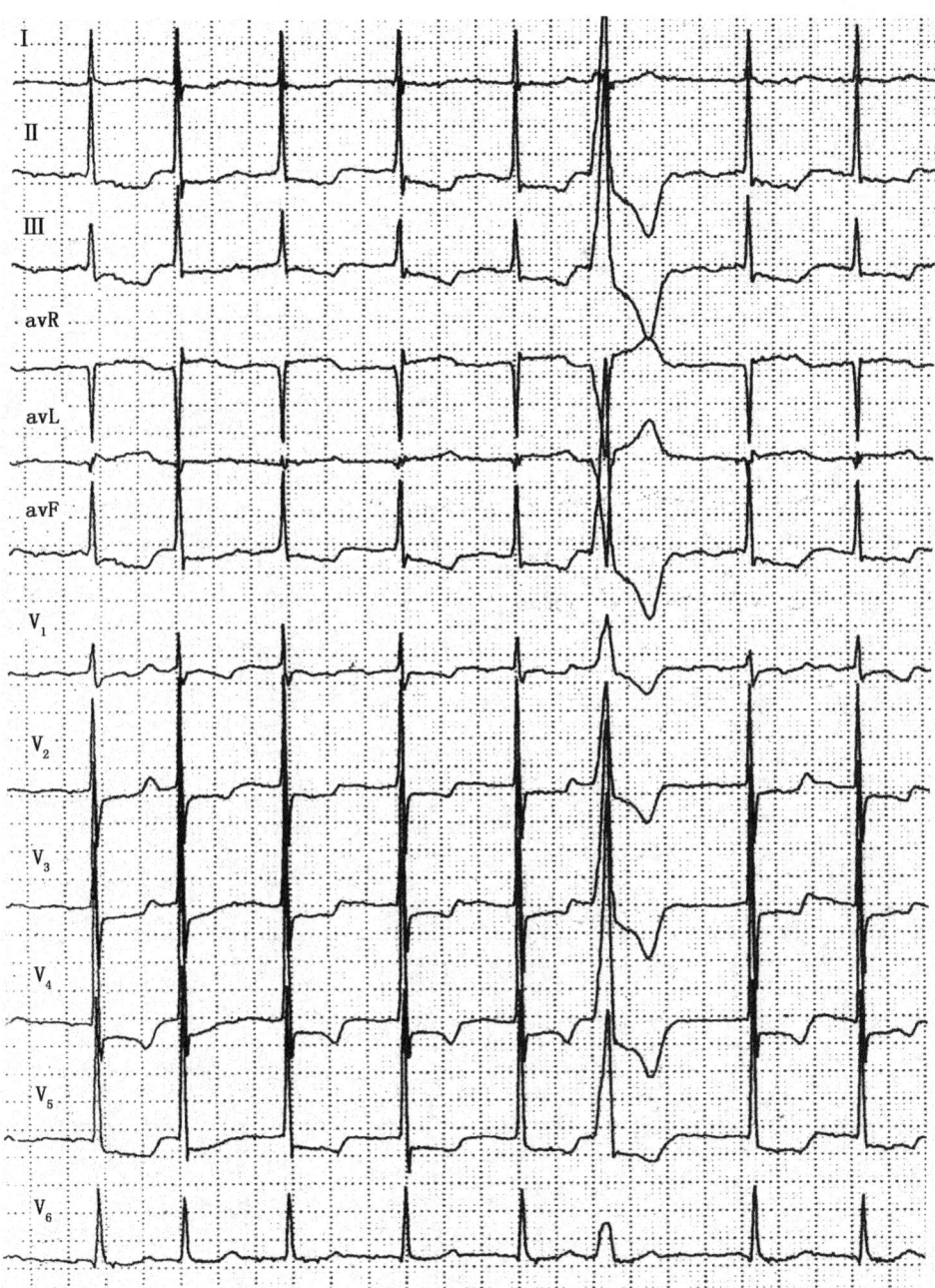

图 18-10　心房颤动、室性异位搏动、ST-T 异常

正弦样曲线），节律规则，频率多在 180～250 次/min 之间。扑动波的振幅可决定心肌功能，当功能好时，振幅较大。在严重心肌损伤病人（如急性心肌梗死时），振幅常较小。当心室扑动波的振幅逐渐降低时，将很快转为心室颤动，窦性 P 波或房性 P 波多被宽大的心室扑动波所掩盖，仅少数可以见到。

2. 心室颤动

心室颤动是指心室处于杂乱而不定形的非同步电活动状态，它可以来自重复性折返激动，

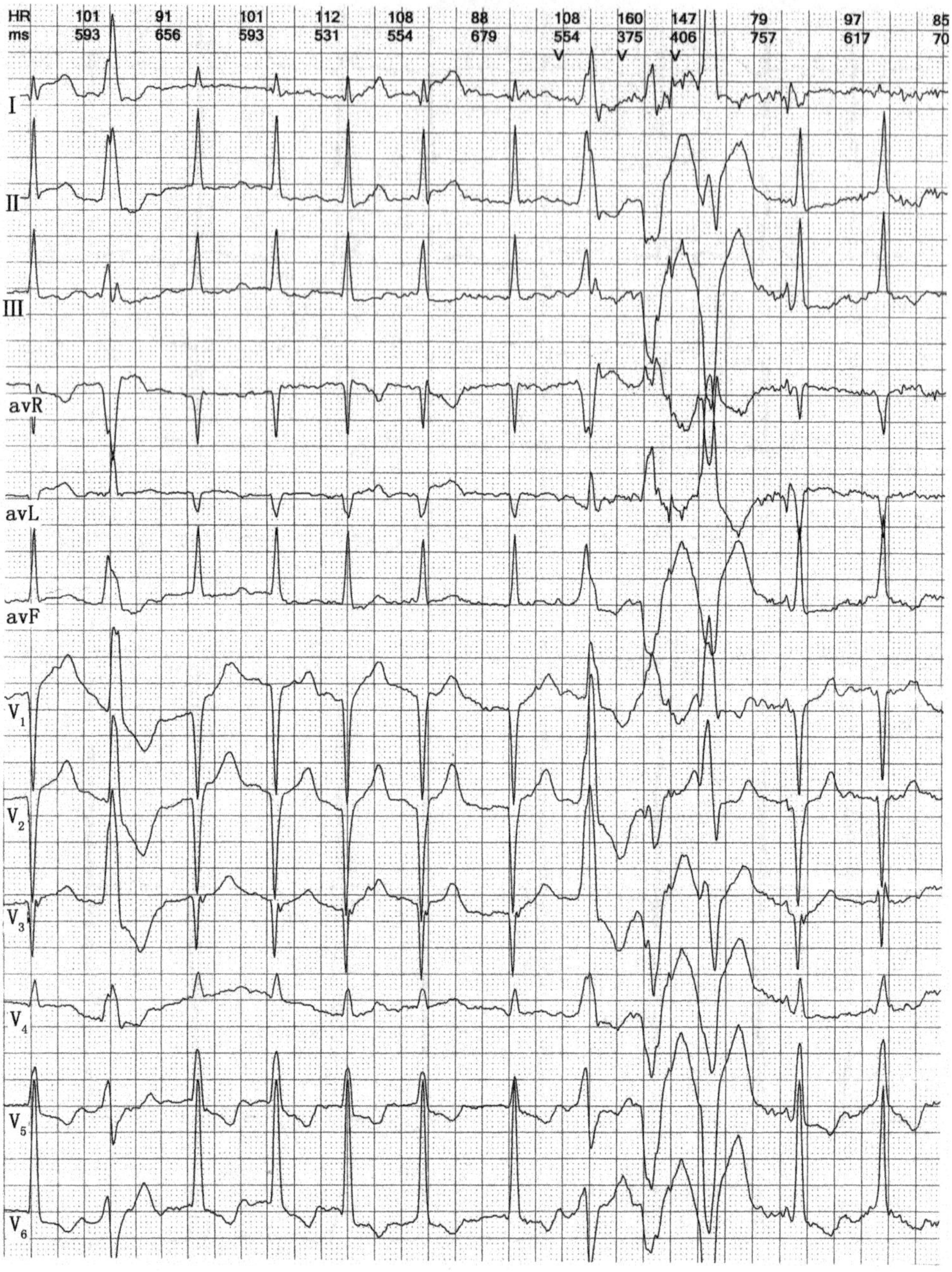

图 18-11　心房颤动合并短阵性室速

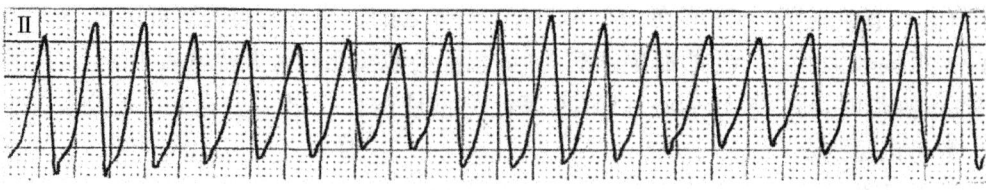

图 18-12　心室扑动

也可以来自局部病灶发出的快速电激动。心电图的特点是 QRS、T 波群完全消失,而代之以形状不同、大小各异、极其不匀齐的波群,频率约为 250～500 次/min(图 18-13)。但临床常出现频率较慢的室颤,100 次/min 以下。窦性 P 波或房室 P 波多埋于不规则的室颤中,仅少数病人可见。细颤,可迅速转为心脏停搏。最近临床上将室颤,分为原发性和继发性两型,前者系指室颤前无低血压、心力衰竭或呼吸衰竭等,而循环功能较为良好者,电复律的成功率 80%,预后较好。室颤先兆心电图出现"RonT"的室早,多源性、频发性、成对性室早、室速,或高度、完全性房室传导阻滞。细颤前有明显的低电压、心力衰竭或呼吸衰竭,除颤效果不佳,电复律 80% 无效。

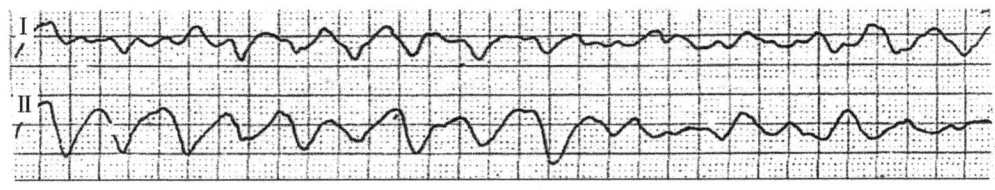

图 18-13　心室颤动

近年来,随着电转复的广泛应用,只要能及时查明心室颤动的发生,又能及时而恰当地施行有效的电除颤,在心肌损伤不太严重情况下,往往可以转复为窦性心律。

若室颤振幅细小,应从心腔内注入肾上腺素 1mg,使颤动波变为粗大,然后再予电击。同时可行心腔内或静注利多卡因、普鲁卡因酰胺及溴苄胺,以增加电击之成功率。如无电击设备,可以进行药物除颤,并进行其他一系列的复苏措施。

3. 心室停搏

心室停搏(亦称心室静止)是指心室长达数秒或更长时间内无 QRS 波出现。虽然心电图有细小的蠕动波,但实际上等于停止搏动。一般临床可根据心电图持续 2.7s 以上的等电位线诊断为心室停搏(图 18-14～图 18-15)。

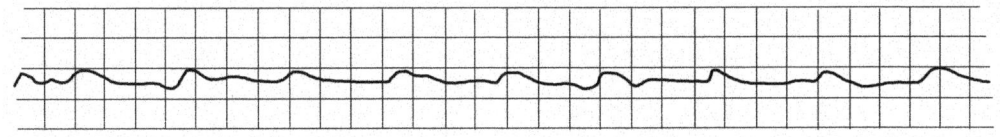

图 18-14　心室自搏心律

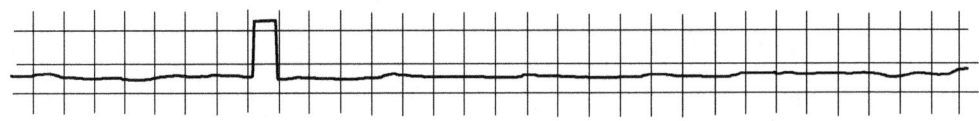

图 18-15　心室停搏

预后主要决定于心室静止的时间长短,原有心脏病的性质和严重程度。若持续较长时间,不能及时恢复心搏者,则发生阿-斯综合征。

(郭五一　杨晓静)

第十九章 心脏传导阻滞

一、传导阻滞总论

正常心脏的激动起源于窦房结,并按一定传导速度和顺序下传心房、房室交界区、左右束支、浦肯野纤维,最后传到心室肌使之除极,如果由于传导系统某个部位的不应期异常延长,激动自窦房结向心房及心室传导过程中,速度减慢,或部分甚至全部激动下传受阻,即称为传导阻滞。

根据阻滞部位不同,可分为:窦房传导阻滞,阻滞发生于窦房结与其交界区的心房肌之间;房内传导阻滞,阻滞发生于心房内;房室传导阻滞,阻滞发生于房室交界区;束支传导阻滞,即室内阻滞,阻滞发生于束支及其分支;异位起搏点传出阻滞,阻滞发生于心房或房室交界区、心室异位起搏点与周围心肌之间。

根据传导阻滞的方向性,可分为顺向性及逆向性传导阻滞。

根据传导阻滞的时间可分为暂时性、间歇性、永久性。前者可能是器质性心脏病变或药物直接作用于心肌所引起,也可能是迷走神经张力增高的结果,后者则多为器质性心脏病所致。

根据传导阻滞程度不同,可分为:

Ⅰ度传导阻滞,激动传导时间延长,但每次激动均能通过阻滞区。

Ⅱ度传导阻滞,激动间歇地被阻滞,即部分激动不能通过阻滞区。可分为:

Ⅰ型:激动下传时间逐渐延长然后被阻滞,称文氏现象,有渐短突长的特点。

Ⅱ型:激动下传呈间断性阻滞,但阻滞之前传导时间固定,此型亦称莫氏现象。

Ⅲ型:传导时间延长程度及激动下传受阻无一定规律,若有半数以上的激动传导受阻,称为高度传导阻滞。

Ⅲ度传导阻滞:激动传导完全被阻滞,均不能通过阻滞区下传。

Ⅰ度、Ⅱ度传导阻滞又称不完全性阻滞,Ⅲ度传导阻滞则称完全性阻滞。

心率依赖型传导阻滞或位相型传导阻滞与其自律性变化有密切关系,即心率加快或减慢可产生传导阻滞。心率增快时出现的传导阻滞,称 3 相传导阻滞。心率减慢时产生的传导阻滞称 4 相传导阻滞。

病理性不应期的延长先天性畸形亦可引起传导阻滞。

在传导阻滞中,有时还会出现一些特殊现象,如超常传导、隐匿传导、单向阻滞、魏登斯基现象等,可使心电图显得极为复杂,所以我们在分析传导阻滞心电图时,对以上现象应有一个全面了解,以便得到正确诊断。

二、窦房传导阻滞

窦房结发出的激动下传房室交界区时传导延缓或受阻，称为窦房阻滞。可呈暂时性或持久性，也可反复发作，窦房阻滞多见于急性心肌炎和心肌梗死，洋地黄中毒、β-受体阻断剂过量或高血钾等，亦常见于迷走神经张力亢进或颈动脉窦过敏的患者。暂时性窦房阻滞常无症状，多属功能性的。在2∶1窦房阻滞，易误诊为心动过缓。

窦房传导阻滞根据阻滞程度，可分为Ⅰ、Ⅱ、Ⅲ度。

1. Ⅰ度窦房传导阻滞

指窦性激动传导至心房肌的时间延长，由于窦房传导时间延长，但每次激动均能使心房除极产生P波。由于体表心电图上不能记录到窦房结的电活动，所以无法在心电图上测量。

2. Ⅱ度窦房传导阻滞

Ⅱ度窦房传导阻滞根据其阻滞程度及表现形式不同可分为两型，即Ⅰ型（具有文氏现象）和Ⅱ型。

（1）Ⅱ度Ⅰ型窦房传导阻滞：由于窦房交界区的相对不应期及绝对不应期发生病理性延长，窦性激动在下传过程中传导速度进行性减慢，直至完全被阻滞不能传入心房，发生一次P-QRS-T的脱漏。心电图表现为：①P-P间期进行性缩短，直至P波脱漏而发生长P-P间期。②长的P-P间期小于最短的P-P间期的2倍。③每次脱漏后的第一次窦房激动，经过较长时间的休息，都以正常或最快的速度传导（图19-1～图19-3）。

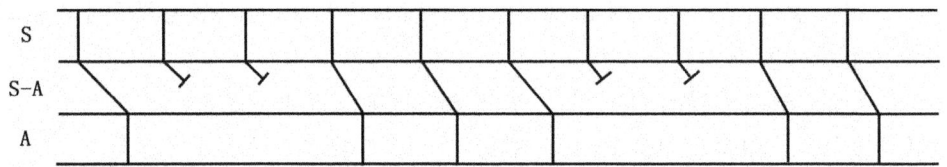

图19-1　5∶3窦房阻滞示意图

3∶2的文氏型窦房传导阻滞可造成长短P-P交替出现的现象，这与呈二联律的窦性早搏甚难鉴别，但后者多与呼吸周期时相的不同有关。

与窦性停搏的鉴别：短暂窦性停搏与Ⅱ度Ⅰ型窦房传导阻滞鉴别点为窦停产生的P-P周期不是正常窦性周期的倍数。而Ⅱ度窦房传导阻滞产生的长P-P是短P-P周期的倍数。

长期窦停与完全性窦房阻滞不易区分，前者心房起搏点受抑制，后者由Ⅱ度以上窦房阻滞发展而来。心电图上可出现房性逸搏及逸搏心律，而前者不出现。

临床意义：绝大多数窦房阻滞见于器质性心脏病，包括病态窦房结综合征、冠心病、急性心肌梗死、高血压病、心肌炎以及药物中毒等，少数患者发生于夜休时，可能是迷走神经张力增高所致。

（2）Ⅱ度Ⅱ型窦房传导阻滞（图19-4，图19-5）：Ⅱ度Ⅱ型窦房传导阻滞由绝对不应期病理性延长引起，使单个窦性激动不能传入心房。

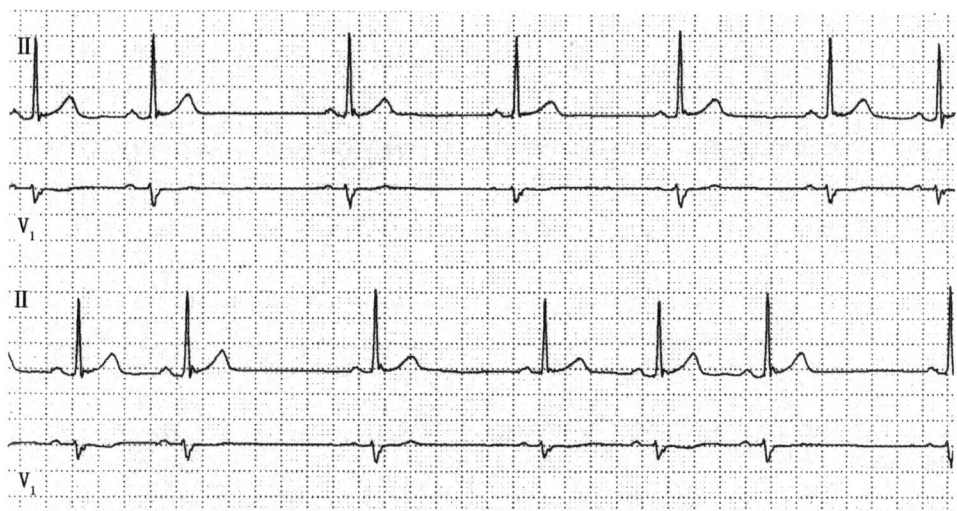

图 19-2　Ⅱ度Ⅰ型窦房传导阻滞

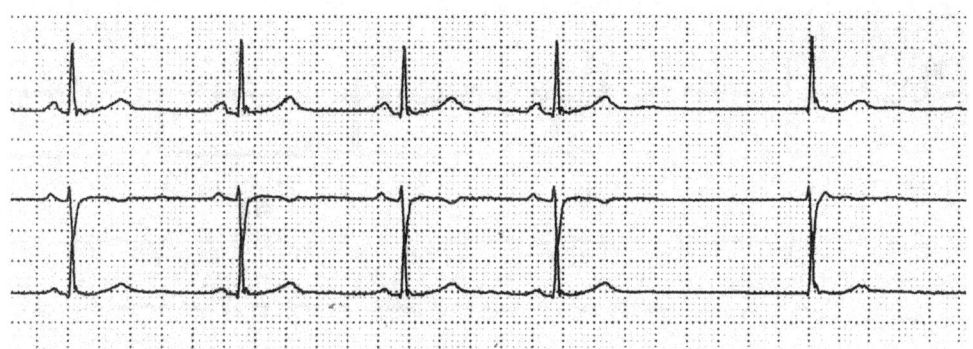

图 19-3　Ⅱ度Ⅰ型窦房传导阻滞、交界区性逸搏

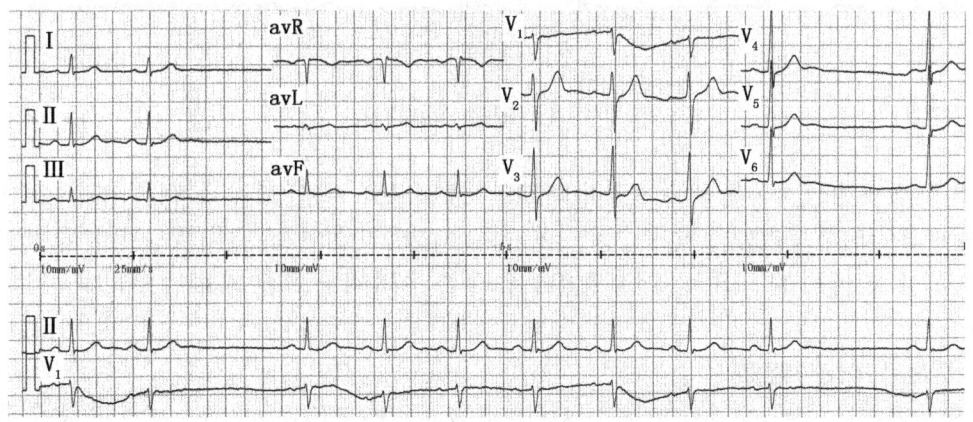

图 19-4　Ⅱ度Ⅱ型窦房传导阻滞

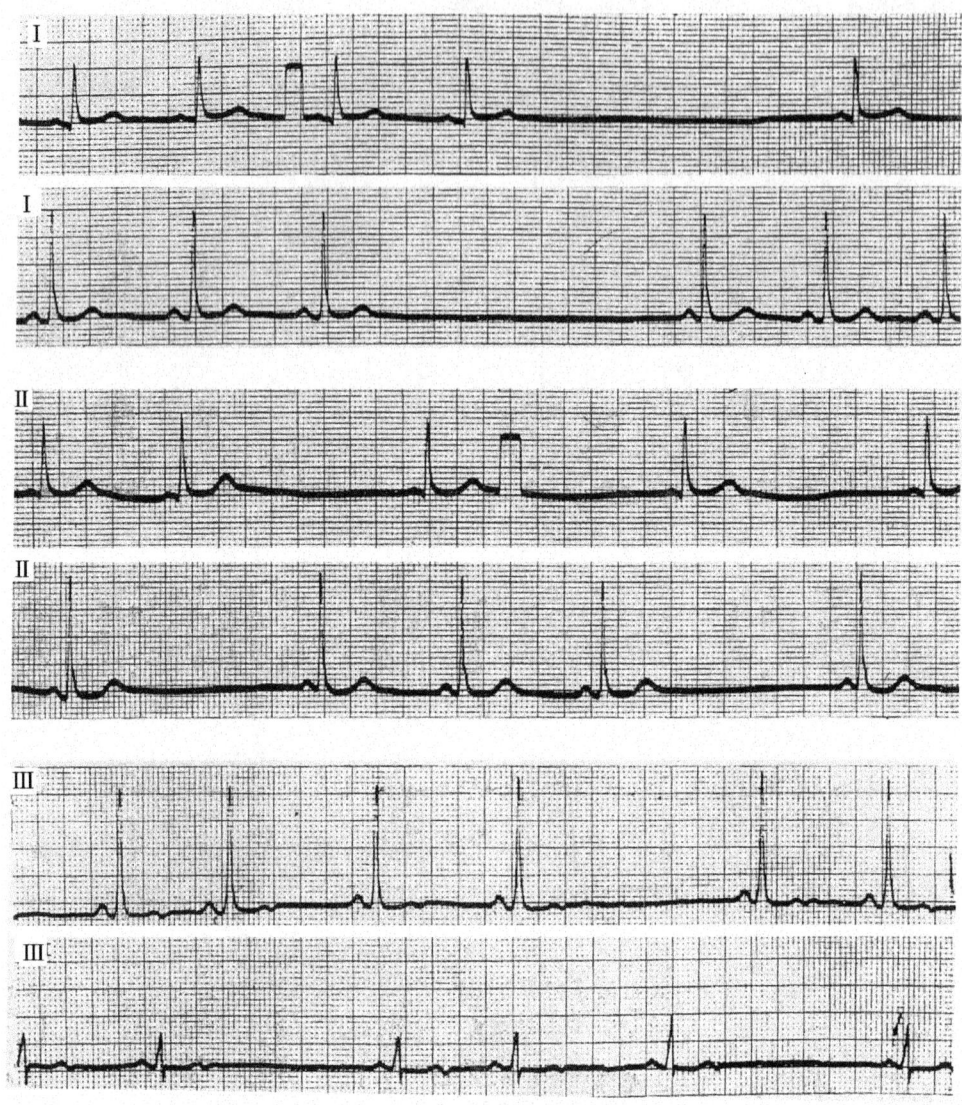

图 19-5　间歇性窦房阻滞

心电图表现为长 P-P 间期为短 P-P 间期的倍数,以 2～3 倍为常见,在伴有窦性心律不齐时,长短 P-P 间期可呈近似倍数的关系。在一系列窦性心律中,突然出现一组 P-QRS-T 波群全部脱落。其脱落后的 P-P 间距恰好等于窦性心动周期的 2 倍。其传导比例可呈 2∶1、3∶2、4∶3。

3. Ⅲ度窦房传导阻滞

窦房结发出的激动,全部在窦房交界区受阻滞而不能下传,心电图上窦性 P 波完全消失,很难与窦性停搏区别。在高血钾所引起的窦-室传导,心电图上 QRS 之前无 P 波,但无房性逸搏出现,这可以与Ⅲ度窦房阻滞者鉴别。

窦房传导阻滞可以呈一过性,亦可以是慢性永久性的,为病态窦房结综合征的一种表现。

4. 高度窦房阻滞

连续二个或二个以上的窦性能传入心房。心电图表现为长 P-P 周期是窦性 P-P 周期的倍数,传导比例是固定的。

三、房内传导阻滞

是由结间束与房间束传导障碍所致的传导阻滞(简称房内阻滞)(图 19-6)。可分为不完全性房内阻滞与完全性房内阻滞。房内传导阻滞可以表现为 P 波形态异常,也可以表现为房室传导阻滞。多见于风心病、心肌炎、冠心病、心肌梗死、洋地黄中毒及心房肌纤维化等,也可见于中枢神经系统疾病、胃肠道疾病、癌症、肺炎等。

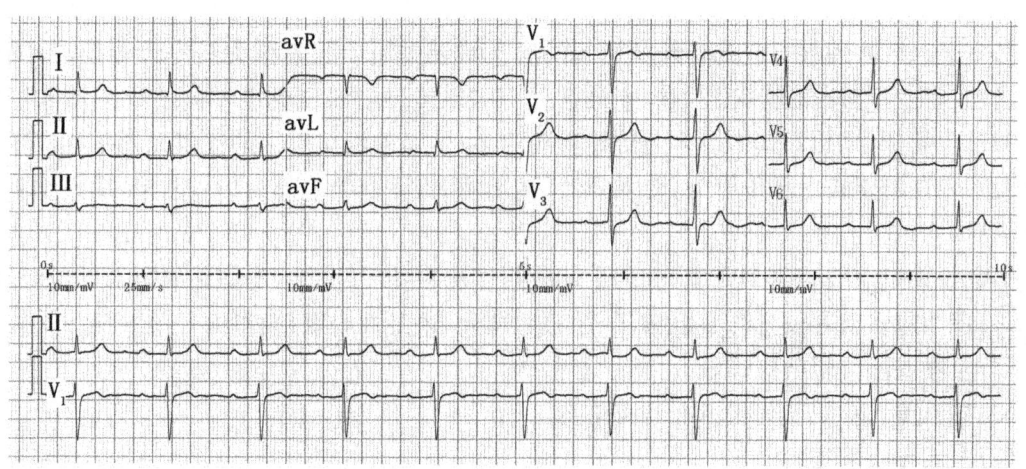

图 19-6 房内传导阻滞

1. 不完全性房内传导阻滞

心电图特点:

P 波双峰,时限≥0.12s,或呈肺型 P 波。

P 波呈圆隆或扁平型,P 波时间≥0.12s。

双峰或高尖 P 波间歇出现。

2. 完全性房内传导阻滞(完全性房性分离)

因左右心房间传导阻滞而中断,窦房结激动心房的一侧,并下传心室,另一部分心房为异位心房起搏点所激动,但不传入心室。心电图表现,有两组形态不同,互不相关的心房波(P 及 P′波),其中仅窦性 P 波之后伴有 QRS 波群,频率一般为 30~50 次/min,P′波较窦性 P 波小,常畸形,P′-P′间隔很不规则。完全性房内传导阻滞较少见,应与房性并行心律进行鉴别(表 19-1)。

表 19-1 房性并行心律与完全性房性分离的鉴别

	房性并行心律	完全性房性分离
P′形态	与窦性相似或高尖	较小,其后有细颤波,可与窦性 P 波分开
P′下传心室	可下传心室	不能传入心室
P′-P′间歇	固定或成倍数	无固定或不成倍数关系
一般情况	良好	多有严重心脏病,少数患者发作后几小时内死亡

四、房室传导阻滞

(一)概述

房室交界区病理性不应期延长所引起的房室传导延缓或阻断称为房室传导阻滞(简称房室阻滞)。房室阻滞在心脏传导阻滞中最常见。房室传导阻滞可见于单向传导阻滞和逆向传导阻滞及双向传导阻滞,其中以多向传导阻滞为多见,另外据房室结的代偿间期呈相对不应期或绝对不应期的延长。部位分为:传入阻滞、传出阻滞,房室结上部为传入阻滞,房室结下部为传出阻滞。

房室传导阻滞按阻滞的程度,分为Ⅰ、Ⅱ、Ⅲ度房室传导阻滞。房室传导阻滞常见病因有:
(1)慢性冠状动脉硬化性心脏病、急性心肌梗死、风湿性心脏瓣膜病、心脏肿瘤。
(2)急性或慢性感染疾病。
(3)洋地黄、奎尼丁、普鲁卡因酰胺中毒。
(4)先天性心脏病。
(5)心动过速、心房扑动、颤动。

(二)Ⅰ度房室传导阻滞(图 19-7～图 19-11)

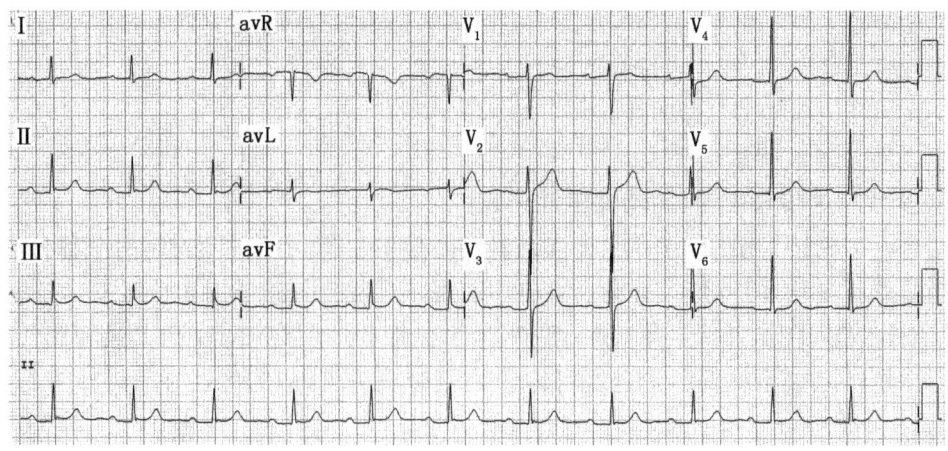

图 19-7　Ⅰ度房室传导阻滞

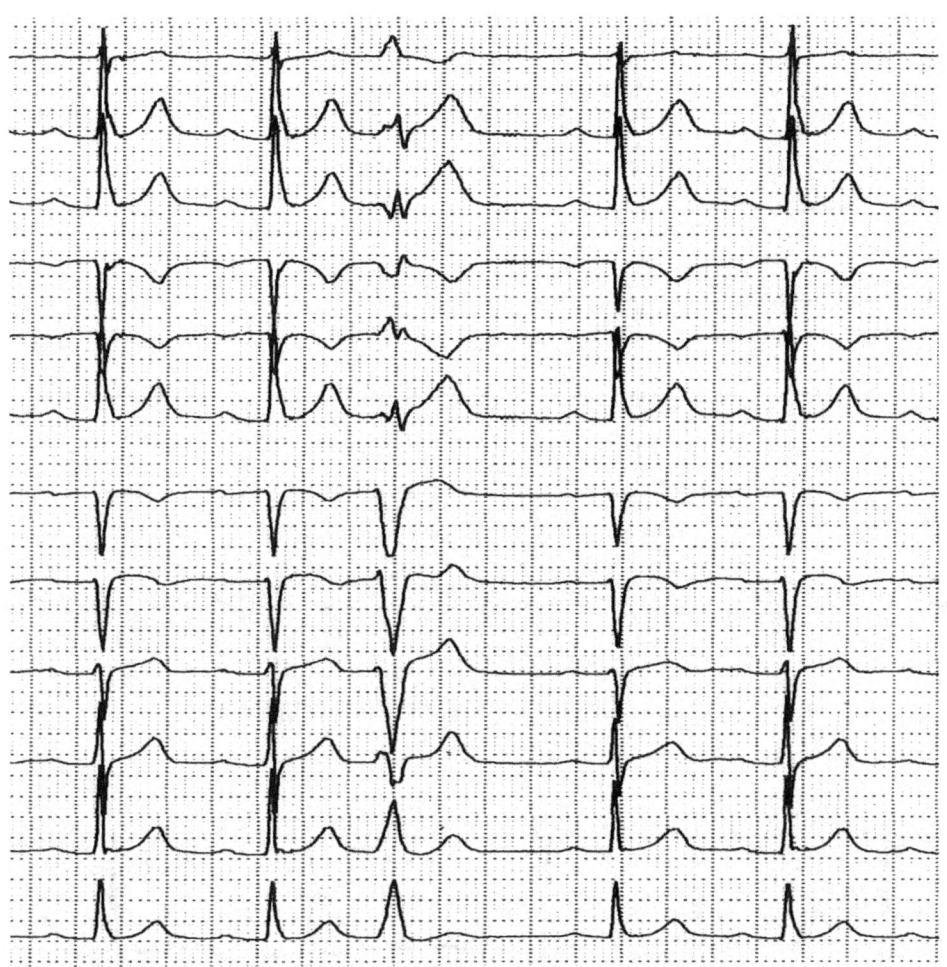

图 19-8　Ⅰ度房室传导阻滞、室性期前收缩

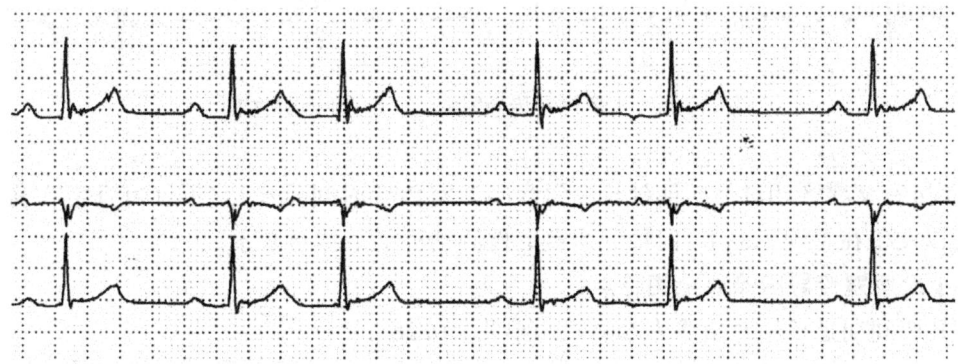

图 19-9　Ⅰ度房室传导阻滞、房性期前收缩

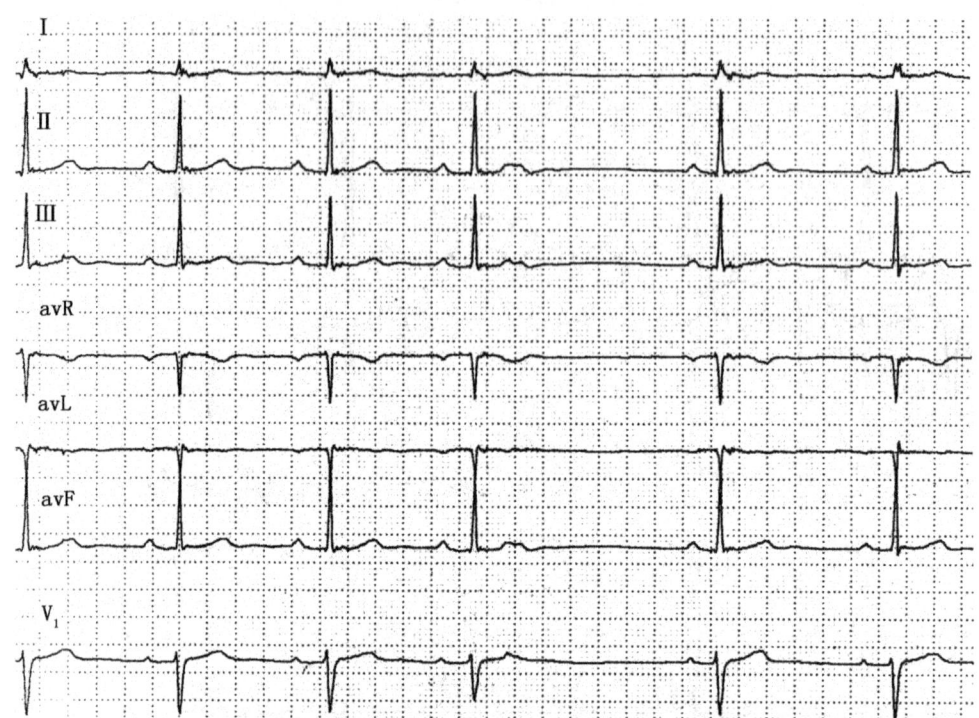

图 19-10　Ⅰ度房室传导阻滞、未下传房性期前收缩

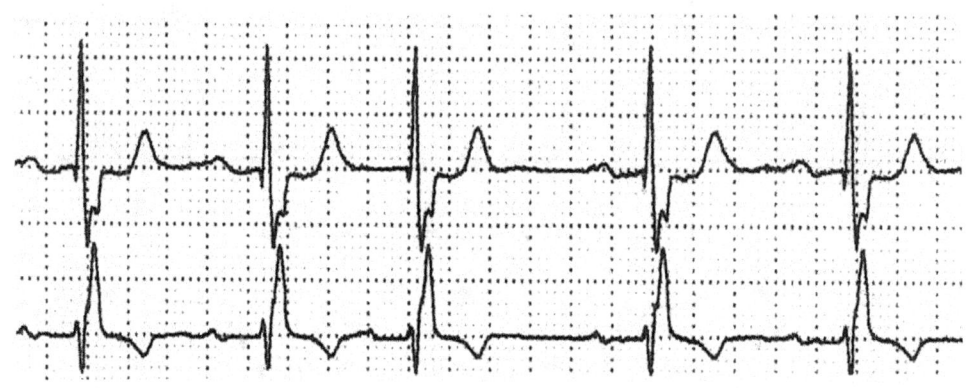

图 19-11　Ⅰ度房室传导阻滞、交界区性期前收缩

由于房室交界区相对不应期延长而引起的房室传导时间延长，它不仅可发生在房室交界区，还可以发生在希氏束以下，但每一个室上性激动都能下传至心室。

1. Ⅰ度房室传导阻滞心电图特点

(1) P-R 间期延长绝对值成人≥0.21s，小儿≥0.18s；

(2) 心率较原先为快或大致相同时，P-R 间期虽在正常范围，但较过去增加 0.04s。

Ⅰ度房室传导阻滞时，P-R 间期多在 0.21～0.35s 之间，偶尔 P-R 间期可长于 P-P 间隔，此时 QRS 波群前面有两个 P 波，第一个 P 波称为"跳跃式 P 波"，常见于同时伴有Ⅱ度房室传导阻滞。少数健康人的 P-R 间期可长达 0.22～0.26s。

Ⅰ度房室传导阻滞时,多伴有正常的 QRS 波群,如合并束支阻滞则 QRS 可变畸形。如双束支不同步,则 QRS 波群可呈一侧束支阻滞图形。

2. 鉴别诊断

(1) Ⅰ度房室传导阻滞应与房室交界区相对不应期时房性早搏产生隐匿性传导所引起的 P-R 间期延长相鉴别。当双束支均为Ⅰ度传导阻滞时,难以与Ⅰ度房室传导阻滞鉴别。只有双束支阻滞程度发生改变,出现一侧束支阻滞图形时,才能明确诊断,否则需靠希氏束电图诊断。

(2) Ⅰ度房室传导阻滞可转变成Ⅱ度或高度房室传导阻滞,也可相互转换。

3. 临床意义

Ⅰ度房室传导阻滞见于无症状的健康人,多与迷走神经张力的改变有关,但更多见于有器质性心脏病患者,如冠心病、急性下壁心肌梗死、急性病毒性或风湿性心肌炎。某些急性风湿热患儿,还有无明显心脏病的老年人,P-R 间期延长,多因房室传导系统退行性变引起。Ⅰ度房室传导阻滞预后多数良好,少数病人则长期持续不变,另一部分病例可迅速发展为Ⅱ度或Ⅲ度房室阻滞。

(三)Ⅱ度房室传导阻滞

房室交界区的不应期异常延长,使部分室上性激动不能下传心室。

Ⅱ度房室传导阻滞通常分为两型:Ⅱ度Ⅰ型(亦称文氏 Wenckebach 型),Ⅱ度Ⅱ型(亦称为莫氏 Mobitz 型),也有分为Ⅲ型者。Ⅰ型和Ⅱ型在病因、阻滞部位、心电图表现和临床意义等方面均有所不同。一般情况下Ⅰ型很少转为Ⅱ型。

1. Ⅱ度Ⅰ型房室传导阻滞(图 19-12)

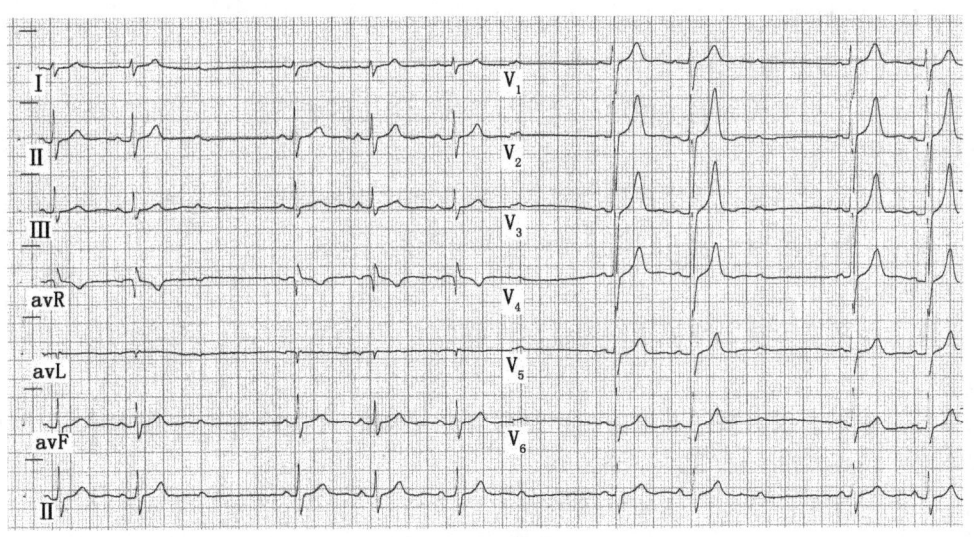

图 19-12-1　Ⅱ度Ⅰ型房室传导阻滞

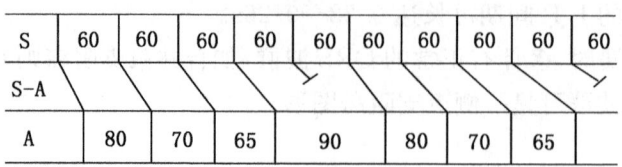

图 19-12-2 Ⅱ度Ⅰ型房室传导阻滞梯形图

(1)产生机理:Ⅱ度Ⅰ型房室传导阻滞,其阻滞部位在房室结,或希氏束内及希氏束以下。由于房室交界区绝对不应期和相对不应期均有病理性延长。使激动在绝对不应期内完全不能传导,而在相对不应期发生递减传导。

一般分为典型与不典型文氏现象两类。

典型文氏现象心电图特点:

①P-R 间期逐次延长,直至 P 波后脱落一 QRS 波群,结束一文氏现象周期,以后周而复始上述现象。

②在每个文氏周期中,以第二个 P-R 间期的递增量最大。

③R-R 间期呈进行性缩短,直至发生心室漏搏。

④漏搏长间歇小于任何短 R-R 间期 2 倍。

不典型文氏现象心电图特点:

①由于窦性心律不齐或房室交界区传导阻滞的程度受自主神经的影响,P-R 间期并非恒定不变。

②有时阻滞 P 波之后的第一个 P-R 间期意外地延长,或被阻滞,可能是由于被阻滞的 P 波引起隐匿性传导,使房室交界区产生新的不应期所致。

③心室漏搏前的 P-R 间期长短不定或长短交替,其发生机理是房室传导组织内有两个阻滞区,一个是文氏阻滞区,另一个是 2:1 阻滞区。

(2)Ⅱ度Ⅰ型房室阻滞合并心律失常

①逸搏。可干扰文氏周期中的第一个窦性激动,使其不能下传,如干扰连续发生,可形成暂时性房室脱节。

②心房折返心律多发生于文氏周期最后一个下传的窦性激动(因其 P-R 间期最长)。

③Ⅱ度Ⅰ型房室阻滞可合并各类早搏,也可与干扰现象并存。

(3)鉴别诊断

①Ⅱ度Ⅰ型房室干扰。常见于快速性房性异位心律,当房率减慢,恢复窦性心律时文氏现象即消失。

②窦性心律不齐或房颤。Ⅱ度Ⅰ型房室传导阻滞有时可误诊为窦性心率不齐,但只要注意Ⅱ度Ⅰ型文氏周期的特点即可明确诊断。

③窦性心率伴房性早搏。房性早搏 P 波是提前的,P 波形态与窦性不同。

④临床意义。

Ⅱ度Ⅰ型房室传导阻滞常见于心肌炎、冠心病、洋地黄中毒等引起。急性心肌梗死特别是下壁心肌梗死,常因右冠状动脉闭塞,故易出现暂时性文氏现象。有时亦可见于运动员,迷走神经兴奋性增高者。Ⅱ度Ⅰ型房室阻滞很少发展为完全性房室传导阻滞,常为一过性,预后良好。

2. Ⅱ度Ⅱ型房室传导阻滞(图 19-13)

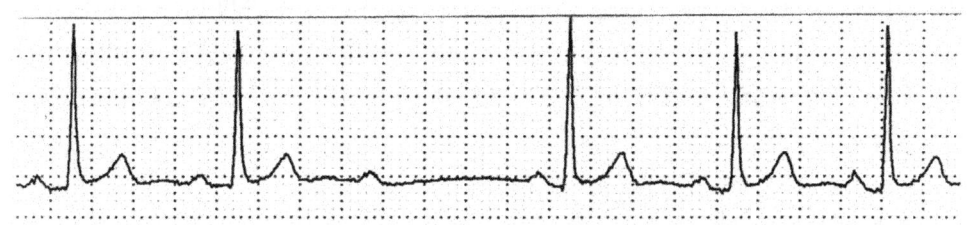

图 19-13　Ⅱ度Ⅱ型房室传导阻滞

(1)发生机理:Ⅱ度Ⅱ型房室阻滞时,房室交界区的绝对不应期显著延长,相对不应期不延长或仅轻度延长。因此,Ⅱ度Ⅱ型房室阻滞时,只是部分激动在房室交界区被阻滞而不能下传,即心电图当P波突然受阻不能下传心室,但其前下传心室的窦性激动P-R间期固定。Ⅱ型房室传导阻滞的病变部位多经希氏束电图证实,在房室束下部或束支,且易发展为完全性房室传导阻滞。

(2)心电图特征

①P-R间期恒定,且多正常,偶有延长者。

②脱落后的第一个P-R间期可轻度缩短。

③长R-R间期常为下传P-P或R-R间期的两倍。

房室传导比例可呈3∶2或4∶3传导,其比例可呈3∶2或4∶3传导,其比例固定或轻度改变。房颤合并Ⅰ度房室传导阻滞时,心室率较缓慢,出现间歇性逸搏。其心电图特征,多次出现1.5s以上的长R-R间期。

(3)鉴别诊断

①Ⅱ度窦房阻滞。在长间歇中无P、QRS波,而在Ⅱ度Ⅱ型房室阻滞时,长间歇中可见P波后无QRS波。

②2∶1的Ⅱ度Ⅱ型房室阻滞。须与未下传的房早二联律鉴别,后者可见异位P波提前发生,多与前一心搏的T波相重叠。

③2∶1的Ⅱ度Ⅱ型房室传导阻滞。P波与T波重叠,需与窦性心动过缓鉴别。

④须与生理干扰性Ⅱ度Ⅱ型传导障碍鉴别。

⑤Ⅱ度Ⅱ型房室传导阻滞须与隐匿性交界性早搏鉴别。

临床意义:Ⅱ度Ⅱ型房室阻滞,病变部位系房室结远端,常因双束支阻滞所引起,比如左前分支阻滞合并完全右束支,最后发展成为高级或完全性阻滞,因此,临床上多见弥漫性心肌病变及传导系统损伤或退行性改变,如急性心肌梗死、洋地黄中毒。阿-斯综合征频繁发生,常需安置心脏起搏器。其预后和治疗取决于诸多因素,病情和阻滞部位尤为重要,预后较Ⅰ型为重。

(四)高度房室传导阻滞

3∶1以上的Ⅱ度房室传导阻滞如:4∶1、5∶1、6∶1等,称为高度房室传导阻滞。高度房室传导阻滞(图19-14)是严重的不完全性传导阻滞,常易发展为Ⅲ度房室传导阻滞。如果绝大部分P波被阻滞,而仅个别或极少数P波下传心室,心电图上表现窦性P波数目远较QRS波群多,便称为"几乎完全性房室传导阻滞"。机制同Ⅱ度房室传导阻滞,常见病因为弥漫性心肌病变、心肌炎等。

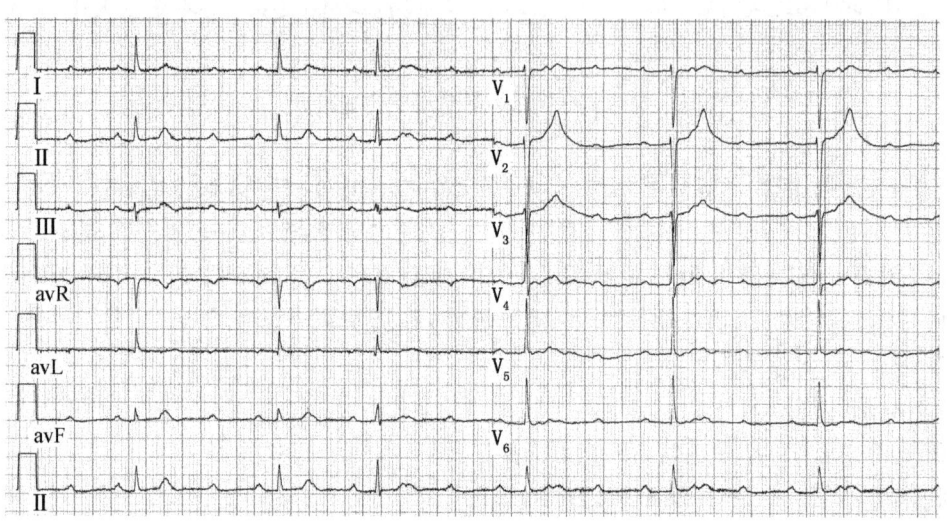

图19-14 高度房室传导阻滞

1. 心电图特征

(1)高度房室传导阻滞时,房室传导比例多为偶数,如4∶1、6∶1、8∶1等,呈奇数者少见。

(2)窦性P波下传时,其P-R间期可以正常,也可延长,但多固定。当伴有文氏现象等可不固定。

(3)高度房室传导阻滞时,窦性P波的数目远较QRS波群多。如果不伴有逸搏,则P波的数目恰为QRS波群的倍数。

(4)高度房室传导阻滞时,P-P间隔一般是规则的。

2. 鉴别诊断

(1)高度房室传导阻滞须与完全性房室传导阻滞鉴别,前者有心室夺获,后者则无。

(2)高度房室阻滞形成房室脱节时,要与干扰性房室脱节鉴别,前者的房率快于室率,而后者的房率慢于室率。

(3)高度房室阻滞时,伴有室内差异传导的心室夺获要与室性早搏鉴别。

临床意义:由于心室漏搏较多,患者常感头晕、心悸,甚至意识丧失,出现阿-斯综合征,需积极治疗。

(五)Ⅲ度完全性房室传导阻滞（图19-15）

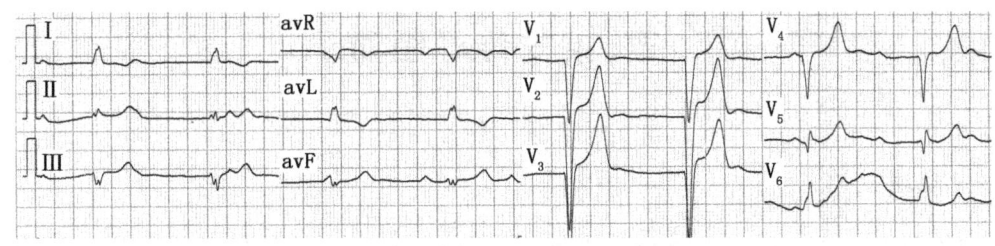

图19-15　Ⅲ度房室传导阻滞

由于房室交界区的绝对不应期极度延长,所有室上性激动不能下传心室,便称完全性(第Ⅲ度)房室传导阻滞。

完全性房室传导阻滞时,心房心室通常由两个节律点控制,心房由窦房结控制,心室由房室交界区或心室的节律点控制。两者互不干扰,各自按自己的节律,房跳房、室跳室,形成完全性房室分离,一般具有双向阻滞的特点为同时存在房室传导阻滞,其中以频率优势控制节律,另外,靠近阻滞部位以下起搏点控制心室。

1. 心电图特征

(1)心房、心室分别由独立的节律点激动,产生P波与QRS波,但P波与QRS波无关。

(2)心房率一般在60～100次/min。

(3)心室率40～60次/min,QRS形态一般正常,间期<0.12s,节律规整。如阻滞部位在希氏束分叉,以下一般呈室性逸搏心律,心室律25～40次/min,QRS波群宽大畸形,间期≥0.12s,常伴有心室律不齐。

(4)心房率大于心室率,一般无倍数关系,干扰性房室分离,心室率大于心房率。

(5)心房颤动合并完全房室传导阻滞时,QRS波缓慢匀齐。

2. 鉴别诊断

(1)几乎完全性房室传导阻滞(图19-16)时,由于心电图记录时间较短,在很长一段时间内未发生心室夺获,这时可根据逸搏心律的快慢和R-R间期进行推测,室率较快有提前出现的QRS波群,前面伴有相关窦性P波。

(2)干扰性房室脱节时,室率快于房率或等率,心房激动均因落在房室交界区的不应期而不能下传。

3. 临床意义

完全性房室阻滞的临床病程很不一致,短者仅数日,在病情好转后可消失,长者可达十几年乃至更长的时间。

4. 治疗

必须根据患者心功能状态、应用剂量、药物代谢和排泄速度、诱发因素及停药后心律失常演变情况等综合分析。

完全性房室阻滞约有70%的病例阻滞部位在希氏束分叉以下,心室率缓慢,节律点不稳定，常易发生阿-斯综合征，预后较差，须积极安装起搏器治疗。

五、束支传导阻滞

（一）概述

束支传导阻滞系指在希氏束分叉以下，各部分传导出现功能性延缓或病理性阻滞时，QRS 波群畸形和/或时限增宽≥0.12s，多见于严重器质性心脏病。

1. 束支传导阻滞的病理生理

正常情况下，左右束支应同时开始激动两侧心室肌。如一侧传导时间较对侧延迟 25～40ms 时，就会出现该侧不完全性阻滞图形。延迟 40～50ms 以上，心电图呈现完全性束支传导阻滞。如果两侧束支传导时间都延迟了，时间仍是同步的，心电图表现为 P-R 间期延长，QRS 波群正常。

2. 病因

主要病因有慢性冠心病、急性心肌梗死、心肌病、风湿性心脏病、先天性心脏病、急性或慢性肺源性心脏病、心肌纤维化、心肌炎等。药物的毒性作用，心肌劳损、缺氧、心率增快等情况可引起暂时性传导功能障碍。少数见于无明显器质性心脏病的人，亦可能由于迷走神经张力增高所致。

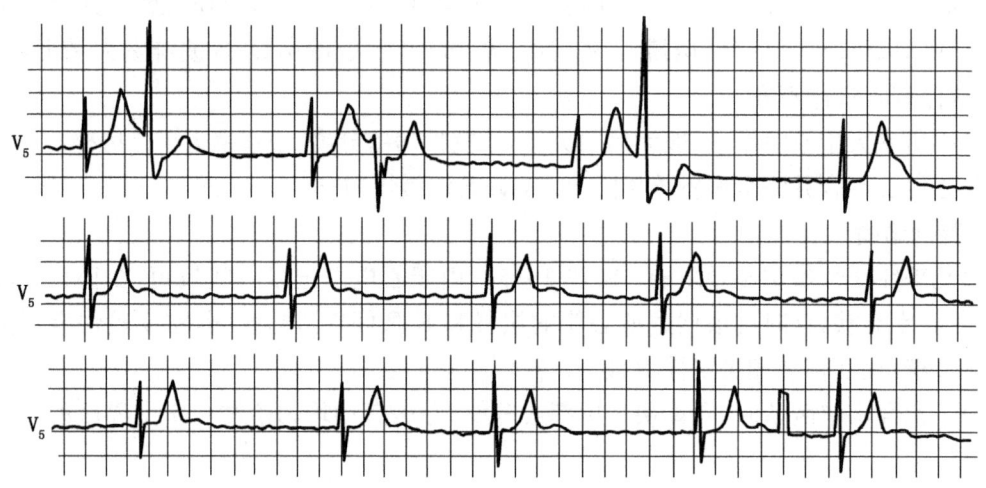

图 19-16　几乎完全性房室传导阻滞伴频发室早

3. 分类

束支传导阻滞根据发生部位不同，可分右束支阻滞、左束支阻滞、左前分支阻滞、左后分支阻滞、间隔支阻滞。

按阻滞程度的不同又可分为Ⅰ、Ⅱ、Ⅲ度，其中Ⅰ、Ⅱ度阻滞又称不完全性阻滞，Ⅲ度阻滞称完全性阻滞。

根据阻滞存在的时间可分为永久性、暂时性及间歇性阻滞。

(二)右束支传导阻滞(图 19-17～图 19-19)

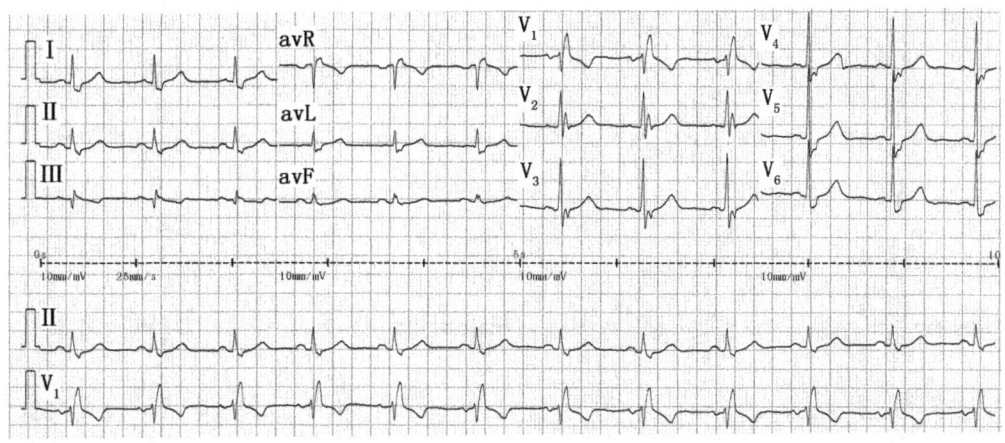

图 19-17 完全性右束支传导阻滞

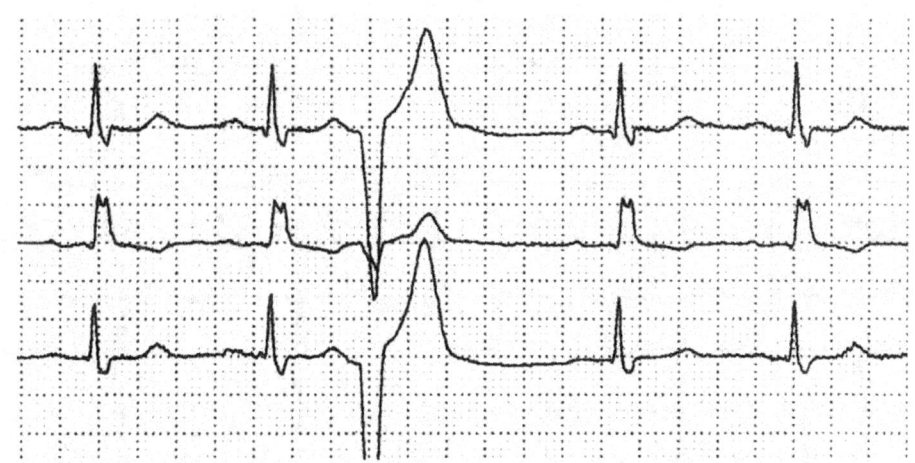

图 19-18 完全性右束支传导阻滞，Ⅰ度房室传导阻滞，室性期前收缩

右束支阻滞按其阻滞程度可分为完全性与不完全性两种。

1. 完全性右束支传导阻滞心电图特征

(1) QRS 波群时间延长，≥0.12s。

(2) QRS 波在 V_1 导联 QRS 波群呈出现 rSR′型，r 波狭小，R′波高宽，或出现宽大切迹的 R 波，Ⅲ、avR 出现终末 R 呈 QR 型，但时限宽钝。

(3) Ⅰ、V_5、V_6 导联呈 qRs 或 Rs 型，S 波宽而粗钝，≥0.04s。

(4) Ⅰ、Ⅱ、avL 导联的 QRS 波群较近似，avF 导联多为低而小的 QRS 波群。

(5) V_1、V_2 的室壁激动时间>0.06s。

(6) ST-T 继发性改变，即在 V_1、V_2、avR 导联中下降，T 波倒置，而 ST 段在 Ⅰ、Ⅱ、avL、V_5

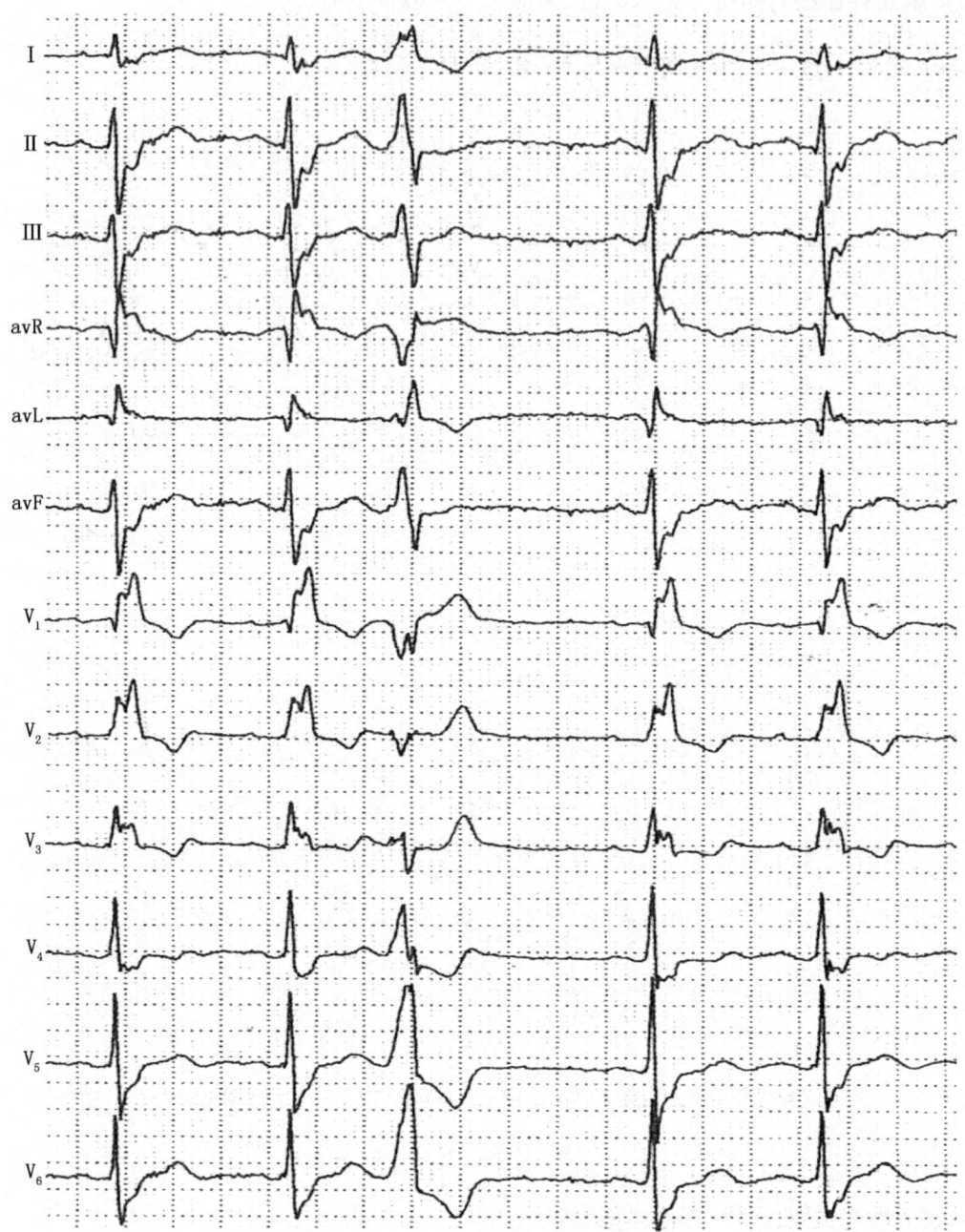

图 19-19　完全性右束支传导阻滞,室性期前收缩

导联中抬高,T 波直立。

(7)心电轴部分呈轻度或中度右偏。

2. 鉴别诊断

(1)V_1 导联呈 R 或 rSR' 型右室肥大,伴右室肥大时,心电轴显著右偏$\geqslant+110°$,R_{V_1} 顶端多无切迹,V_5、V_6 的 $S/R\geqslant1$,S 波不增宽,QRS 时间$<0.12s$,V_1 室壁激动时间 $0.03\sim0.05s$,

ST-T 改变较为显著。

(2)室性早搏(或逸搏)及室内差异传导。伴有室内差异传导时,畸形的 QRS 波群具有长-短周期的特点。

(3)A 型预激综合征。但前者具备预激的特点。

3. 合并症

(1)右束支阻滞合并急性心肌梗死,常为前壁梗死的并发症。两者均可有所表现,且急性期尚有 ST-T 的原发性改变。难于确诊并存的后壁梗死,但在急性期,可根据 V_1、V_2 的 ST-T 下降较一般右束支阻滞者明显,同时有演变过程而做出诊断。

(2)右束支阻滞合并左室肥大。心电图上兼有两者的特点,即除有右束支阻滞的心电图表现外,尚有 V_5、V_6 的 R 波异常增高,S_{V_1} 明显增深等左室肥大的心电图表现。

(3)右束支阻滞合并右室肥大。具有下列条件之一者,应考虑合并右室肥大的可能。①完全性右束支阻滞时,$R'_{V_1}>1.5mV$,不完全性右束支阻滞 $R_{V_1}>1.0mV$。②心电轴右偏$\geqslant 110°$。③V_5、V_6 的 R/S<1 或 V_5、V_6 的 S 波>0.5mV。但必须密切结合临床。

(三)不完全性右束支传导阻滞

1. 产生机理

产生机理,目前尚无统一认识,可能有以下两种原因。①激动通过右束支的传导速度延缓,但仍在左心室除极结束之前完毕,因此,在心电图及心电向量图上缺乏具有诊断意义的改变。②传导障碍主要发生在蒲肯野系统与右心室壁心肌之间,造成右室壁除极速度延缓。

不完全性右束支阻滞其中有一部分心电图改变,具有重要的临床价值。动脉粥样硬化性心肌缺血、心肌炎、先天性房间隔缺损、风湿性心脏病、肺源性心脏病等,经 X 线或右心室导管检查证实,确实存在右室肥厚或室内压增高,但在心电图上并未显示出右室肥大的典型图形,而只表现为不完全性右束支传导功能障碍。

2. 不完全性右束支传导阻滞心电图改变

(1)V_1 导联上 QRS 波群呈"M"型或 rsr' 型。

(2)V_5 导联出现宽钝的 S 波。

(3)avR 导联中出现宽钝的 R 波。

(4)QRS 综合波群的时限在 0.12s 之内。

但在诊断不完全性右束支传导阻滞时,要慎重,因正常人室上嵴肺动脉圆锥部延迟除极产生的向量在 V_1 导联表现为小 r' 波,是一种正常变异(有人称室上嵴形),易与不完全性右束支阻滞混淆。

3. 鉴别诊断

(1)室上嵴形 V_1 的 QRS 波群时间一般不超过 0.08s,不完全性右束支阻滞可达 0.10s。

(2)室上嵴形 r' 波通常低于 r 波,而不完全性右束支阻滞 r' 多高于 r 波。

(3)室上嵴形 V_3R 与 V_4R 常不出现 r' 波,不完全性右束支阻滞则可出现 r' 波。

(4)室上嵴形任何一个右胸导联的 r'/S 均小于 1,而不完全性右束支阻滞,则 r'/S 大于 1。

(5)室上嵴形 V_1 的 r' 时限不超过 0.04s,不完全性右束支阻滞则多为 0.04s。

(6) 室上嵴形 r′波上升支与下降支,不伴有粗钝,不完全性右束支阻滞时,r′波上升与下降的比较缓慢伴有粗钝。

(7) 室上嵴形 V_1 多无明显的 ST-T 变化,不完全性右束支阻滞时,V_1 可出现继发性 ST-T 变化,ST 段轻度压低,T 波倒置。

(8) 室上嵴形在 V_1 与 V_3R 下一肋间描记,r′波可能消失,而不完全性右束支阻滞多不消失。

(9) 回访显示室上嵴形的 r′波常多年不变,不完全性右束支阻滞常有动态变化。

4. 临床意义

由于右束支细长并且仅接受左冠状动脉分支的血液供应,较易受损。因此在临床上多见。主要病因为心肌炎、冠心病、肺心病、先天性心脏病等。

冠状动脉硬化引起的心肌缺血或风湿性心肌炎可使右束支发生传导障碍,而肺心病及房间隔缺损则可能是由于右室肥厚及扩张,致右束支受累而引起。据统计,右束支传导阻滞在健康人群中,<40 岁的发生率为 0.15%,>40 岁的为 0.29%。临床上无器质性心脏病者,预后良好。如果以前心电图正常,突然出现右束支阻滞,则应视为异常,如年龄在 40 岁以上,应考虑冠状动脉硬化的可能。

(四)左束支传导阻滞(图 19-20～图 19-21)

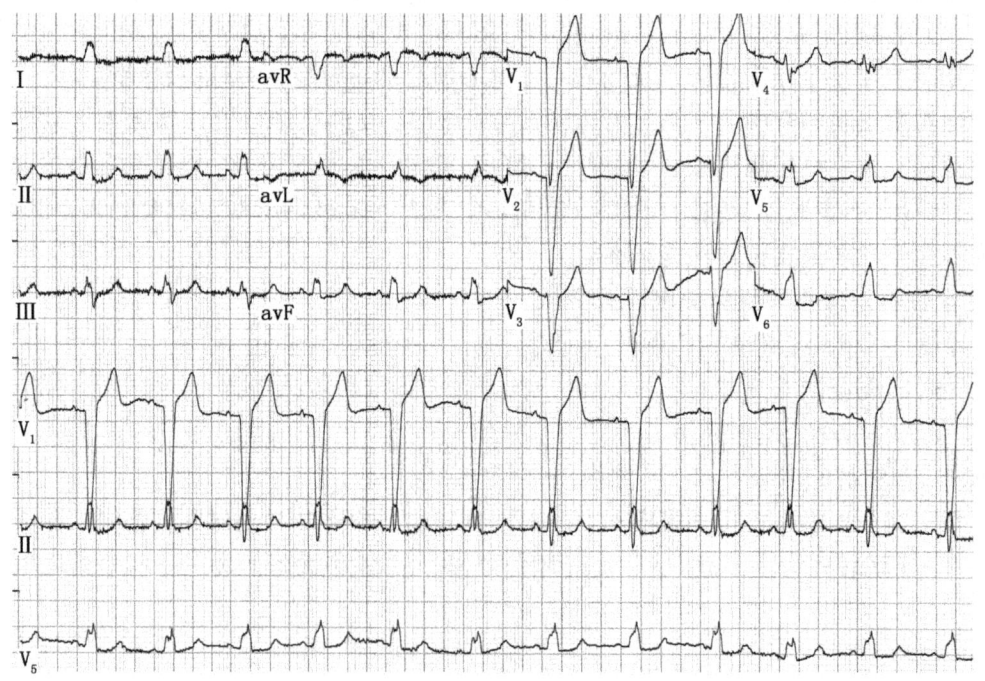

图 19-20　完全性左束支传导阻滞

左束支传导阻滞可分为完全性阻滞与不完全性阻滞两种。当左束支主干发生完全性阻滞时,心室激动只能沿右束支下传,使左室除极明显延长,心电图产生 QRS 典型改变。由于心室除极程序及时间发生改变,因而影响复极程序,产生继发性 ST-T 改变。

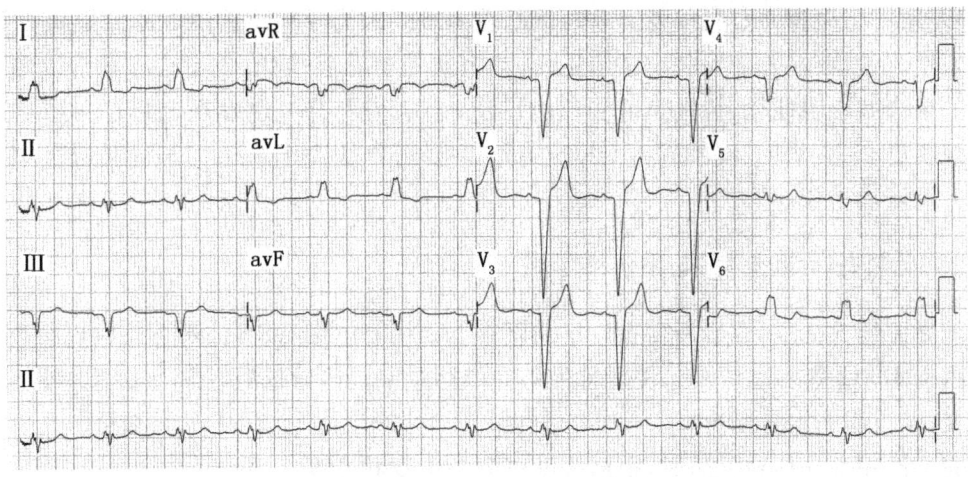

图 19-21 完全性左束支传导阻滞

1. 完全性左束支传导阻滞心电图特征

(1) QRS 波群时间延长,时限≥0.12s。

(2) QRS 波群形态的改变。临床诊断价值,V_1、V_2 导联呈宽大而深的 QS 波或 rS 波,其 r 低小。V_5、V_6 导联无 q 波,仅是宽阔带有粗钝形态的 R 波,顶峰有切迹。室壁激动时间延长至 0.05～0.10s。肢体导联 Ⅰ、avL 多与 V_5、V_6 相似,avL 导联偶有极小的 q 波,Ⅲ、avF 及 avR 导联,呈 rS 或 QS 型,S 粗钝。

(3) QRS 平均心电图一般在 $-30°\sim+30°$,仅少数超过 $-30°$。

(4) ST-T 改变。由于心室复极程序异常,QRS 波群主波向上的导联,V_5、V_6 的 ST 段下移,T 波倒置。V_1、V_2 主波向下,则 ST 段上抬,T 波直立。有些不典型的左束支阻滞,T 波也可与 QRS 波群同向。

2. 鉴别诊断

(1) 左室肥大。左室肥大时 QRS 时限一般不超过 0.11s,R 波以增高为主,较少有切迹和粗钝,R 波前多有 q 波,V_5 室壁激动时间仅有轻度延长。若 V_5、V_6 导联呈现 qR 型,间期超过 0.12s,仍应考虑为左室肥大,不应诊断为左束支阻滞。

(2) 下壁心肌梗死。左束支阻滞时,Ⅲ、avF 出现 QS 波,但其他导联仍有束支阻滞表现,下壁心肌梗死时,Ⅲ、avF 出现 Q 波,Ⅱ 导联也可见 Q 波,并尚有 ST-T 改变。

3. 合并症

(1) 左束支阻滞合并左室肥大。左束支既有 QRS 电压增高,又可使左胸导联 R 波降低,掩盖了左室肥大图形,文献报道约 90% 的不完全性左束支阻滞是由于左室肥厚扩张引起。两者在心电图上难以鉴别。下列几点可供参考。①左束支传导阻滞呈间歇性或交替性出现,正常时的 QRS 有左室肥大的改变。②有左束支阻滞的特点,但 S_{V_1} 很深 >3.0mV,或 R_{V_5,V_6} 很高。③结合其他临床资料。

(2) 左束支阻滞合并右室肥大。诊断较难,S_{V_5,V_6} 很深,且电轴无明显左偏,提示合并右室肥大。

(3)左束支阻滞合并心肌梗死。有时诊断较困难。因为左束支阻滞时心室除极初始 0.04 秒向量发生改变,在左心前导联记录出正向波,因此伴有心肌梗死,也不会在相应导联上出现 Q 波。如果合并心肌梗死,特别是范围比较广泛,心电图可有一定表现,如 V_5、V_6、avL、Ⅰ 导联中呈现明显 Q 波,QRS 波群成为 QR 或 qR 型时,可作为判断左束支传导阻滞伴有室间隔梗死的一个可靠指征。

(五)不完全性左束支传导阻滞

目前尚无统一标准,故诊断存在一定的困难。如果心电图 QRS 波群形态特点符合左束支阻滞,QRS 时间增宽不到 0.12s,便可称为不完全性左束支传导阻滞。但心电图改变不具有特殊的意义,又仅限于本症所特有。

不完全性左束支传导阻滞时,根据程度可分为Ⅰ度和Ⅱ度。

1. 心电图表现

(1)QRS 波群形态与完全性左束支传导阻滞相似,Ⅰ、avL、V_5、V_6 呈 R 或 Rs 型,其前无 q 波。

(2)QRS 波群时间<0.12s。

(3)T 波可正常、低平,少数可倒置。

(4)短时间内 QRS-T 的变动性较大。如 QRS 波间期由正常逐渐增宽直到>0.12s,即出现文氏现象。

2. 临床意义

左束支传导阻滞较右束支传导阻滞少见。从临床预后意义来讲,大多数发生在器质性心脏病患者,见于冠心病、高血压病及主动脉瓣疾患。多呈永久性,其预后与原发病有直接关系,要结合其他检查判断。

六、左束支分支传导阻滞

分成两大分支,即左前分支与左后分支,分别支配左室前侧壁和后下壁心肌。

(一)左前分支传导阻滞(图 19-22)

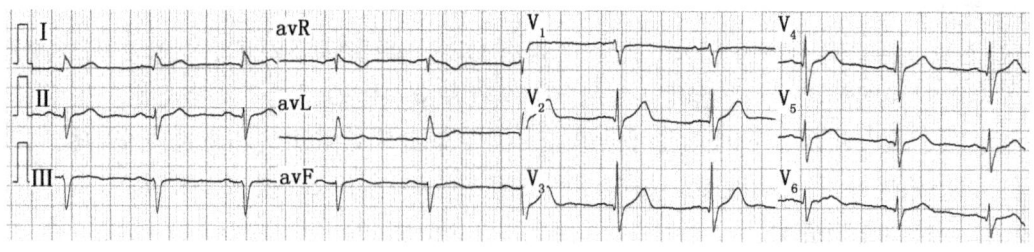

图 19-22　左前分支传导阻滞

左前分支发生阻滞时,激动只能沿左后分支下传,QRS 起始向量指向右下方,在Ⅱ、Ⅲ、avF 导联出现起始 r 波,在Ⅰ、avL 导联则形成小 q 波,在Ⅰ、avL 导联出现终末 R 波,在Ⅱ、Ⅲ、avF 导联则出现 S 波。QRS 平均电轴显著左偏,多为 $-30°\sim-90°$ 之间。室壁激动时间一般 $<0.06s$。

1. 心电图特征

(1) 额面 QRS 平均电轴 $-30°\sim-90°$,一般在 $-45°$ 左右。

(2) Ⅰ、avL 导联呈 qR 型,Ⅱ、Ⅲ、avF 呈 rS 型,$R_{avL}>R_{avR}、R_Ⅰ$,$S_Ⅲ>S_Ⅱ$ 及 S_{avF}。

(3) QRS 波群时间正常或轻度延长,一般在 $0.08\sim0.10s$,V_5、V_6 室壁激动时间 $<0.06s$。

(4) V_1、V_2 呈 rS 型,V_5、V_6 R 波降低或出现较深的 S 波,ST-T 可无明显改变,或Ⅰ、avL 导联 T 波低平、倒置。

2. 鉴别诊断

(1) 单纯的左前分支传导阻滞一般不引起横面向量环改变,诊断时应予注意。①右侧心前导联 V_1、V_2 可能出现 r'。②左侧心前导联 V_5、V_6 可出现 S 波增深,如将电极位置移高一肋间,左侧心前导联 q 波可消失。③右侧心前导联可出现 q 波,被误诊为前间壁心肌梗死,降低一肋间,此 q 波即消失。

(2) 假性电轴左偏。①先天性房间隔缺损,B 型预激综合征,可使心电轴明显左偏。②部分肺气肿、肺心病患者,心电向右侧传导较左侧减弱,致心电向量发生假性左偏。由于此类患者多有右室肥大,因此心电轴极度右偏,其特点:A. 临床上有明显肺气肿体征。B. QRS 电压普遍较低。C. Ⅰ导联有终末 S 波。D. $R_{avR} \geqslant R_{avL}$,$S_Ⅱ>S_Ⅲ$ 及 S_{avF}。

在肺气肿患者出现典型的左前分支阻滞,如能除外假性电轴左偏,则提示合并冠心病。

(3) 下壁心肌梗死。下壁心肌梗死伴左前分支阻滞在鉴别诊断上有困难。A. 下壁心梗在慢性期或恢复期,Ⅱ、Ⅲ、avF 出现延迟的 R 波可排除左前分支阻滞。反之应考虑与左前分支阻滞并存。B. 若Ⅱ、Ⅲ、avF 导联 S 波很深。支持合并左前分支阻滞。

3. 临床意义

左前分支传导阻滞相当多见,可能因左前分支比较细小,且有一条冠状动脉供血,较易受损的原因。左前分支阻滞和左束支阻滞具有同等重要的临床意义。多见于冠心病、心肌炎、心肌病、高血压病、风湿性心脏病及部分先天性心脏病等。电解质紊乱、肺栓塞、心脏手术、休克、冠脉造影等可引起暂时性左前分支阻滞。

左前分支阻滞若见于 40 岁以上患者,常提示冠心病。对年轻患者注意有无心肌炎、心肌病的可能。偶尔可见于无器质性心脏病的健康人,因此我们认为左前分支阻滞对于冠心病的早期诊断具有一定的参考意义。

(二)左后分支传导阻滞

左后分支传导阻滞远较左前分支阻滞少见,原因是左后分支粗而短,具有双重血供,因而不易受损。当左后分支传导延缓或阻滞时,在额面 QRS 环的初始向量指向左前上,呈 45°,并呈逆钟向运行,QRS 环终末向量指向右后下,呈 +120°。

左后分支传导阻滞心电图特征:

(1) 额面 QRS 平均电轴右偏≥+120°。
(2) Ⅰ、avL 导联呈 rS 型，Ⅱ、Ⅲ、avF 导联呈 qR 型。
(3) QRS 间期正常，一般不超过 0.11 秒。ST-T 亦无明显改变。

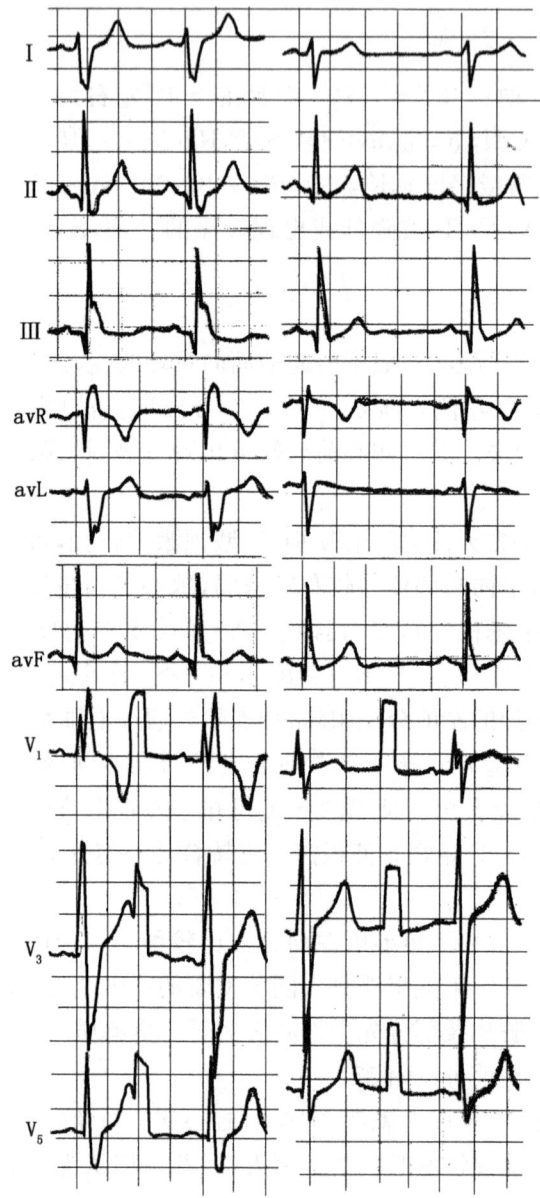

图 19-23　左右分支阻滞

上述心电图改变，亦可见于健康的青年人及体型瘦长者，以及肺气肿、肺栓塞、右心室肥厚、广泛的侧壁心肌梗死等。如下壁心肌梗死损坏大部左右分支纤维，则Ⅱ、Ⅲ、avF 可出现宽达 0.04 秒的 Q 波，QRS 时间宽达 0.12 秒以上，称为下壁梗死周围阻滞。

如高血压、冠心病或左室肥大者，若电轴右偏＞+90°，则提示左后分支阻滞。左后分支阻滞比较少见,常与右束支阻滞并存,往往提示有广泛或严重的病变存在。慢性冠心病引起的心肌纤维变性是最常见的原因,心肌炎、心肌病、高血压、下壁或广泛前壁梗死也可引起。

(三)间隔支传导阻滞

间隔支传导阻滞亦称前向性传导延缓。

间隔支传导阻滞的心电图主要有两种不同类型的心电图表现。

1. A 型间隔支阻滞

心电图特征:

(1)V_1、V_3 导联 R 波增高,V_2 导联 R/S>1 或 $R_{V_2} \geqslant R_{V_6}$。

(2)V_5、V_6 导联多无起始的 q 波,或 q 波<0.1mV。

(3)除外右室肥厚,右束支传导阻滞,后壁心肌梗死,A 型预激综合征等。

2. B 型间隔支阻滞

心电图特征:

(1)在同一份心电图中,V_1、V_3 导联出现间歇性异常 Q 波(QR、qR、qRS)或 QS 波。

(2)发作期间与间歇期的 P-R 间期相等。

间隔支阻滞多见于冠心病、心绞痛发作时。间隔支对缺血或异常代谢产物非常敏感,故常见于缺血性心脏病,糖尿病和心肌病等患者。间隔支阻滞在左束支三个分支中最为常见,且与左冠状动脉前降支的病变有较好的相关性,需我们今后注意观察总结。

七、双束支、三分支传导阻滞

心肌由于广泛病理性损害,可使房室传导系统及其分支发生传导阻滞。阻滞的程度轻重不一(可分 Ⅰ、Ⅱ、Ⅲ 度),也可发生双侧束支或三束支传导阻滞,各束支彼此间传导速度及阻滞程度可相同或不相同,此时室上性激动下传心室途径不一,使心电图形复杂多变,在一定条件下,通过仔细分析,可以明确诊断。

(一)双束支传导阻滞

右束支和左束支,或右束支和左束支的一个分支同时发生传导阻滞称为双束支传导阻滞。

双束支阻滞按传导速度、阻滞程度、传导比例与心室脱漏是否完全相同分为双束支一致性阻滞、非一致性阻滞。

1. 完全性右束支阻滞合并左前分支阻滞(图 19-24)

由于右束支和左前分支在解剖位置上很接近,且血液供应为同一来源,故右束支阻滞合并左前分支阻滞较为常见,有 5%~16% 的易发展为完全性房室传导阻滞。阻滞时,激动只能沿左后分支下传,起始向量仍具有左前分支阻滞的特点,即电轴左偏,大于 −45°,QRS 在 Ⅰ、avL 导联呈 qR 型,Ⅱ、Ⅲ、avF 呈 rS 型,终末向量指向 +180° 左右,QRS 时间延长 0.12s,在 V_1 导联呈宽大 R 或 R′,Ⅰ、V_5 导联出现宽大的 S 波,心电图同时具备这两种阻滞的特点。

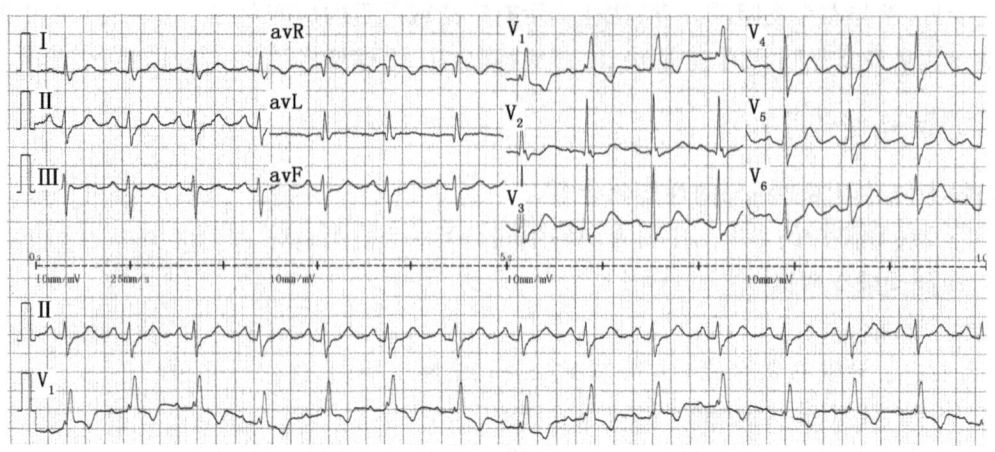

图 19-24　完全性右束支传导阻滞合并左前分支阻滞

2. 完全性右束支阻滞合并左后分支阻滞

此型阻滞少见，多提示病变广泛而严重，易发展成完全性房室传导阻滞。心电图表现电轴右偏+120°左右，Ⅱ、Ⅲ、avF 呈 qR 型，Ⅰ、avL 呈 rS 型，而 V_1 导联仍呈现右束支阻滞图形。

3. 双束支Ⅲ度阻滞（图 19-25）

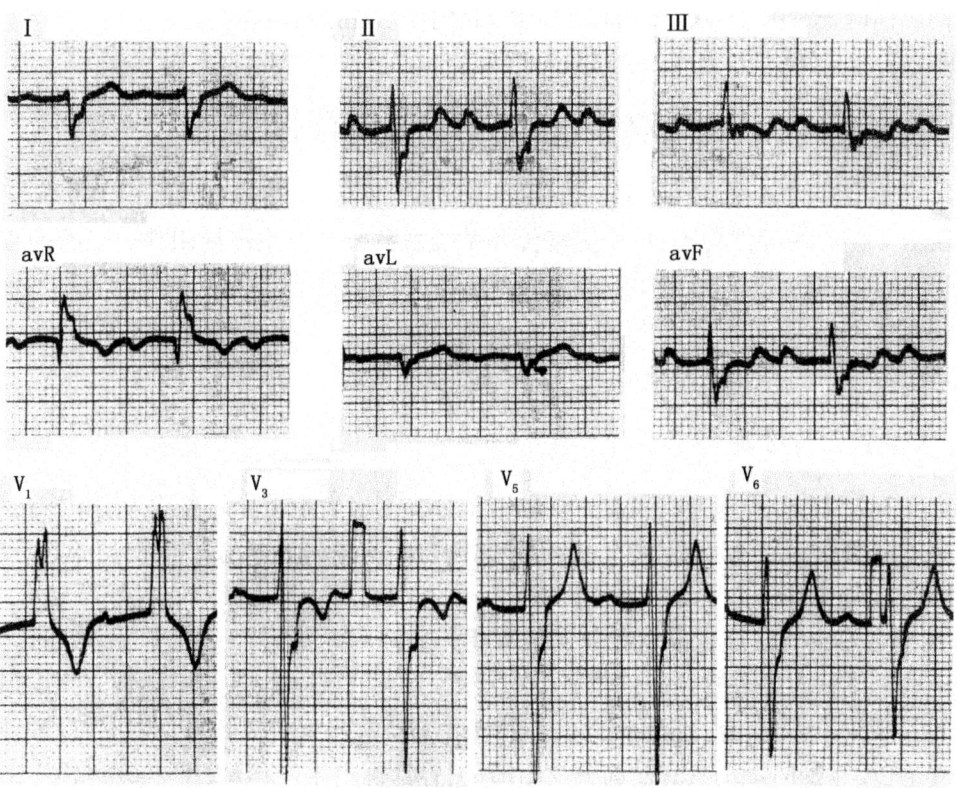

图 19-25　双束支传导阻滞

由于右束支和左束支均发生第Ⅲ度传导阻滞,使所有室上性激动均不能下传心室,其心电图表现和完全性房室传导阻滞相同,但因逸搏节律点在束支远端,故频率缓慢,QRS宽大畸形。

双束支阻滞心电图表现:

(1)P-R间期延长,QRS波正常(两侧束支同时发生Ⅰ度阻滞,且传导延缓程度相等)。

(2)表现为2:1脱漏现象,QRS波形正常(两侧束支同时发生Ⅱ度阻滞,且同步2:1传导阻滞)。

(3)表现为P-R间期延长兼有一侧束支阻滞图形,可由两种情况引起:

①双侧束支同时发生Ⅰ度阻滞,但两侧传导延缓程度不等。

②一侧束支发生Ⅰ度阻滞,而另一侧束支为完全性传导阻滞。

(4)2:1传导阻滞伴一侧束支阻滞

①双侧束支同时发生Ⅱ度2:1传导阻滞,但传导速度不等。

②一侧束支发生2:1传导阻滞,另一侧为完全性传导阻滞。

(5)交替出现左右束支传导阻滞图形,可由两种情况引起:

①双侧束支同时发生Ⅱ度非不同步2:1传导阻滞。

②一侧束支发生Ⅰ度阻滞,另一侧发生Ⅱ度阻滞。

(6)表现为完全性房室传导阻滞,QRS波与P波完全无关,由于双侧束支完全性阻滞,异位起搏点位于阻滞区下方,故QRS波宽大畸形,频率缓慢。

现将双束支阻滞的心电图表现归纳于表19-2。

表19-2 各种阻滞形式一览表

心电图表现	图示
Ⅰ度房室传导阻滞	
双束支Ⅰ度阻滞	
Ⅰ度房室阻滞伴一侧束支Ⅲ度阻滞	
双束支非一致性阻滞	
一侧束支为Ⅰ度阻滞,另一侧束支为Ⅱ度阻滞	

续表

心电图表现	图示
一侧束支为Ⅰ度阻滞另一侧束支为Ⅲ度阻滞	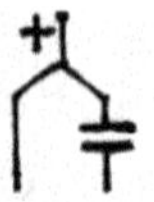
Ⅱ度房室传导阻滞	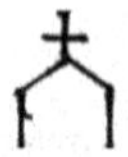
双束支Ⅱ度传导阻滞	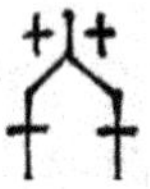
Ⅱ度房室阻滞另一侧束支Ⅲ度阻滞	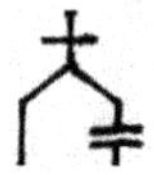
Ⅱ度房室阻滞另一侧束支Ⅰ度阻滞	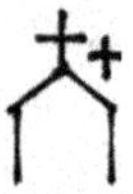
一侧束支为Ⅱ度阻滞另一侧为Ⅲ度阻滞	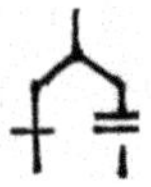
Ⅲ度房室阻滞	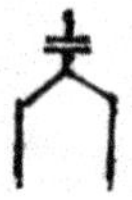
双束支Ⅲ度阻滞	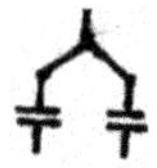
右束支Ⅲ度阻滞,左束支两分支Ⅲ度阻滞	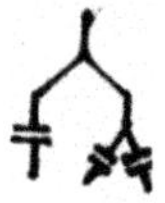

(二)三分支传导阻滞(图 19-26)

三分支传导阻滞是指右束支、左前分支与左后分支先后或同时发生传导阻滞。其心电图特点表现为束支传导阻滞,伴电轴显著偏移,房室传导阻滞。按照阻滞部位和程度的不同分为:

(1)三分支同时发生完全性传导阻滞,是引起房室传导阻滞的常见原因。

(2)二分支为持久性传导阻滞,另一分支为间歇性传导阻滞,心电图表现:

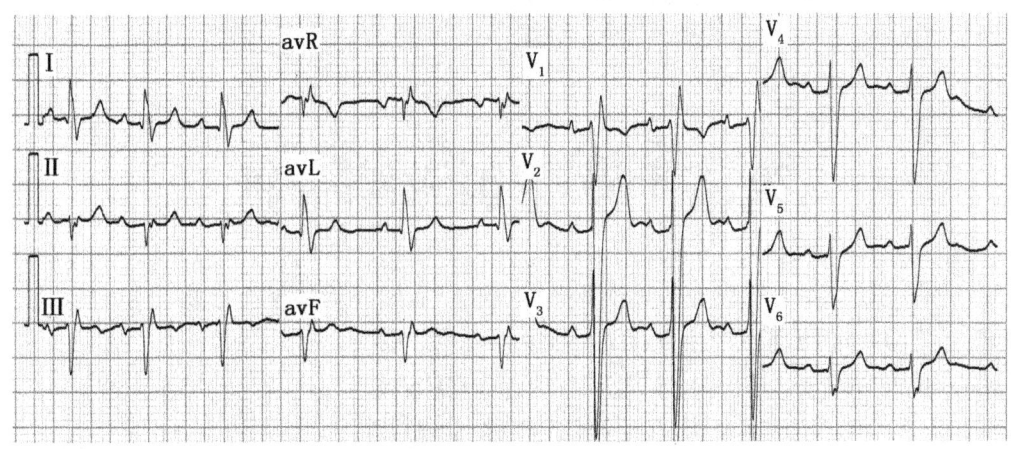

图 19-26　三分支传导阻滞（Ⅰ度 AVB+CRBBB+LAB）

①右束支及左前分支持久性阻滞，左后分支呈间歇性阻滞，常见的为心电图具有右束支阻滞伴左前分支阻滞的图形，同时 P-R 间期延长。

②右束支及左后分支持久性阻滞，左前分支呈间歇性阻滞，心电图表现完全性右束支及左后分支阻滞图形，并伴有不同程度的房室传导阻滞。

③左前分支及左后分支发生完全性阻滞，右束支呈间歇性阻滞。

(3) 一支为持久性传导阻滞，余二支为间歇性传导阻滞，有以下几种情况：

①右束支为持久性阻滞，左前分支、左后分支呈间歇性阻滞，心电图表现为 P-R 间期延长或伴心室漏搏，并伴有完全性右束支阻滞。

②左后分支为持久性阻滞，左前分支及右束支为间歇性。

③左前分支为持久性阻滞，右束支及左后分支为间歇性阻滞。

(4) 三分支均为间歇性传导阻滞

①当一支较其他二支先下传激动心室时，心电图可表现为其他二支阻滞图形，同时兼有不同程度房室阻滞。

②当二支能正常传导或同时有轻度阻滞，但较第三支先将激动下传心室，心电图仅表现为单纯第三支阻滞图形，同时伴有房室传导阻滞。

③三分支传导阻滞程度很接近，但传导速度有快慢之差，心电图形便非常复杂，可表现不同类型的 QRS 波形。

(5) 三分支传导阻滞的诊断要点是：在同一次心电图记录或在随访期间出现不同的束支传导阻滞图形，同时伴不等程度的室内及房室传导阻滞，可考虑三支阻滞的存在。

双侧束支及三分支传导阻滞，常见于严重的器质性心脏病，多表明病变广泛，如慢性冠状动脉供血不足、广泛性心肌梗死、心肌炎、心肌病等。其预后一方面决定于心脏病的严重程度，另一方面与传导阻滞是否进展有关。双束支及三分支阻滞据统计有 30%～40% 可发展成完全性房室传导阻滞，预后较差，是安装人工心脏起搏器的指征。

（郭五一）

第二十章　预激综合征

预激综合征(亦称 W-P-W 综合征)是指心房或心室的冲动使整个心房或心室以及心房或心室的某一部分提前激动而产生激动，通常由异常房室传导引起，其心电图主要特点是：①P-R 间期缩短。②QRS 波群时间延长，并在 QRS 波群起始部有预激波(亦称 Δ 波)。③患者多有阵发性室上性心动过速病史。60%～70%的预激综合征患者无器质性心脏病变。

典型预激综合征由于部分心室肌较正常传导下来的激动提前发生除极，在心电图上便出现特殊表现，QRS 波群开始时间更接近 P 波，形成 P-R 间期缩短。再者由于有一小部分心室肌提前除极，QRS 波群开始时形成一明显的粗钝，在心电图上称此粗钝波为 delta 波，或以符号"Δ"波代表。但沿正常途径下传的窦性激动并没有因此消失，除预先激动的部分心肌是由异常途径下传外，其余心室肌激动仍由正常途径传导，因而 QRS 波群时间便延长。若测量 P-J 间期仍与正常人相同，大多数在 0.27s 以内(图 20-1)。

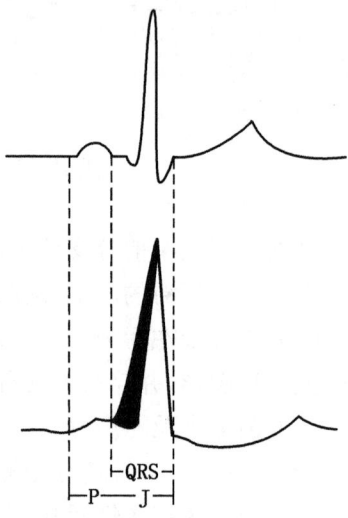

图 20-1　正常心电图(下)和典型预激综合征(上)比较

一、预激综合征的发生原理

激动传导异常已得到大家的公认，心房与心室之间存在着附加传导束，通过这些传导束，心房激动可提前下传至部分心室肌。可诱发预激综合征的附加传导组织有三种：肯特束(Kent)、杰姆束(James)、马海姆纤维(Mahaim)(图 20-2)。

1. 肯特束

在正常的房室传导系统之外，心房与心室之间(左或右侧)存在着另一传导通路，称为肯特束，其传导速度较正常房室结为快。从心房下传的激动，先经肯特束到达一侧心室开始除极，因此 P-R 间期缩短，QRS 波群开始时间提前，并产生一预激波("Δ"波)，随后，窦房结激动沿正常途径通过房室结传至两侧心室，和先前下传的激动共同形成 QRS 波，整个心室激动的时间便显得延长。

心电图特点表现为：

(1)P-R 间期缩短<0.12s。

(2)QRS 波群增宽≥0.12s。

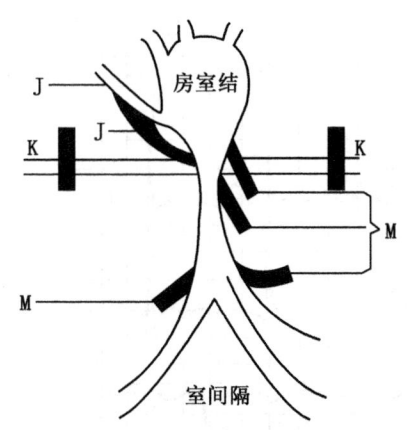

图20-2 预激综合征的附加
传导束示意图 K=肯特束
J=杰姆束 M=马海姆纤维

(3)QRS起始处有明显"Δ"波。

在病理检查中发现，A型预激综合征的肯特束在左房后部和室间隔左侧（图20-3），B型预激综合征则在右房和右侧室间隔之间（图20-4）。

2. 杰姆束

窦房结到达房室结之间有前、中、后三条结间束与之相连，终止于房室结的上部。后结间束的末端绕过房室结进入房室结下端与希氏束相连，称为杰姆(James)束。正常的窦房结激动，自前、中结间束经房室结顶端下传的激动已使该部处于反拗期，因此多数人中没有预激现象。仅在少数人，或是由于自房室结顶端下传的激动传导较为缓慢，或是由于杰姆束的途径较一般人缩短，才能使激动预先抵达，提前激动心室。

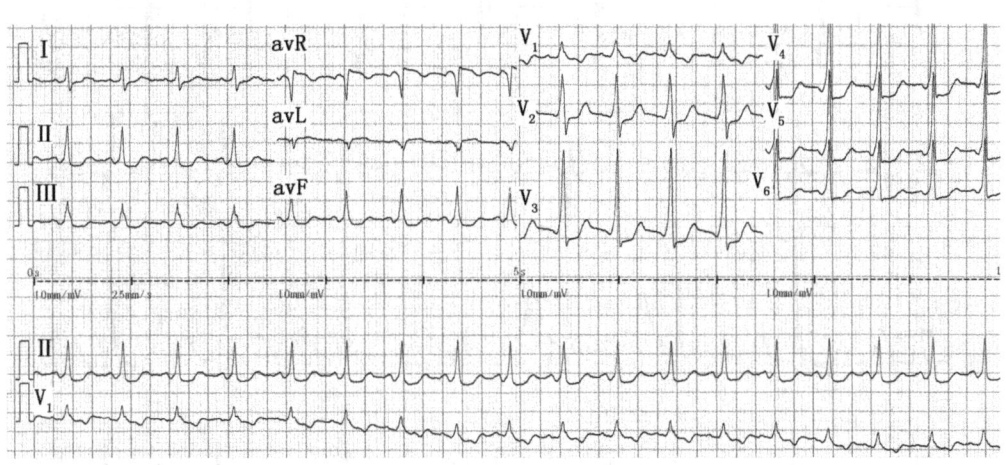

图20-3 A型预激综合征

心电图特点：

(1)窦性P波。

(2)短的P-R间期。

(3)QRS时间正常，无"Δ"波。属于预激综合征变异型的一种，又称Lown-Ganong-Levine综合征或短P-R综合征。

3. 马海姆纤维

从房室结下端发出的一组纤维组织，与心室间隔底部相连。或者是从希氏束及束支发源，与心室间隔相连的旁路传导。

心电图特点：

(1)P-R间期正常。

(2)QRS增宽有"Δ"波。

总之，预激综合征的发生并不能由单一学说来解释，即使以上三条附加传导束，也可构成

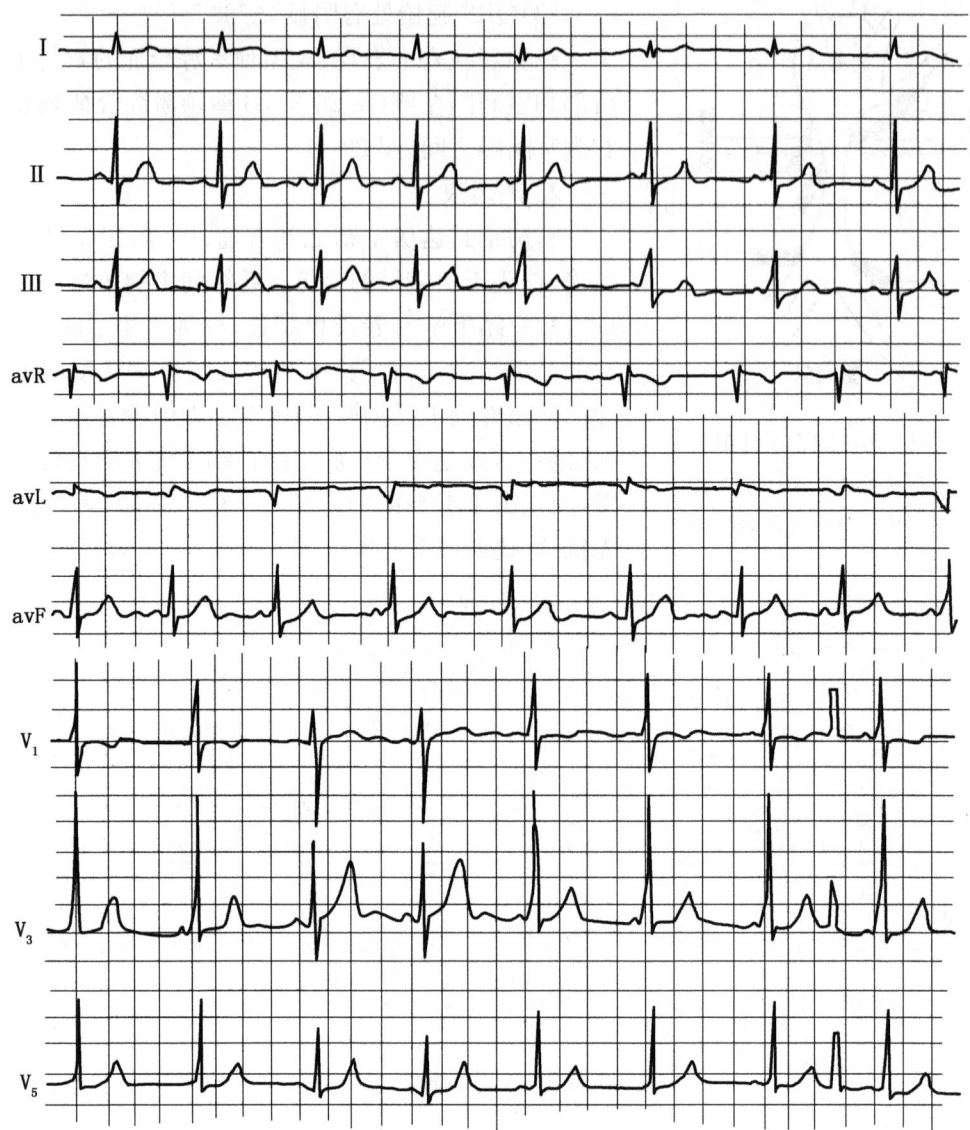

图 20-4　间歇性 A 型预激综合征

十余种不同类型的预激综合征。

二、各型预激综合征心电图特征

一般分为典型和变异型。

（一）典型预激综合征

心电图特征：

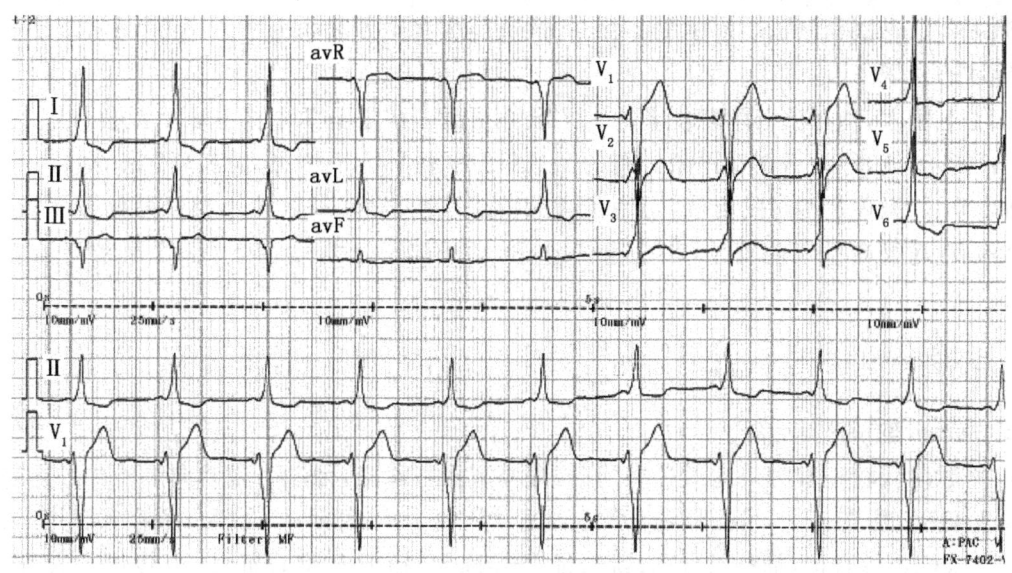

图 20-5 B型预激综合征

(1) P-R 间期缩短,即在窦性心律时 P-R 间期在 0.10~0.12s,儿童<0.10s,新生儿<0.08s。

(2) QRS 波群间期增宽,一般多在 0.10~0.12s。

(3) QRS 波群起始部有"Δ"波,QRS 起始部模糊,顿挫或切迹,可占时 0.02~0.08s,其方向一般与 QRS 主波方向相同。

(4) P-J 间期在正常范围,一般<0.27s。

(5) 继发性 ST-T 改变,即在 QRS 主波向上的导联 ST 段降低、T 波倒置,而 QRS 主波向下的导联,ST 段抬高,T 波直立。

典型预激综合征的心电图表现有两种短路现象:①激动通过肯特束下传激动心室。②激动首先通过杰姆束产生 P-R 间期缩短,然后再通过马海姆纤维下传心室产生"Δ"波,并使 QRS 间期延长。此类心电图改变称为"W-P-W 综合征"。

根据出现预激时的 QRS 波形特点,可将预激综合征分为三型。A 型:V_1 至 V_6 导联 QRS 波群主波均向上,呈 R 或 RS 型。B 型:V_1、V_2 导联 QRS 波群主波基本向下,呈 QS、Qr 或 rs 型,而 V_5、V_6 导联 QRS 主波呈 R 型。C 型:与 B 型相反,在 V_1、V_2 导联主波向上,而 V_5、V_6 导联主波则以向下为主。

亦有少数患者的 QRS 波表现不典型而不能分类。

预激综合征时,P-R 间期缩短的程度和 QRS 增宽的程度是一致的,即 P-R 间期愈短则 QRS 愈宽,反之则相反。预激波 P-R 间期及 QRS 波群一般有恒定的关系,预激波愈明显,P-R 间期就愈短,QRS 时间也愈宽,反之则相反。

偶尔在不同的时间出现的预激波其大小、形状亦可有不同,这种现象称为"手风琴效应"。原因是激动经房室结的传导时间随心动周期改变而呈不同程度延长所致。

少数预激综合征患者,其类型并不是固定不变的,A 型与 B 型可交替出现,类似这种变换的预激综合征,说明心房、心室两侧都存在肯特束,房室交界区内有多条异常短路,或是一种功能性异常的表现。

在心电图上,预激波时隐时现者称为间歇性预激。在心电图上从不显示预激,仅在心房调搏时出现预激波,称为潜在性预激。有的旁道只能逆传不能下传,称为隐匿性预激。

偶尔用刺激迷走神经的方法,可使预激的特征显示出来,抑制迷走神经可使预激波消失,机理是异常途径的不应期较长,心率增快时,激动只能沿正常途径下传,故预激特征亦随之消失。

(二)变异型预激综合征

1. James 型预激综合征

心房激动仅较正常为快地通过杰姆束,使心室提前除极,因这个激动向下传导的途径是正常的,故 QRS 形态正常,但因绕过房室结上部,使 P-R 间期＜0.12s,此型称之为 Lown-Ganong-Levine 综合征,简称"L-G-L 综合征",或称为"短 P-R 综合征"。少数正常人,因其房室结过小或房室结自律性增高,也可能有此表现,仅有缩短的 P-R 间期及正常 QRS 波群,而无快速心律失常的证据,可不诊断为预激综合征。

2. Mahaim 型预激综合征

马海姆纤维因起于房室结的不同高度,可表现为 P-R 期正常或缩短,QRS 间期增宽,在起始部有"Δ"波。当马海姆纤维起于房室结上部时,窦性激动未经延搁就迅速下传心室,故 P-R 间期缩短,此时与肯特型心电图表现相似。若起于房室结的中下部(或希氏束),则窦性激动经过房室结上部的延搁,P-R 间期正常,QRS 起始处有"Δ"波。绝大多数马海姆纤维位于右室,故 QRS 波群呈左束支阻滞图形伴电轴左偏。

三、预激综合征与临床

预激综合征发病率男性高于女性,多发生于健康人,但少数先天性心血管畸形、高血压及冠心病等器质性心脏病患者,也能呈现同样的改变。同时,由于房室旁道与房室结易形成折返,常可引起阵发性室上性心动过速。

1. 预激综合征合并心律失常

反复性阵发性室上性心动过速、心房扑动与颤动、早搏、甚至心室颤动等。

预激综合征合并房颤时,若室率很快,QRS 宽大畸形,应注意与阵发性室性心动过速鉴别(表 20-1)。

表 20-1 预激综合征合并房颤与室性心动过速的鉴别

	预激综合征合并房颤	室性心动过速
频率	较快,一般为 180~230 次/min,常＞200 次/min	较慢,一般在 140~180 次/min
R-R 间距	绝对不规则	基本规则

续表

	预激综合征合并房颤	室性心动过速
QRS 波群形态	多变,在正常 QRS 波前无窦性 P 波	多固定,在正常 QRS 波前有窦性 P 波
f 波	有,在 V_1 导联明显	无
δ 波	有	无

2. 预激综合征的鉴别诊断

(1)束支传导阻滞。(表 20-2)

表 20-2 预激综合征与束支传导阻滞鉴别表

	预激综合征	束支传导阻滞
P-R 间期	<0.12s	>0.12s
QRS 时间	>0.10s	常>0.12s
QRS 形态	宽大畸形者少见	多呈宽大畸形 QRS 波群
δ 波	有	无
P-J 间期	<0.27s	常>0.27s
诱发	室性心动过速或心房颤动	不易诱发

(2)心肌梗死。预激综合征有时可产生类似心肌梗死的某些心电图改变,而有时预激波又可掩盖心肌梗死的心电图特点,当预激向量与梗塞初始 0.04 秒向量相对时,使异常 Q 波缩小或消失,此时若有 ST 段弓背型抬高及 T 波对称性尖锐倒置,应疑及急性心肌梗死,结合临床及时做血清酶谱检查,或设法消除,预激波,以明确诊断。

(3)预激综合征时,由于心肌除极与复极的异常,可引起继发性 ST-T 改变,可误诊为心肌损伤或慢性冠心病,运动实验的假阳性。相反,有明显预激波时,ST 段和 T 波的"正常化"反意味着心肌有原发性改变,常提示为心肌损伤。

(4)A 型预激综合征需与右室肥大鉴别,前者无明显电轴右偏,S_{V_5} 不深,P-R 间期缩短,其他导联可见预激波。

(5)间歇出现的单个预激波,需与舒张晚期的室性早搏鉴别,前者 P 与 R 有固定关系,而后者可随心率变化而改变。

3. 预激综合征的临床意义

预激综合征本身并不引起血液动力学方面的障碍和临床症状,多在心电图检查中偶然发现,或因并发心动过速就诊。本病预后良好。因此,认识理解预激综合征的特点及鉴别,对临床具有重要诊断及指导治疗的意义。

方法:如

(1)运动可加速正常房室传导,预激波逐渐变小或消失。

(2)阿托品 1mg 加入 25%葡萄糖 20ml 内,缓慢静脉注射(约 30min 注完),在注射过程中连续观察心电图。

(3)应用奎尼丁或普鲁卡因酰胺,通过对旁道的抑制作用,有时可使预激波消失。

随着心脏电生理检查如心脏程控刺激与心腔内心电图的应用,可阐明弥补常规心电图的不足。

无心动过速的患者勿需治疗,反复性心动过速病人可用心律平,乙胺碘呋酮等药物,此类药物均能延长正常房室径路和旁道的有效不应期。严重的快速心律失常药物治疗无效者,可采用射频消融手术治疗。

(郭五一 杨晓静)

第二十一章 心电图负荷试验

一、概 述

(一)运动的生理学基础

人体的运动是在神经系统的调控下通过身体各部位骨骼肌的收缩与舒张运动功能完成的。而骨骼肌的收缩与舒张均需消耗一定的能量,也需要心血管系统和呼吸系统的作用储备能力。在很大的程度上影响着机体运动的耐量,又因心肌在运动过程中耗氧量明显增加,所以冠心病、心肌缺血、缺氧等病理因素也随之表现出来,因此,心脏运动负荷试验对心肌缺血、缺氧进行检测、诊断和评估成为可能。

运动试验是各种负荷试验中最接近生理性的一种运动,其方法无创、安全、简便、易行,所以目前被临床广泛应用。特别是对疑有冠心病患者有重要的诊断价值。

冠心病与运动类型。人体的运动有两种类型:等长和等张运动。由于等长运动对冠心病患者有害,故运动试验采用了等张运动。可引起心率加快,心排血量增加,心肌耗氧量增多。因此,冠状动脉狭窄患者在静息状态下无症状和心电图表现,而在运动后可以发生心肌缺血。

(二)运动的生理反应

人在日常生活的过程中,不断的进行各种类型的运动,随着运动时不同的形式和强度,机体的各个系统都会产生相应的反应和活动,以协同完成各种运动。比如:循环、呼吸、神经、血液、消化、内分泌等。尤其是循环、呼吸两大系统在有氧运动中起着非常重要的作用,可对机体的有氧运动能力和储备功能进行测试和评估。

1. 心血管系统运动生理反应

运动通过心血管系统进行血液循环,糖原、脂肪等能量物质和氧气不断被传送到肌肉组织为之提供能量,肌肉做功产生的有氧和无氧代谢产物,以及运动产生的热量被不断排泄。总之,循环系统主要是通过心脏的泵血功能、组织循环与代谢过程发挥作用的。

(1)运动心率的变化:运动时交感神经兴奋,血液中儿茶酚胺分泌增多,心率逐渐加快,心肌耗氧量逐渐增大,达到一定的耗氧量,心率增加达最大耗氧量 $VO_{2\,max}$ 和最大心率 HR_{max}。这时运动负荷达到极量,常以达极量的 85%～90% 为次极量。一般以次极量做为适度运动负荷试验的终点(目标心率)。极量目标心率＝220－年龄。

次极量目标心率＝(220－年龄)×90%或(200－年龄)。

(2)运动心排出量变化:运动时随着心率的逐渐增加,在一定运动负荷强度的范围内心排血量也随之增加,只有这样才能够决定运动中肌肉和骨骼所丢失的氧和营养物质。但在紧张状态下,心排血量并未增加,而是交感神经刺激产生的副作用。

心排血量是心脏每次搏动排出血量与每分钟心搏次数心率的乘积。

$$心排血量＝每搏输出量×心率(ml/min)。$$

心排血量运动一开始产生急剧上升,在一分钟内达到高峰,随之平均动脉压也升高至50%,相应引起肌肉收缩力的增加,但当心率增加超过160～168次/min时,心脏的舒张期明显缩短,心室的充盈量明显减少,每搏量减少,心排血量反而会下降。从而可看出影响心排血量的生理因素,最重要的是心率,比如,晨起和情绪激动。

(3)运动时血压变化:运动过程中,由于心排血量明显增加,血管壁侧压力增大,收缩压明显增高,大动脉扩张,外周阻力减少,因此,运动时舒张压无明显增高或略有下降。

(4)运动时心肌缺血:运动时心肌供氧主要依靠冠状动脉血流量的增加。当冠状动脉有狭窄、闭塞、斑块等形成时,冠状血流减少或受阻,可造成运动时心肌明显缺血、缺氧,引起胸痛等自觉症状和心电图 ST-T 缺血型改变。

冠心病心肌梗死可使病变部位心室壁的心肌收缩减退或消失,出现节段性或逆向运动改变了心肌收缩的协调性,使心脏泵血功能作用减弱,心排血量减少,表现出有氧运动的耐力降低。

左心功能不良或低下,冠状动脉血流灌注减少,可使运动中血压下降,耐量低下,还加重了心肌缺血、缺氧。

2. 呼吸系统运动的生理反应

运动中呼吸系统协同循环系统共同完成并起着重要的作用。有氧运动过程中需增加氧气的摄取,提高气体的交换率,及时排出 CO_2 以保证机体氧供和内环境的稳定。

(1)运动时肺通气功能变化:运动时,随着运动负荷的增大,在中枢神经体液的调节下,呼吸频率增快,呼吸幅度增大。呼吸频率与潮气量(为每次呼和吸的气量,男性 500～600ml,女性 400～500ml)的乘积为通气量(VE):

$$VE＝潮气量×呼吸频率(ml/min)$$

肺通气量与年龄、性别、疾病、体质有关。肺通气量男性(25 岁达高峰)大于女性(15 岁达高峰)随着年龄的增加逐渐下降,老年人只有峰值的一半,胸廓畸形或呼吸系统疾患病理因素,可造成呼吸运动及通气功能障碍,从而影响了运动耐量。

(2)运动时换气功能的变化:运动时可使肺通气量(VE)明显增加,肺组织通气/血液比例及气体弥散与交换功能也会产生相应的变化,以增加氧的摄取和利用,排除 CO_2,以保证机体的有氧运动。

正常情况下肺泡气量为 4L/min,肺泡毛细血管量为 5L/min,比值为 0.8。当比值明显增大大于 5.0 时,气体交换受限,可通气/血流比例失调,导致血液氧化不足。血氧饱和度低下,不能充分满足肌肉组织运动氧气供应,从而使运动耐量下降。

二、运动能力的测试与评定

(一)测试方法

活动平板运动试验作功指标,运动受试者以一定的速度和坡度做前向性运动并转速和坡度逐级递增(表21-1)。

表21-1 分级运动试验速度与坡度

	速度(km/min)	坡度(%)
第一级	2.74	10
第二级	4.0	12
第三级	5.48	14
第四级	6.77	16
第五级	8.06	18
第六级	8.87	20
第七级	9.68	22

(二)评价运动试验的指标

一般用敏感性、特异性和准确性表示。对于冠心病患者测试异常为真阳性。正常为假阴性,无冠心病者或正常健康人群测试正常为真阴性,测试异常为假阳性。

敏感性(阳性预测价值)=真阳性/(真阳性+假阴性)×100%

特异性=真阴性/(真阴性+假阳性)×100%

易患率=真阳性×(真阳性+假阴性)/(真阳性+假阳性)×假阴性

阳性预测价值=真阳性/(真阳性+假阳性)

综上所述,临床实践证明敏感性与特异性呈负相关,敏感性越高,特异性越低,如运动试验的敏感性、三支病变高于单支病变。运动试验选择ST段斜型或水平型下移≥0.1mV,其特异性为80%以上,敏感性为65%以上,三支病变为90%以上,单支病变为40%以上。

(三)评价活动平板运动试验结果的临床意义

运动试验阳性并不一定是冠心病,因敏感性约50%~70%,特异性为60%~80%,反之运动试验阴性,也不等于无冠心病。冠状动脉造影证实,三支病变者运动试验为阴性,单支病变或小面积心肌梗死运动试验,可能是阳性,等等。因此,这最主要的是应结合临床其他资料综合判断。比如:性别、年龄、症状、冠心病高危人群、冠心病危险因素等。

(四)运动试验与预后相关性

1. 症状(胸痛)

运动试验引起缺血性胸痛,患冠心病的危险因素约50%,不典型胸痛者约13%,无胸痛症状约3%左右。运动试验阳性的患者中,冠心病的患病率较高,即使不是冠心病患者,运动试验阳性,3~5年内发生冠心病的危险因素亦明显高于正常人。

2. 缺血型ST改变

冠状动脉造影与运动试验对比研究

(1)冠心病变较轻者,运动试验出现假阴性结果的机会增多。

(2)男性ST段压低≥0.1mV,90%有冠心病变或显著的左心功能不全为标准死亡率的2倍。

(3)男性ST段压低≥0.15mV,90%有冠心病变或显著的左心功能不全为标准死亡率的5倍。

(4)显著ST段压低≥0.2mV,90%有冠心病变或显著的左心功能不全为标准死亡率的15~20倍。

(5)ST段抬高者为变异性心绞痛,多在一年内发生心肌梗死或死亡。

3. 运动试验耐量

运动耐量为4METS,预后不良,死亡率高。心肌梗死运动耐量通常为5METS。患者运动耐量达10METS,预后较好。可以适当的进行功能锻炼。运动耐量达13METS,不论运动试验结果是否阳性提示预后良好。运动员运动耐量达20METS,临床指标不能预测运动能力。

(五)活动平板运动试验应用

1. 平板运动试验前,患者须知

(1)运动试验前,医务人员主动向患者讲述该试验的注意事项。

(2)试验前禁食2小时,但最好不要空腹,以免影响试验结果。

(3)试验前一天晚上洗澡或清洁上半身,女性患者如巨乳者,须戴胸罩,以防干扰。

(4)运动前嘱咐患者消除恐惧感,保持情绪平稳。

(5)运动前一天应禁止饮咖啡、茶等神经兴奋类物质,以免干扰试验结果。

(6)运动前,患者应停服β-受体阻滞剂2~3d,用于诊断的药应停服1~2d,或遵医嘱,降压药不必停服。

(7)年老体弱患者需家属陪同。

2. 活动平板运动试验的适应证

(1)凡临床症状不典型或无症状心肌缺血,静息心电图正常,无ST-T明显异常改变者。

(2)用于不明原因的胸痛、胸闷、气紧、头晕、心悸等鉴别诊断。

(3)评价患者运动与心律失常的关系。

(4)评价患者运动心功能的级别。

(5) 评价窦房结功能。
(6) 早期发现不稳定高血压患者。
(7) 评价药物疗效等。
(8) 评价介入治疗和冠脉搭桥术预后效果。
(9) 评价心肌梗死的预后价值。
(10) 指导康复训练。
(11) 评价运动员、飞行员、宇航员、健康人群等。

3. 平板运动试验的禁忌证（表 21-2）

表 21-2 平板运动试验禁忌证

绝对	相对
1. 近期内频繁发作心绞痛或不稳定心绞痛,伴休息时胸痛发作	1. 冠状动脉左主干狭窄
2. 静息心电图有明显缺血 ST-T 改变	2. 电解质异常
3. 发生心肌梗死 5 天内或心肌缺血（包括疑似病人）	3. 肥厚梗阻性心肌病等
4. 明显的充血性心力衰竭	4. 高度房室传导阻滞
5. 休息时有严重室性心律失常,治疗效果欠佳者	5. 中度狭窄心脏瓣膜病
6. 收缩压>180mmHg,舒张压>110mmHg	6. 不符合运动试验方法的条件患者等
7. 急性心肌炎、心包炎、肺水肿、主动脉夹层	
8. 急慢性风湿性瓣膜病,心肌病等心脏疾患	
9. 电解质紊乱,并口服强心类药物者	
10. 内分泌、呼吸其他系统的严重疾病等	

4. 运动试验早期终止的指征

绝对	相对
1. 运动负荷逐渐增加而血压或心率下降	1. 频发室性早搏多源二联
2. 严重心律失常,室性心动过速	2. 一过性的 ST 段压低
3. 步态失调或跨步障碍	3. 胸痛、胸憋、胸闷
4. 眩晕或视力障碍	4. 心悸、头晕、气紧、步态不稳
5. 高度房室传导阻滞出现	5. 过度紧张、恐惧
6. 紫绀或苍白	6. 快速室上性心律失常
	7. 呼吸困难或疲劳不能坚持运动

5. 皮肤准备与电极安放

检查前一天最好洗澡,安放电极的部位应剃掉毛发,并用酒精棉球擦拭,去除油脂及皮肤阻尼,减小杂波信号,之后在标准12导联的位置上粘贴氯化银电极片。女性患者尤其是肥胖和巨乳者应佩戴胸罩,否则,乳房移动触及电极片造成干扰或伪差,影响判断ST段的结果。

6. 常用导联

临床广泛使用的是改良12导联,将肢体导联置于锁骨下凹,左右各一个,代表左右上肢,下肢置于左右第5肋骨处,分别代表左右下肢。$V_1 \sim V_6$位置基本等同常规静息心电图导联位置,但不同之处是置于肋骨上,而不是肋间隙。

7. 运动负荷试验的方案

目前,常用运动方案有五种,即Bruce、Balke、Ellestad、Astrand和Chung(表21-5)方案。此外,还有心肌梗死后运动方案,即低水平运动方案(表21-6)。其中国内外普遍采用Bruce方案(表21-3)共7个级别。每一级运动时间为3分钟,基础坡度为10%,每增长一级增加2%。对年龄偏高、病情较重的患者,无疑增加了运动负荷试验的危险性。为此,Bruce对方案又进行了修订(表21-4),该方案分为9级。多数专家认为,该方案更加适合中国人应用。

表21-3 Bruce方案

分级	速度 (mph/kmh)	坡度(%)	运动时间 (min)	耗氧量 (ml/min·kg)	代谢当量 (METS)
1	1.7/2.74	10	3	18	4
2	2.5/4.03	12	3	25	5.1
3	3.4/5.48	14	3	34	7.1
4	4.2/6.77	16	3	46	9.7
5	5.0/8.06	18	3	55	13.1
6	5.5/8.87	20	3	—	15.7
7	6.0/9.68	22	3	—	—

注:mph=英里/小时

表21-4 Bruce修订方案

分级	速度 (mph/kmh)	坡度(%)	运动时间 (min)	耗氧量 (ml/min·kg)	代谢当量 (METS)
1	1.7/2.74	0	3	—	2
2	1.7/2.74	5	3	—	3
3	1.7/2.74	10	3	18	4
4	2.5/4.03	12	3	25	6—7
5	3.4/5.48	14	3	34	8—9
6	4.2/6.77	16	3	46	10—14
7	5.0/8.06	18	3	55	15—16
8	5.5/8.87	20	3	—	21
9	6.0/9.68	22	3	—	—

表 21-5 Chung 方案

分级	速度(mph)	坡度(%)	运动时间(min)	代谢当量(METS)
1	2.7	0	3	2
2	4.8	4	3	4~5
3	4.8	8	3	6
4	4.8	12	3	8
5	4.8	16	3	9
6	4.8	20	3	10
7	4.8	24	3	12~13
*8	4.8	28	3	14
*9	4.8	32	3	16

*适合于体力劳动者

表 21-6 心肌梗死后运动试验方案(低水平运动方案)

分级	速度(mph)	坡度(%)	时间(min)	代谢当量(METS)
1	1.2	0	3	2.1
2	1.2	3	3	2.3
3	1.2	6	3	3.0
4	1.7	6	3	3.3

8. 心电/血压监测

运动前常规描记静息和站位,深吸气时 12 导联心电图,测量静息状态时的血压,监护仪显示 12 导联心电图。正常情况下,每级运动终末应记录一次 12 导联心电图,并且测量一次血压。运动终止后应记录即刻和恢复期 1、2、3、4、5、6 分钟的心电图,并同时测量血压,若心电图未恢复至运动前水平,需延长监测时间。运动中升级时,要嘱咐病人速度坡度增加,步法要与皮带传送速度保持一致,以免造成意外。

特殊情况下,如运动中发生心绞痛,严重心律失常明显 ST 段压低。除及时记录心电图或加长 II、V_1 导联记录外,并立即终止运动。

正确姿势:挺胸、抬头、自然呼吸、全身放松、保持身体上半身直立、积极向前大步行走的方法。以减少运动中出现基线漂移肌肉干扰等,影响心电图质量,导致误诊。

症状限制性运动实验:症状限制是以患者出现严重的症状和体征。如:心肌缺血、心绞痛、ST-T 压低,血压下降,恶性心律失常、呼吸困难、头晕、步态不稳等,运动试验未达到目标心率时终止运动。

极量和次极量分级运动试验(表 21-7):是以目标心率作为运动终点的试验,在持续心电监护下,以低负荷逐渐到高负荷生理性的运动方式达到耗氧量最大,当继续增加运动量心肌耗氧量不再增加,当受试者劳累过度不能再坚持时,称为极量。即最大心率=220-年龄。次极量:是以达极量的85%～90%为预期目标心率,即最大心率的85%约=195－年龄,最大心率的90%=200－年龄(图21-7)。

表21-7 国内通用最大心率表

年龄	25	30	35	40	45	50	55	60	65
预计最大心率	200	194	188	182	176	171	165	159	153
85%最大心率	170	165	160	155	150	145	140	135	130

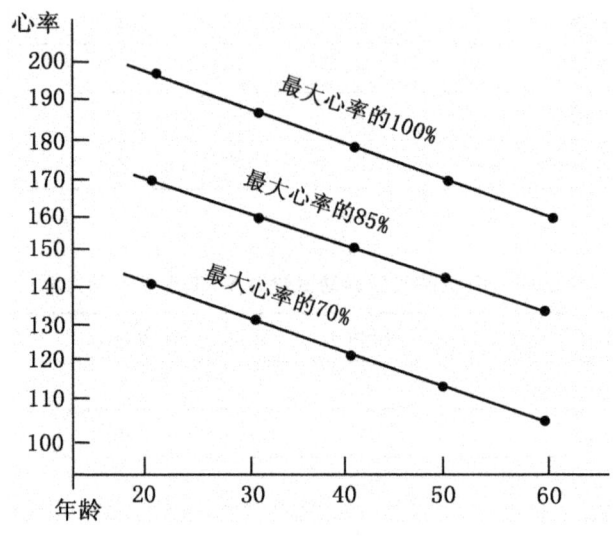

图21-1 各年龄最大心率预计数

9. 终止运动的指征

(1)收缩压较运动前下降10mmHg或较运动中增加超过210mmHg或增加运动量后血压和心率下降。

(2)出现典型心绞痛或在原有基础上加重伴有胸痛。

(3)出现中枢神经系统疾患、头晕、面色苍白、步态不稳或跛行等共济失调。

(4)周围灌注不良,皮肤苍白、紫绀。

(5)严重贫血、低血糖等。

(6)严重心律失常、频发室早二联律、多源室早、RonT(P)现象,室性心动过速、阵发性室上性心动过速。

(7)ST段水平型或斜型压低≥0.2mV。

(8)运动诱发电轴明显偏移。

(9)发生急性心肌梗死。

(10)患者不能坚持要求终止运动。

10. 活动平板运动试验诊断标准

(1)阳性

①运动中或运动后出现心绞痛或急性心肌梗死或陈旧性心肌梗死急性发作。

②ST 段呈水平型或斜型压低≥0.1mV 或在原有 ST 段下移的基础上加深 0.1mV,持续时间>1min。

③ST 段呈缓慢上斜型下移≥0.2mV 或 ST 斜率<1mV/s,持续时间>1min。

④ST 段抬高,肢体导联≥0.1mV,胸导联≥0.3mV。

⑤运动诱发血压下降≥10mmHg。

⑥运动中收缩压不升<130mmHg 或运动较静息状态增加男性小于 30mmHg,女性小于 20mmHg。

(2)可疑阳性

①以 R 波为主的导联上,ST 段呈水平型或斜型下移≥0.05mV,但小于 0.1mV,持续时间>1min。

②ST 段呈缓慢下斜型下移≥0.15mV 或 ST 段斜率<1mV/s,持续时间>1min。

③运动中和恢复期出现 U 波倒置。

④运动诱发频发室早,二联发,多源室性心动过速及阵发性室上性心动过速。

⑤运动中血压下降≥10mmHg。

(3)阴性

①运动终止达预期目标心率。

②运动耐量达到或超过 10METS 以上。

③运动时间最少在 6~7min 以上。

④无心肌缺血性 ST-T 异常改变。

⑤无诱发缺血性心律失常等。

(郭五一)

第二十二章　各系统常见疾病的心电图

一、脑-心综合征

病因：①脑血管疾病与心肌缺血基本病因多见于高血压动脉硬化，患者可能早已存在慢性冠状动脉供血不足，但因条件所限，发病前无心电图的对照，因此，难以区分心电图是原发还是继发性的改变。②神经与精神方面的紧张对心率、心律有显著影响，成人可引起各种心律失常，其中最常见的是期前收缩，偶出现阵发性房速、房扑与房颤，甚至发生室速与室颤。

二、肺部疾病心电图

肺部疾病对心电图的改变，最常见的是慢性肺源性心脏病。心电图改变以房早多见，其次为室早。

发生心律失常的原因：①肺部感染；②低氧血症；③酸碱平衡失调或电解质紊乱；④治疗中药物的副作用；⑤由于剧咳与呼吸困难，过度刺激迷走神经；⑥右心房受牵拉。

三、消化系统疾病的心电图改变

1. 胆囊疾患

胆囊炎、胆石症部分患者，通过迷走神经反射及中毒性心肌病变，可继发急性冠状动脉供血不足，引起心绞痛及/或心律紊乱，形成胆-心综合征。检出率为67.6%～73%，其中ST-T异常发生率为16.8%～21.6%。还有室早、房颤及传导阻滞等。多在手术或感染被控制后恢复正常。

2. 急慢性胰腺炎

出血坏死型易发生急性心功能障碍或/及心肌坏死，部分还出现严重的心功能不全，而无形态改变者。临床心电图检查50%～60%有心电图改变，表现ST段下移、T波低平或倒置、传导阻滞、早搏，心房、心室颤动，重症者有10%出现典型的心肌梗死图形。

慢性胰腺炎的心血管病变，其冠状动脉供血不足的心电图改变较急性者高，机制可能是在胰腺炎时弹性分泌酶减少，促使动脉硬化形成，及胰蛋白酶进入血液呈现高凝状态所致。

四、内分泌系统疾病的心电图改变

1. 甲状腺功能亢进性心脏病

发病机理：尚不清楚，因甲状腺激素可加强儿茶酚胺对心脏的作用，故为发病的重要原因。好发年龄：20～40岁的女性，女：男＝5：1。甲亢患者心脏病多无病理变化，而甲亢性心脏病患者多有心脏肥厚、扩张，有心衰者尤为显著。

心电图改变：房颤是甲亢在心血管方面的重要表现，值得注意的是，少数病例可出现房室传导阻滞，待病情控制后即消失，尤其发生在老年人，易误诊为冠心病或原发性心肌病。

2. 甲状腺机能减退

约70%～80%的病人有心血管病变。常见的包括：心包积液、心脏无力性扩张和继发性心肌病变等。心电图表现：QRS低电压、窦缓、T波低平、双相或倒置，偶有P-R间期延长，少数病例可有房室传导阻滞，甚至发生严重的室性心律失常。

3. 低血糖

低血糖产生的原因是胰岛素分泌过多及葡萄糖摄入不足。血糖降低直接干扰心脏代谢，刺激去甲肾上腺素、肾上腺素的分泌并加重冠状动脉痉挛或闭塞引起心绞痛甚至发生心梗。心电图有以下改变：

(1) ST段压低，T波低平或双相。
(2) P-R间期与Q-T间期延长，出现U波。
(3) 发生心律失常。

五、代谢性疾病心电图改变

代谢性疾病很常见，可引起全身多脏器损害，尤其是心脏损害。

发病机理：代谢性疾病损害心脏程度不一，共同特点为：①心脏损害是全身损害的一部分；②心脏损害可累及心脏各组织；③心脏损害可以是首发症状；④心血管损害可以是原发性或继发性。

心电图改变：①发生各种心律失常，其中以房早为多见。②常见传导功能障碍。

六、家族性高血脂症

Ⅱ、Ⅲ、Ⅳ型均可累及心血管系统，临床上可发生心绞痛、心梗与瓣膜变形。幼儿期可发生猝死。

七、感染性疾病心电图改变

1. 病毒性心肌炎

病毒性心肌炎心脏受累典型的表现在发病1～2周内。临床上表现有呼吸困难、心悸、心绞痛、心律失常和心衰,常累及心包。心电图有短暂的ST-T异常及传导障碍。猝死也是常见的。可能由于病毒累及肺组织,导致肺水肿,或因病毒缩短血小板寿命,促使血小板凝聚,刺激炎性免疫病理反应,导致冠状动脉炎,诱发冠状动脉痉挛和血栓形成,引起急性心肌梗死。

2. 细菌性心肌炎

细菌性心肌炎是白喉最常见的并发症,约有1/4病例发生,也是白喉最常见的死因。心电图:与心肌损害平行,出现完全性房室传导阻滞则病死率高。

3. 霉菌感染

霉菌感染可出现在长期接受抗生素治疗的细菌性心内膜炎的病人,病人中还可发生霉菌性心内膜炎,甚至形成心肌的脓肿,脓肿累及传导系统发生完全性房室传导阻滞。

八、中毒性疾病心电图改变

中毒性疾病包括药物性中毒和职业性中毒,均可直接或间接引起心血管损害,引起中毒性心肌炎或心肌病变,使心脏收缩力减退。药物中毒包括中、西药物及化学药品,职业中毒如:铅、砷、放射物质等。

心电图改变为特异性:

(1)ST段不同程度降低,T波低平、双相或倒置,Q-T间期延长,或出现异常U波。

(2)各种类型心律失常。

九、手术与心脏

在外科手术中,均可因机械刺激引起各种心律失常,严重者可危及生命。

1. 术前

术前常规进行心电图检查,一是进一步帮助鉴别诊断,二是根据心电图改变综合分析心脏功能,使之全面了解:

(1)患者能否耐受手术。

(2)术前心脏情况是否需要特殊处理。

(3)患者是否可进行急症外科手术。

(4)手术中选用何种麻醉方法与药物较为安全。

(5)手术时可能发生何种情况及其危险性,如何防止和处理。

(6)手术可能发生哪种并发症,如何预防和处理。

术前心电图改变:窦性心动过速、窦性心动过缓、房性或室性早搏、束支传导阻滞、房室肥大及 ST-T 改变等,其原因:

(1)自主神经紊乱,如精神紧张、疼痛刺激。

(2)各种电解质紊乱,如胃肠道疾患。

(3)心脏本身的疾患,如风心病二尖瓣狭窄引起的房室肥大等。

(4)老年患者常见病:高血压、冠心病、肺心病等。

(5)继发性改变:如胆囊炎、胆石症、胰腺炎等,引起心肌缺血损伤性改变。

心电图异常时手术适应证的选择:

(1)仅有心电图异常而无症状,心脏代偿功能良好,可按治疗原则手术。

(2)严重心电图异常,心肌有一定损害,但无代偿功能显著不全,给予适当心脏保健治疗,可施行手术。

(3)冠心病,甚至心肌梗死恢复病人,局麻下能耐受必要的手术。

(4)冠心病、心律失常、心肌缺氧或传导阻滞的择期手术者,经心脏保健治疗后,复查心电图和各项心功能检查后,再决定手术时机。

(5)急性心肌梗死 6 个月内,如非急症者不宜手术。因再梗死的危险高达 15%~20%,而且多是致命的。

(6)若是外科疾病诱发的心血管疾病,待解除诱因后,再施行手术。

(7)如Ⅲ度房室传导阻滞、双或三束支传导阻滞、Q-T 延长、严重心肌缺血、心功能代偿不全者,不宜手术或手术慎重。

(8)心脏病本身疾病施行外科手术治疗者,在适当内科治疗后应及早手术。

2. 麻醉

麻醉对心血管的影响主要有以下几个方面:

(1)抑制心肌收缩力,使心搏减慢。

(2)使心肌对儿茶酚胺类作用的敏感性增高,易诱发心律失常。

(3)改变交感、副交感神经的张力,使心率增快或减慢。

(4)使周围血管张力改变,使血压及周围血流量改变。

(5)可抑制呼吸中枢发生缺氧,引起心肌缺氧。

3. 术中

术中随麻醉剂的应用,可发生各种类型的心律失常,应及时处理。

(1)窦性心动过速,若心率在 100~130 次/min,而无明显血压变化,可暂不用药治疗,但应充分给氧。若心率在 130~150 次/min,无合并症时,可静注心得安 1~5mg。若血压偏低注射肾上腺素 1~2mg。若伴有心衰可静注西地兰等强心药。

(2)快速心房颤动、阵发性房性心动过速可用西地兰 0.4mg 静注。

(3)阵发性室性心动过速,心内直视手术易发生,多数能自行消失,如反复或持续发作,可静注利多卡因 50~100mg,必要时每隔 5 分钟重复注射。

(4)房室传导阻滞,心内手术阻断循环而出现的房室传导阻滞,一般无需治疗,随着阻断循环开放即可恢复。手术邻近部位发生高度房室传导阻滞时,经上述药物治疗无效者,须立即安装起搏器以维持心率。

(5)室颤或心脏停跳,原因:①缺氧;②二氧化碳积聚;③迷走神经反射;④大量出血,药物使用不当,麻醉过深,酸碱平衡失调。

4. 术后

术后心律失常手术时较少见,尤为非心脏手术者。

术后及时纠正代谢紊乱可以防止心律失常发生。一般发生心律失常的原因是由于缝线直接损伤传导系统,或与局部手术创伤引起的出血水肿有关,还与心肌缺氧、心肌酸中毒、低温、神经系统紊乱等有关。

综上所述,手术中,若损伤心房可引起快速的室上性心动过速,若损伤心室多以传导阻滞为多见,若房室结、希氏束以及束支损害可能引起各种的心律失常及传导障碍等。

(郭五一 李 芳)

第二十三章　急性冠脉综合征与心电图关系

急性冠脉综合征（ACS）系指冠状动脉粥样硬化斑块不稳定发生破裂出血，局部血栓形成导致管腔部分或完全闭塞，引起急性心肌缺血或心肌梗死而产生的一系列临床综合征。其中包括：ST段抬高的急性冠脉综合征、非ST段抬高的急性冠脉综合征[其中包括不稳型心绞痛（UA）]。ST段抬高的急性冠脉综合征绝大部分发展成为急性心肌梗死（AMI），严格讲ST段抬高的急性冠脉综合征还应包括变异型心绞痛和UA中出现的一过性ST段抬高，抬高的时间一般不超过30分钟，如大于30分钟，应考虑为ST段抬高的AMI。非ST段抬高的急性冠脉综合征见于各种劳力型心绞痛和UA的大部分病例及非ST段抬高的AMI。另外，近年来临床上把PTCA、冠脉支架植入术和粥样斑块消融术产生的急性冠脉闭塞并发症也归属ACS范畴，这样就打破了ACS分割的看待，这对疾病的预后判断和指导治疗有着极为重要的临床意义。

一、发生机理

1. ST段抬高的ACS

ST段抬高是急性冠状动脉闭塞的标志。

主要原因有：

（1）经尸检和冠状动脉造影证实有90%以上的患者是由于冠状动脉粥样硬化斑块破裂、出血、血栓形成引起。

①PTCA证明：冠状动脉阻塞可立即引起ST段损伤型抬高，同时伴随着T波异常增高，结束PTCA、ST-T立即恢复原状。

②阻塞不同的冠状动脉可引起不同部位的ST段抬高。

③冠状动脉阻塞超过30分钟时缺血严重的部位发生心肌坏死。

④再通后ST段回至基线。

（2）冠状动脉痉挛性闭塞时，可观察到冠状动脉由正常或轻度狭窄到痉挛性闭塞，若即时给予硝酸甘油治疗，可解除痉挛，冠脉再通。

2. 非ST段抬高的ACS及ST段下降的ACS

非ST段抬高的ACS及ST段下降的ACS是非穿透性心肌缺血损伤梗死的标志。非ST段抬高的急性冠脉综合征的发生机制是由于急性冠状动脉不完全闭塞或完全闭塞，但已建立侧支循环的患者。

二、心电图特征

(一)ST 段抬高的急性冠脉综合征

1. 心肌梗死超急性损伤期

①ST 段呈上斜型抬高。

②T 波高耸,两支对称,基底变窄,波顶变尖。

③急性损伤阻滞:QRS 时间增宽 0.12s 以内,VAT 时间增宽>0.04s,QRS 振幅增高。

④若发生心肌梗死,原 ST 段抬高的导联成为 MI 部位。

2. AMI

①ST 损伤型抬高>30min。

②出现新的 Q 波或 QS 波形。

③T 波演变过程:由低平变为高耸正负双向再变为倒置。

3. 变异型心绞痛

①ST 段抬高,肢体导联≥0.1mV,胸导≥0.2mV。

②T 波高耸。

③伴有一过性心律失常发生,右冠状动脉闭塞时,心电图表现为窦性心动过缓,窦性停搏,房室传导阻滞等。左冠状动脉闭塞时心电图表现为室性早搏、室性心动过速、心室颤动等。

4. UA 发作

心电图表现 ST 段抬高仅占 10%。

(二)非 ST 段抬高的急性冠脉综合征

1. 急性心内膜下心肌缺血

多见于劳力型心绞痛及大部分 UA。病理生理特征是心肌供氧与需氧之间平衡失调,共有 5 种因素。

①粥样硬化斑块撕裂发生阻塞性血栓。

②动力性阻塞,引起血管壁强烈收缩导致血管痉挛。

③非血栓和非痉挛性冠状动脉狭窄,见于进展性冠心病人或冠脉内介入手术(PCI)。

④动脉炎,可能与感染有关,使斑块变薄或撕裂。

⑤继发性 UA,影响血管床,使血流灌注减少。

心电图特征:

①ST 段压低:

A. 静息状态或轻微活动或情绪激动引起症状发作时 ST 压低≥0.05mV;当症状缓解后,ST 段回复正常,高度提示急性心肌缺血系严重 ACS。

B. ST 段呈斜型及水平型下移≥0.1mV,若 ST≥0.2mV 时,多提示有多支病变。

②ST 段呈水平型延长:如胸痛发作时,ST 段水平型延长≥0.12s,高度提示这些导联相应部位有心肌缺血或损伤。

③T 波呈对称性低平或倒置或 $T_{V_1}>T_{V_6}$。

④Q-T 间期延长。

⑤一过性或独立性 U 波倒置。心绞痛缓解后,心电图恢复原状。

2. 急性心内膜下心肌梗死

①ST 段呈显著性下降>0.2mV 以下。

②T 波倒置增深>1.0mV 以下。

一周至数周 ST 段逐渐恢复正常。

3. 急性心外膜下心肌梗死

①梗死部位 ST 段下移。

②T 波倒置。

③R 波的振幅下降。

4. Q 波型 AMI(QAMI)

①出现新的 q、Q 波或 S 波。

②梗死部位无 ST 段抬高或下降。

③T 波有演变过程。

三、ACS 的临床意义及治疗

ACS 的临床分型,基本符合疾病的病理与生理和临床特征,可尽早对 ACS 进行分类诊断,对确立合理的治疗方案和护理措施以及判断患者的预后都将起到非常重要的作用。

对 ST 段抬高的患者尽早实施冠状动脉再灌注,其中应包括溶栓、PTCA、CABG。

对非 ST 段抬高的患者不宜溶栓治疗,应采取抗血栓或抗缺血治疗。

另外,对非 ST 段抬高患者尤其是高危险分层的患者最好在 48 小时内进行冠状动脉造影,以确立进一步的干预治疗。

为便于了解冠状动脉造影与心电图波形的相关性,特附以下图形仅供参考。

(李 保 仵施政 郭五一 李 芳)

病例 1　男性　43 岁

单支病变（前降支）

临床诊断：陈旧性下壁心肌梗死，急性前壁心肌梗死

冠脉造影诊断：前降支单支病变

心电图诊断：窦性心律、$ST_{V_1\sim_4}$ 抬高 $T_{V_1\sim_6}$ 正负双相倒置

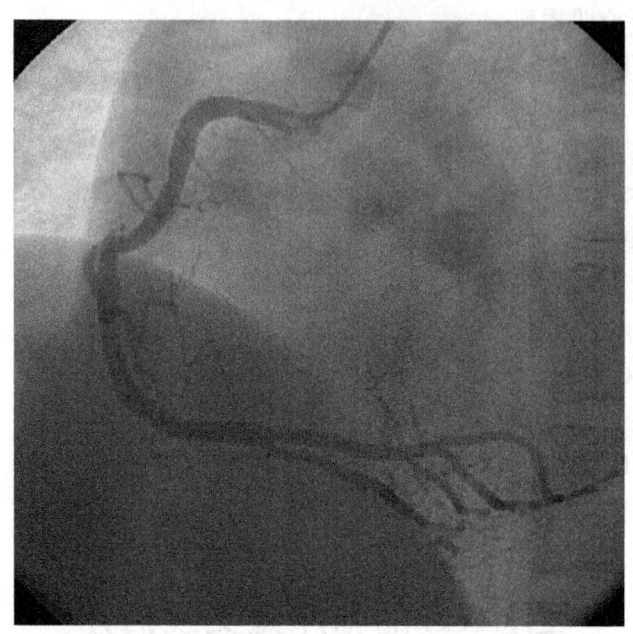

图 23-1-1

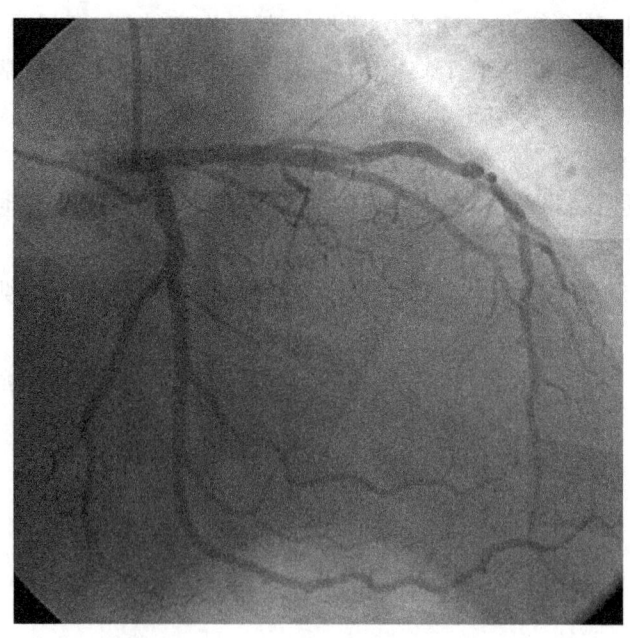

图 23-1-2

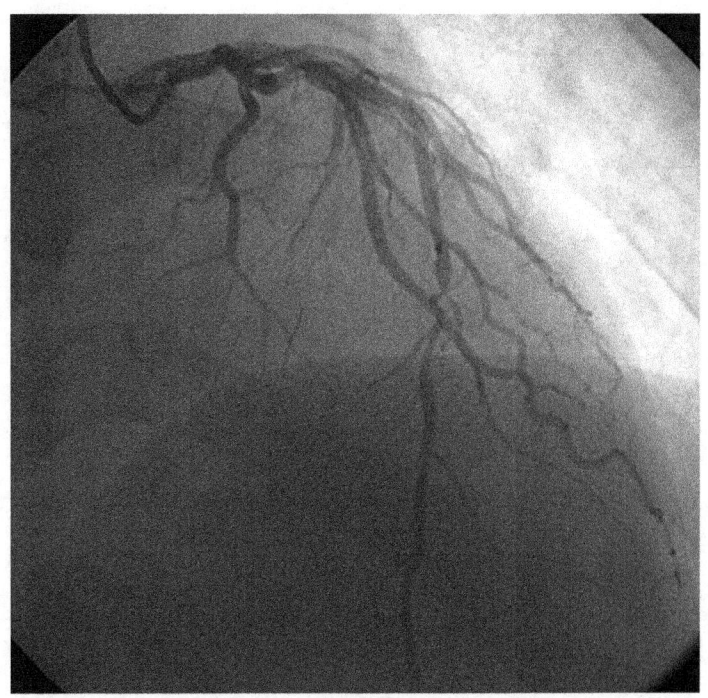

图 23-1-3

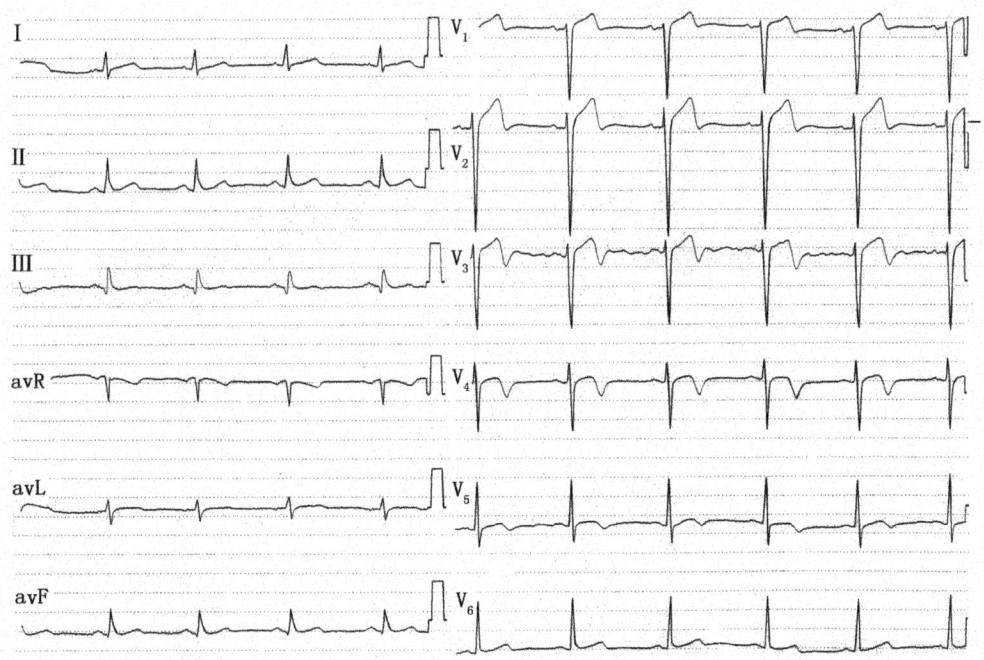

图 23-1-4

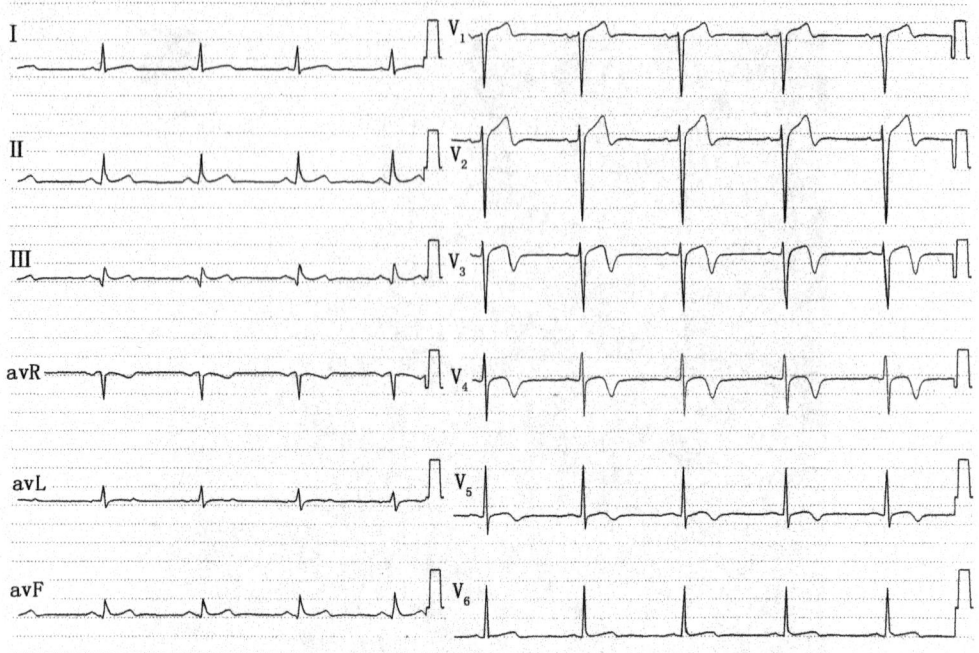

图 23-1-5

病例2 男 33岁

单支(前降支)

临床诊断:急性前壁、下壁心梗

冠状动脉造影:前降支单支病变

心电图诊断:窦性心律Ⅱ Ⅲ$_{avF}$呈 aR 型或 Qr 型,胸前导联 ST 段抬高与 T 波形成单向曲线

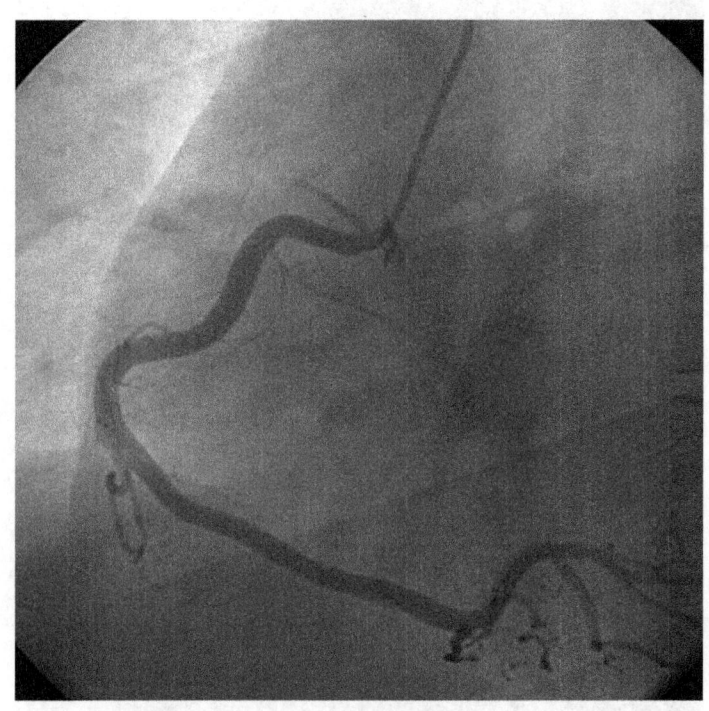

图 23-2-1

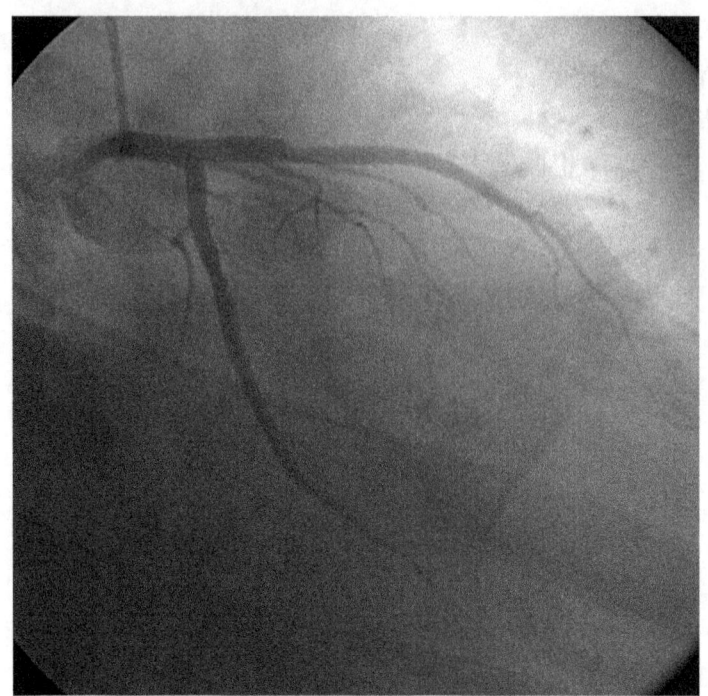

图 23-2-2

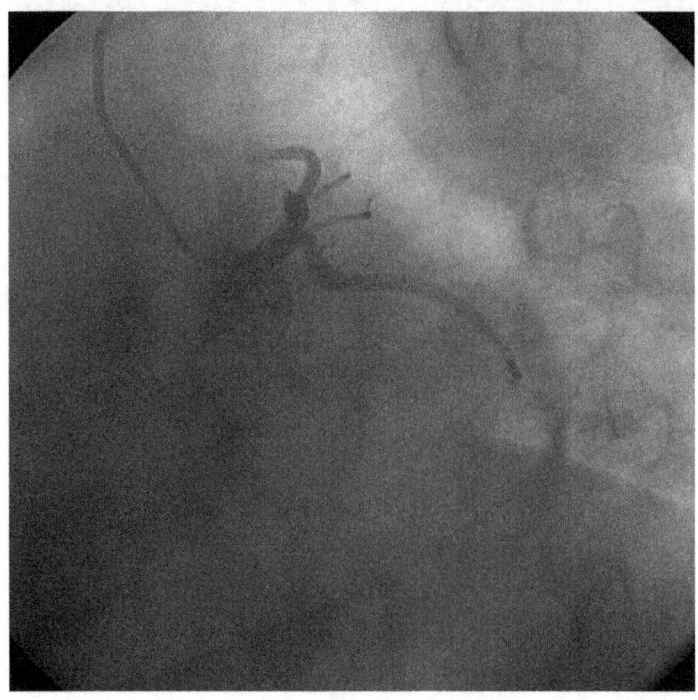

图 23-2-3

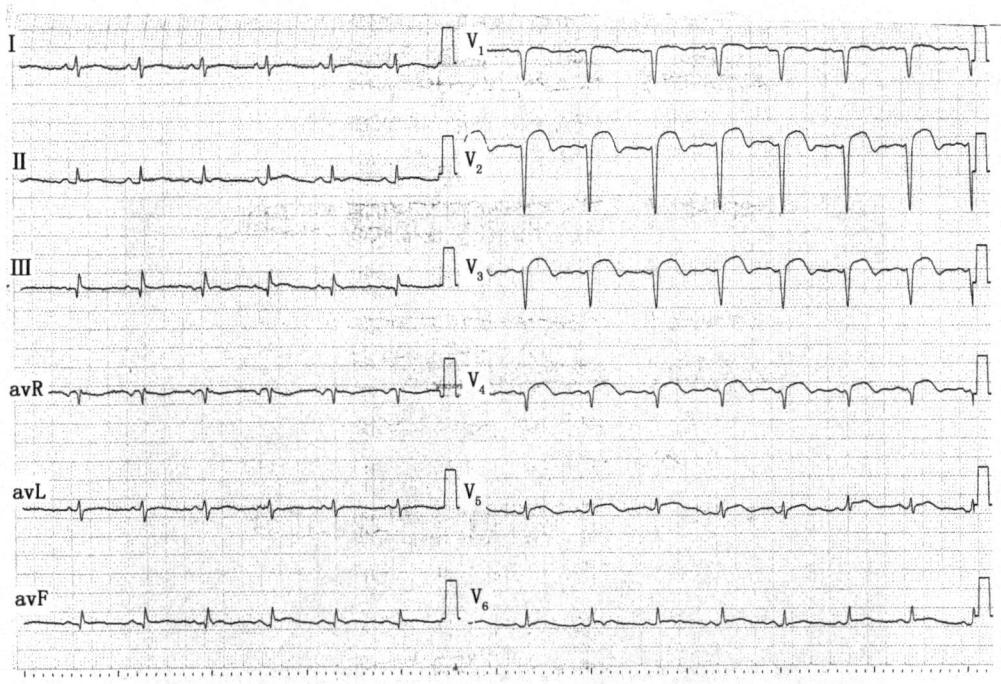

图 23-2-4

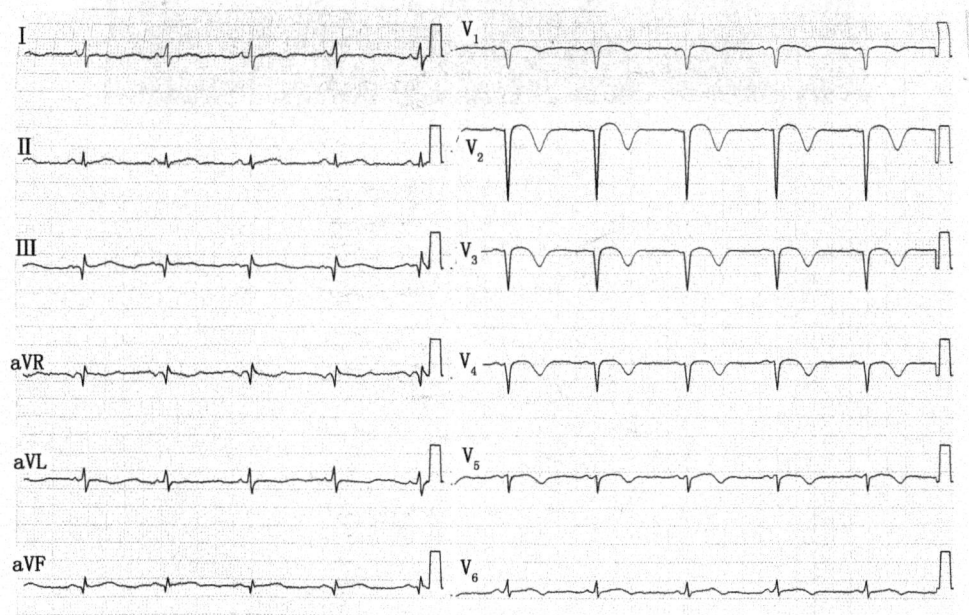

图 23-2-5

病例3 男 50岁

临床诊断：急性广泛前壁，侧壁，下、后壁心梗

冠状动脉造影：回旋支单支病变

心电图诊断：窦性心律 急性广泛前壁，侧壁，下、后壁心梗

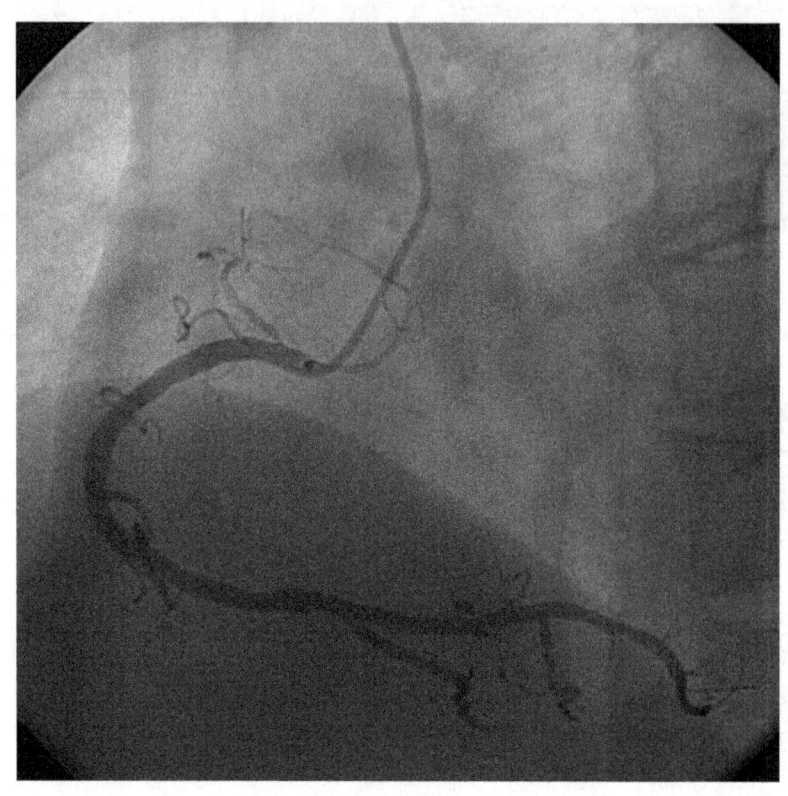

图 23-3-1

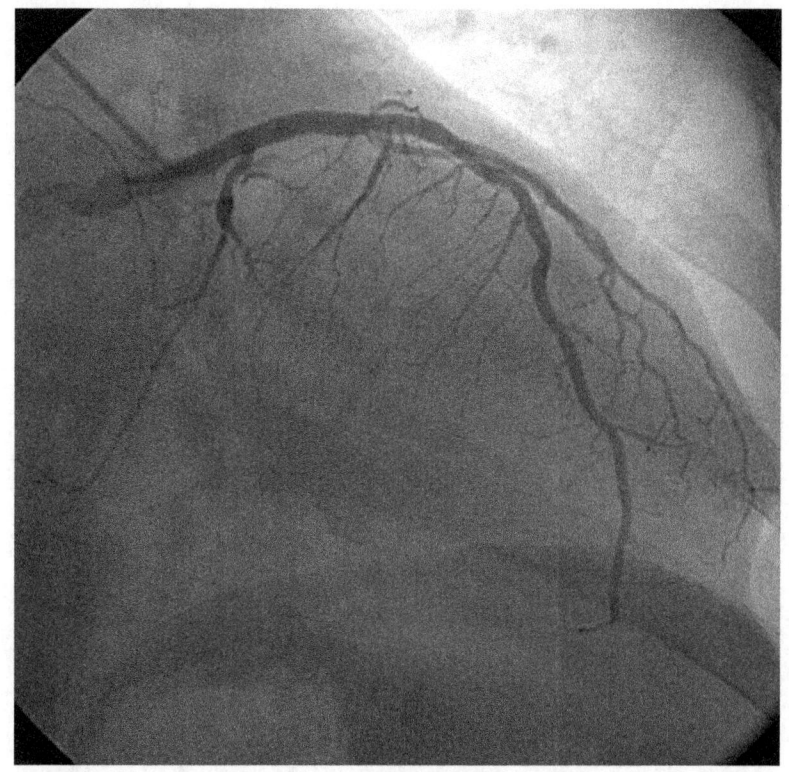

图 23-3-2

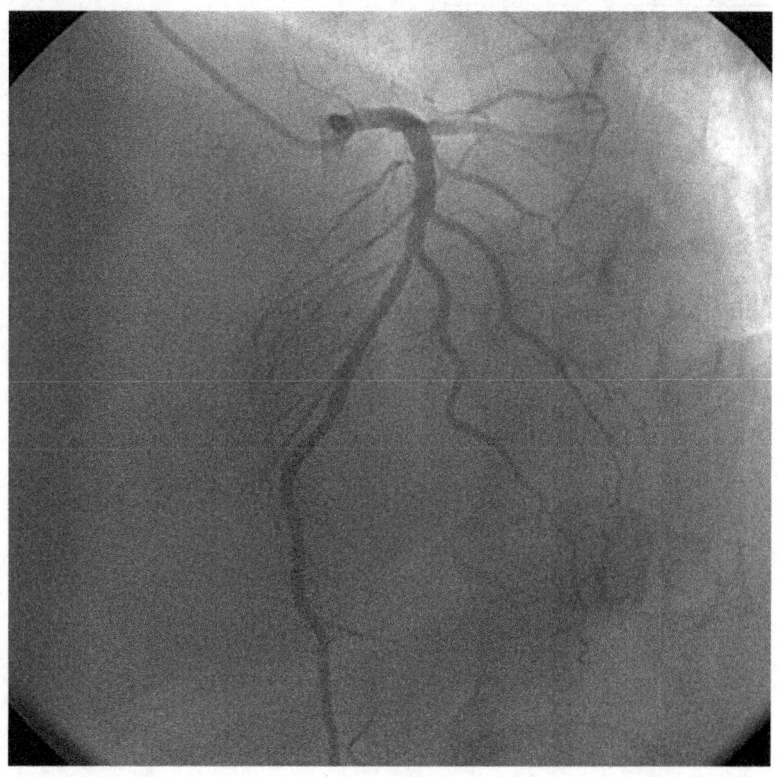

图 23-3-3

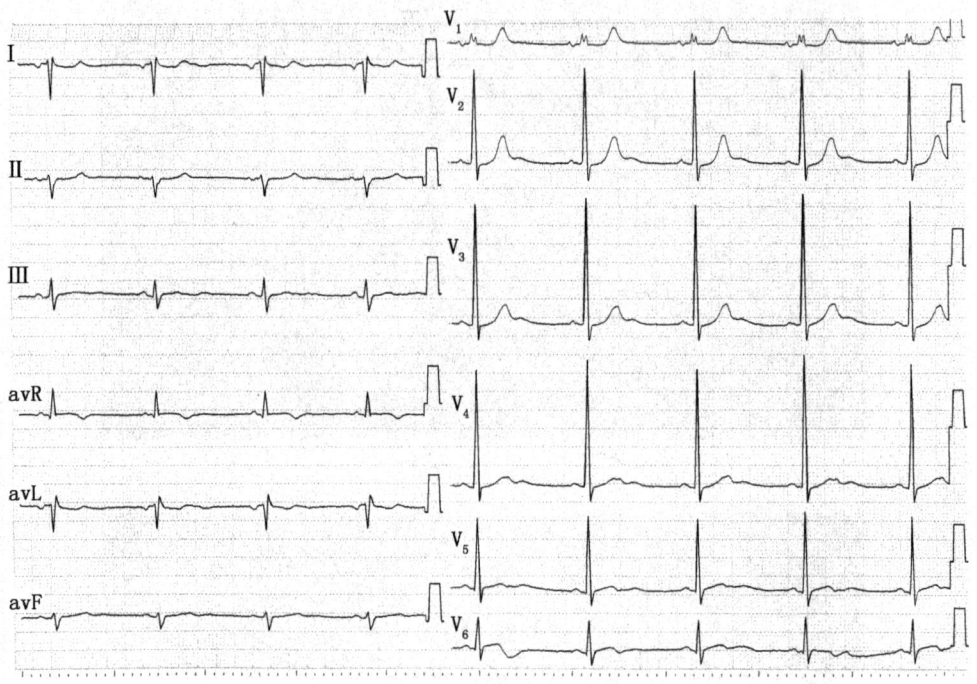

图 23-3-4

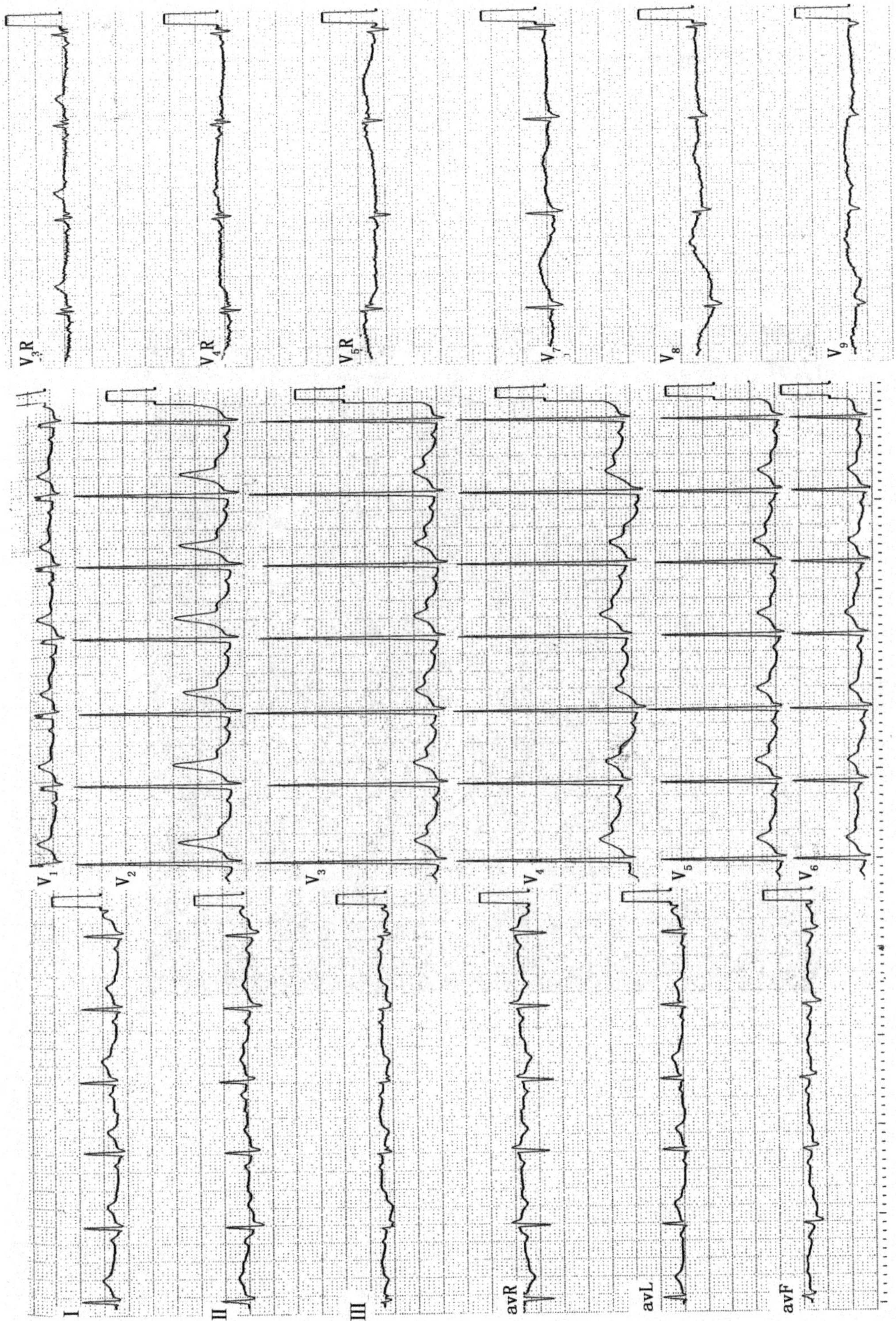

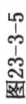

图23-3-5

病例 4 男 57 岁

临床诊断：急性广泛下、后壁，右室心梗

冠状动脉造影：右冠脉单支病变

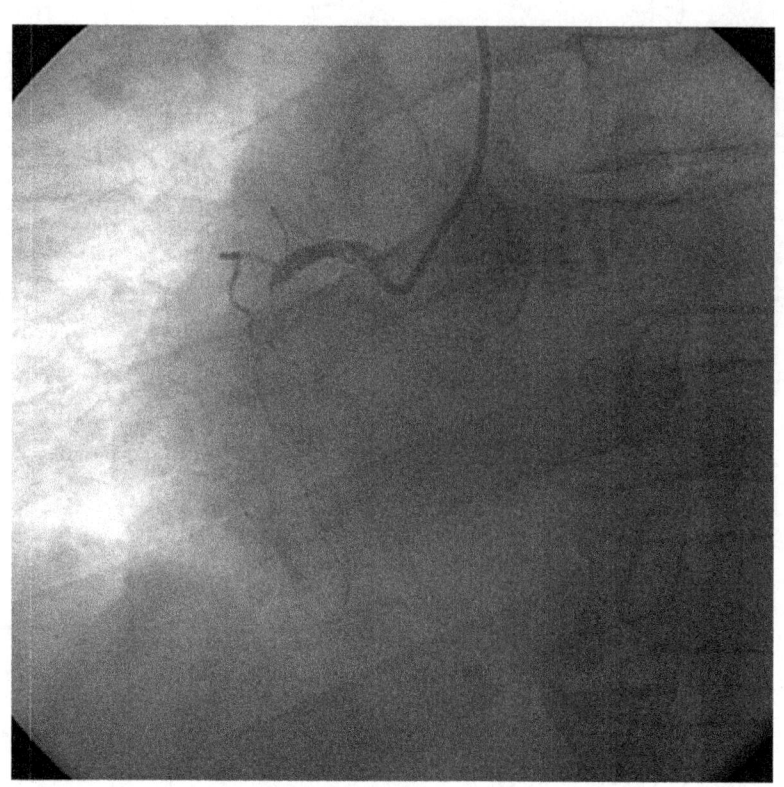

图 23-4-1

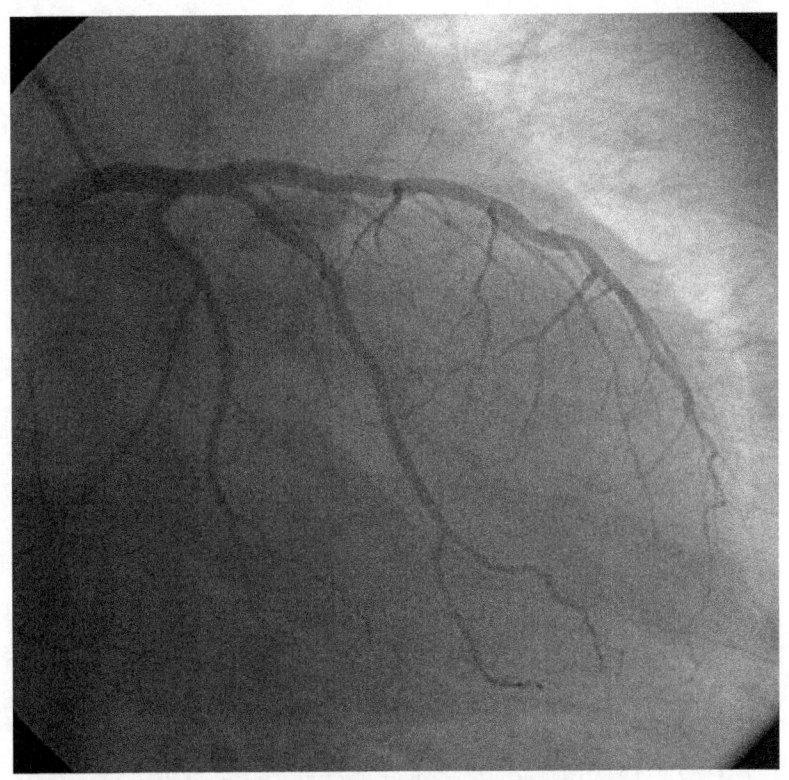

图 23-4-2

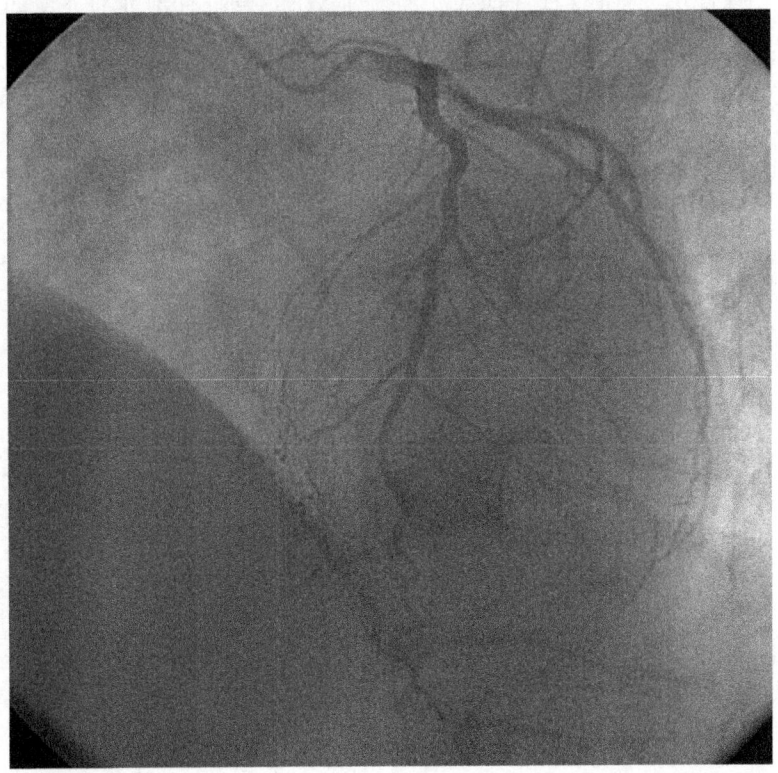

图 23-4-3

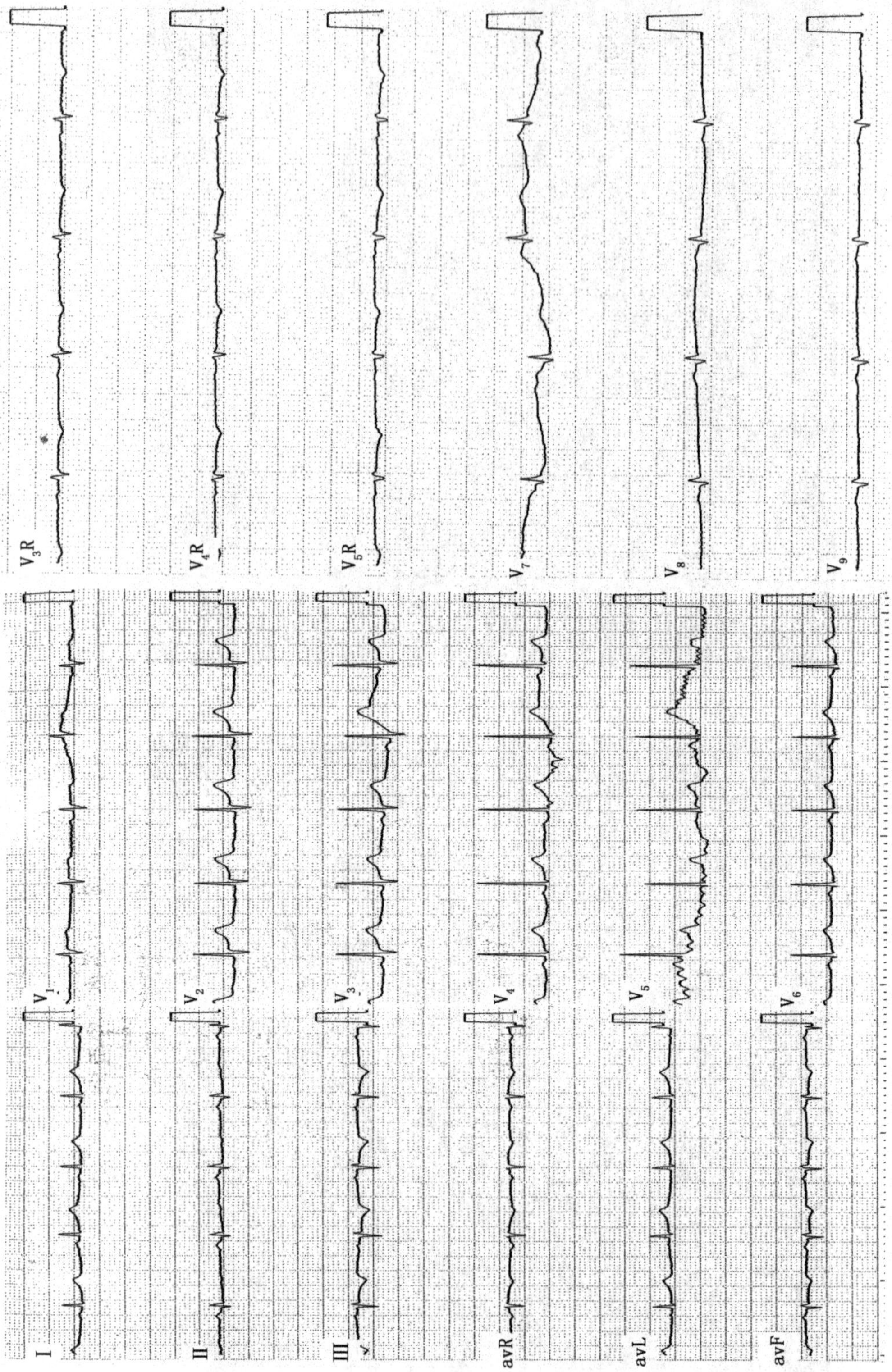

图23-4-4

病例5 男 42岁

临床诊断:不稳定型心绞痛

冠脉造影:回旋支、右冠脉双支病变

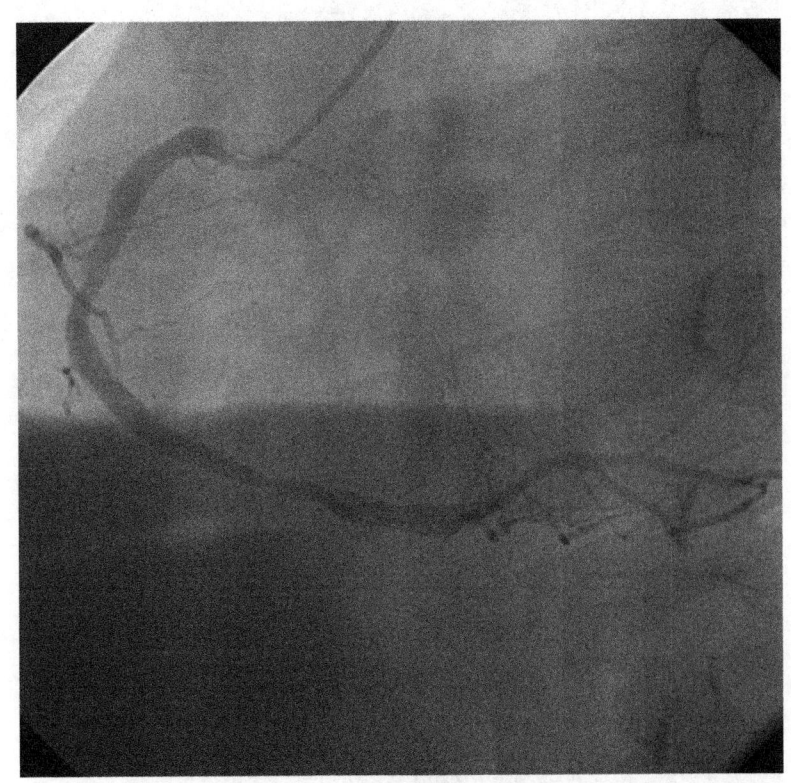

图 23-5-1

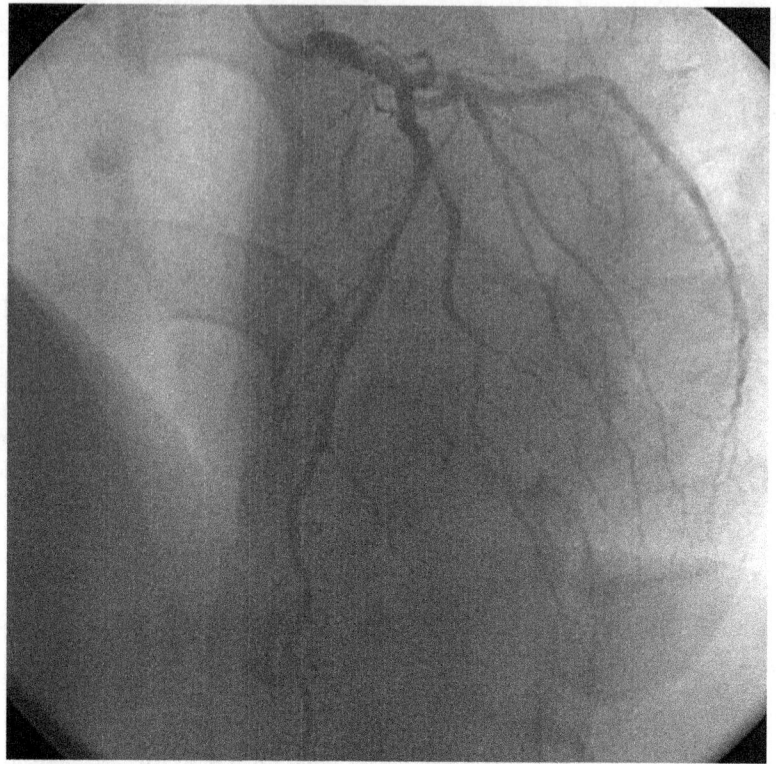

图 23-5-2

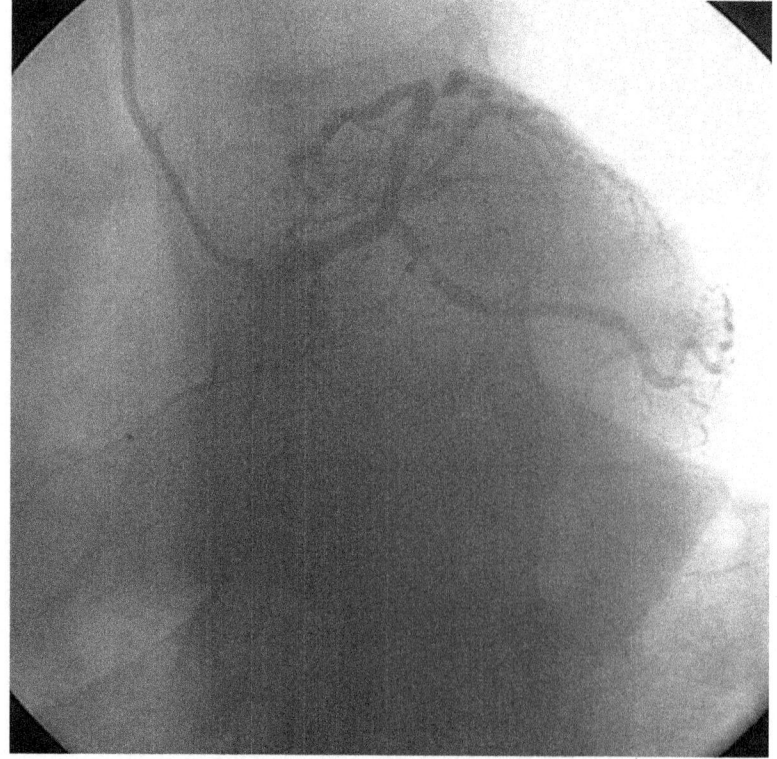

图 23-5-3

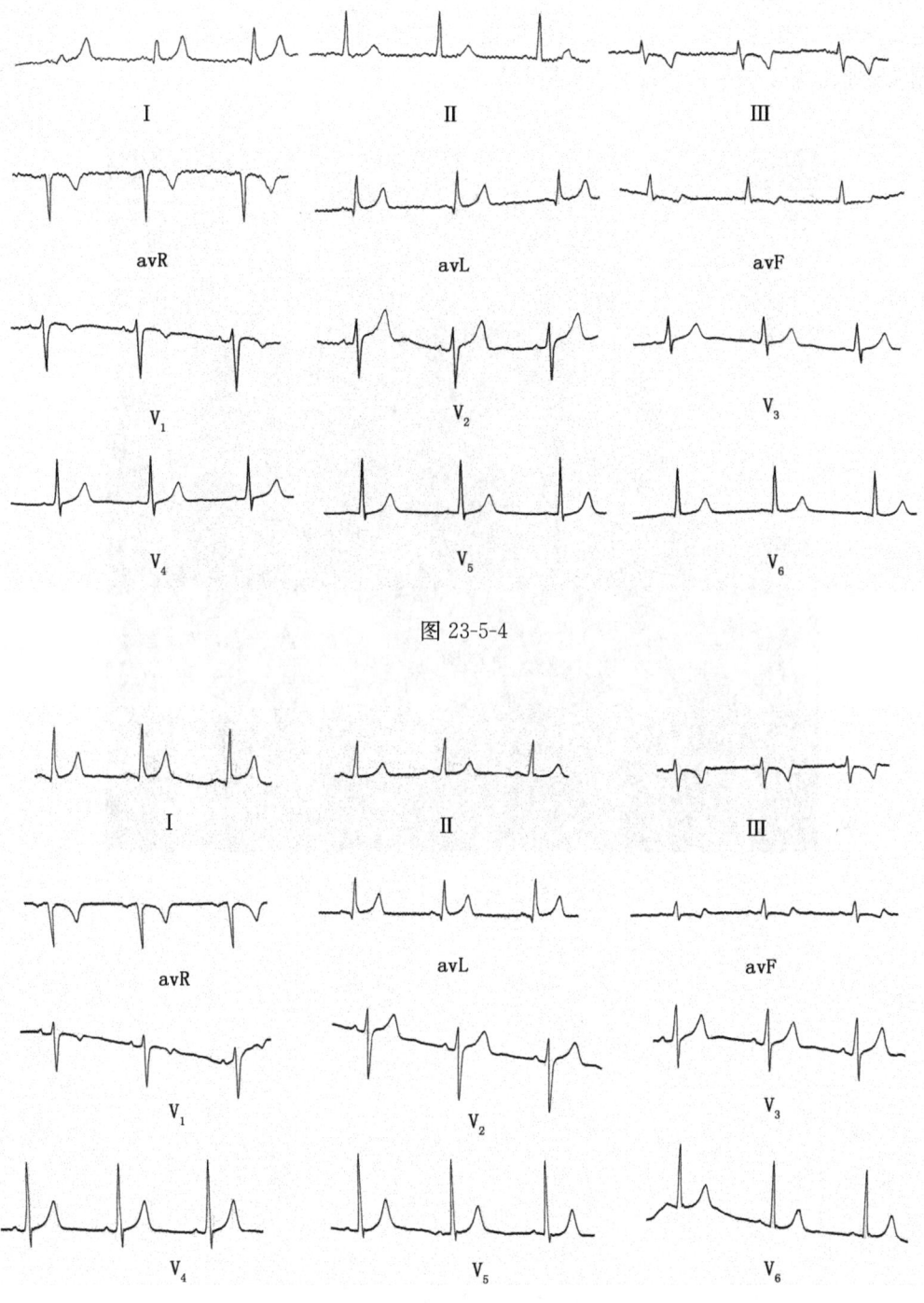

图 23-5-4

图 23-5-5

病例6 女 73岁

临床诊断:不稳定型心绞痛 陈旧性前壁、下壁心肌梗死 心脏扩大

冠状动脉造影:前降支、回旋支双支病变

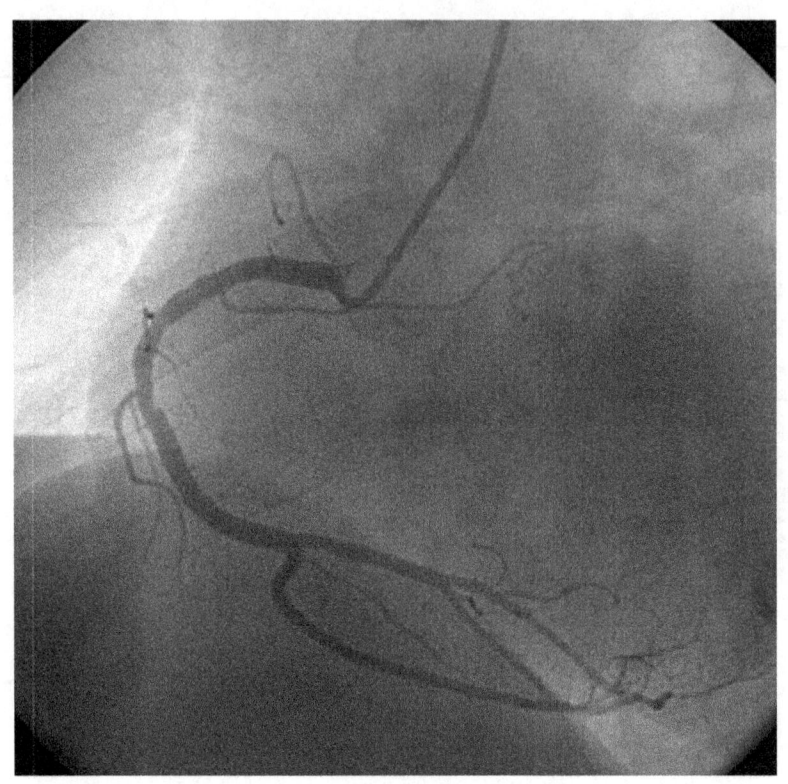

图 23-6-1

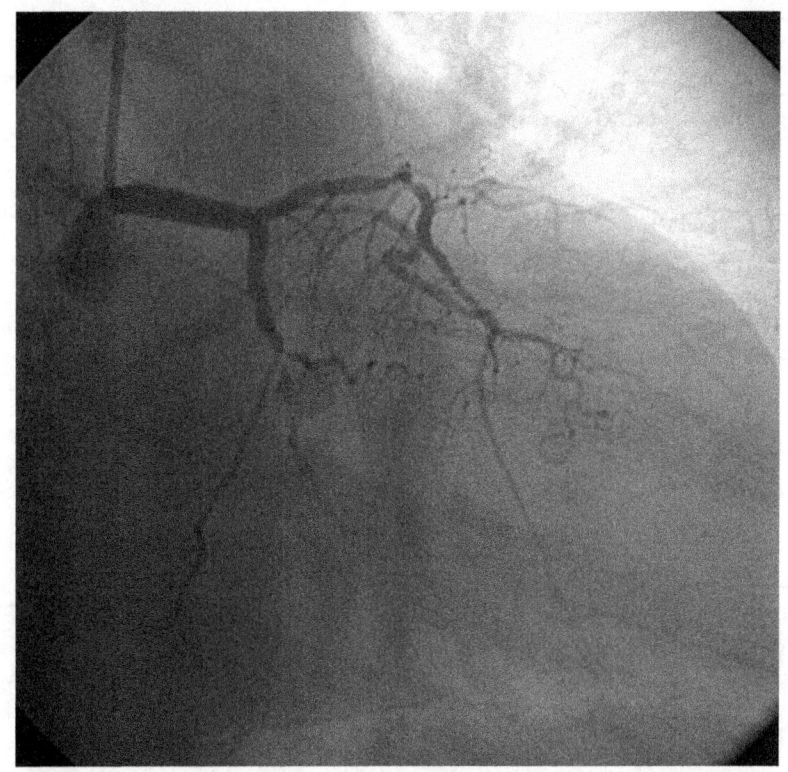

图 23-6-2

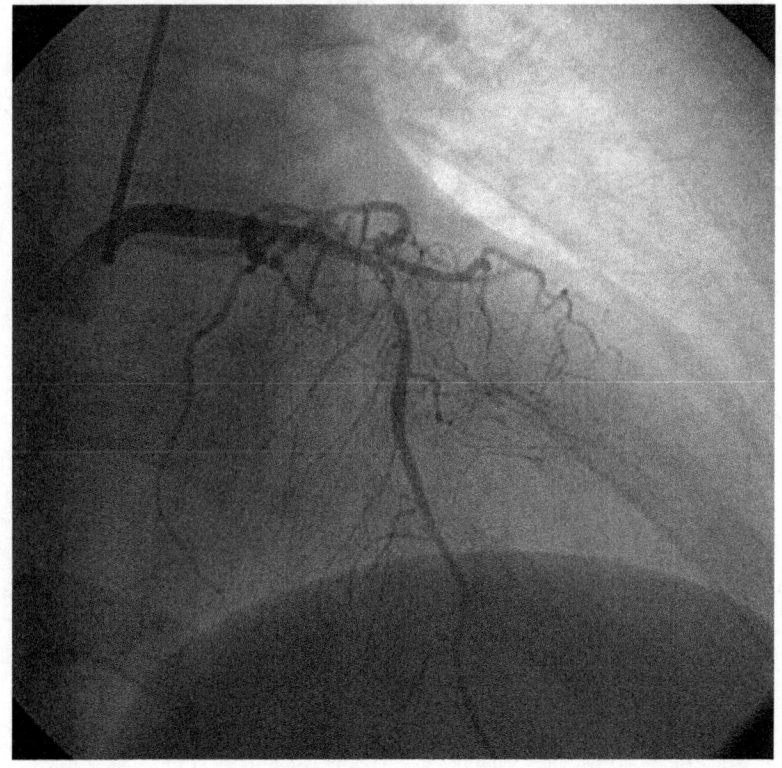

图 23-6-3

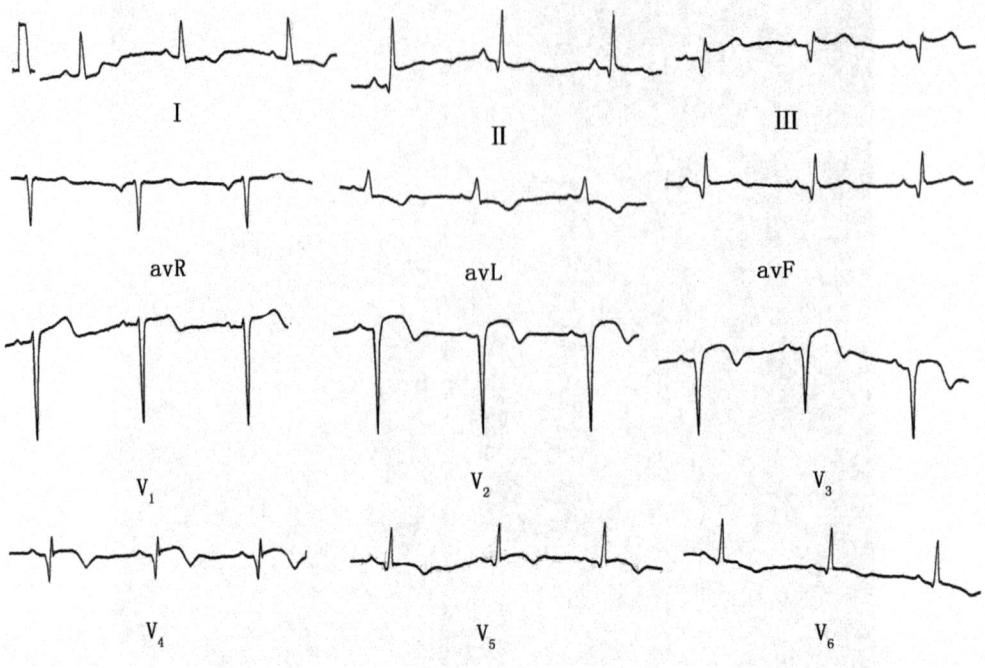

图 23-6-4

心 电 图

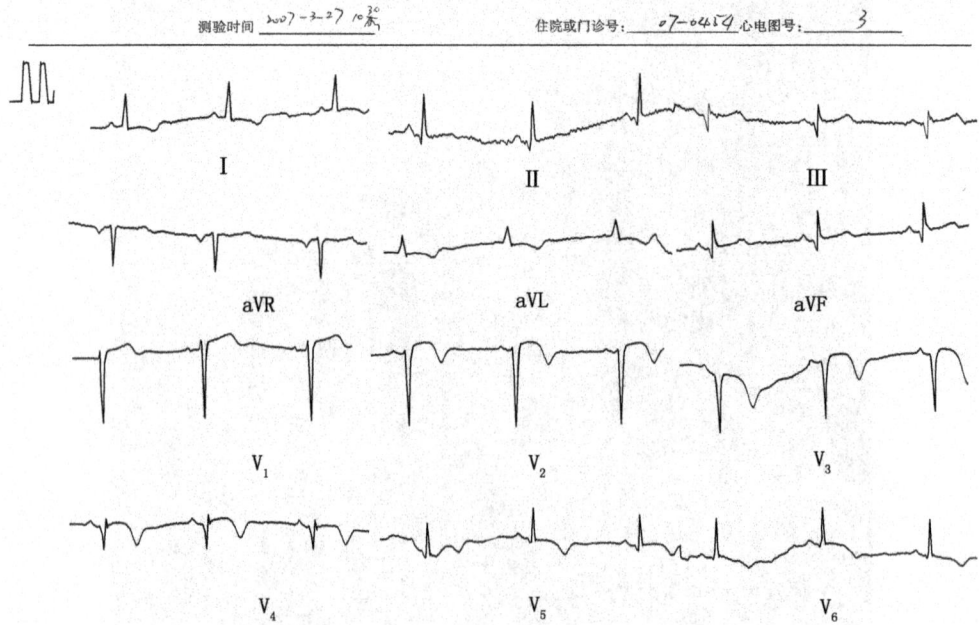

图 23-6-5

病例7 男 53岁

临床诊断：不稳定型心绞痛

冠状动脉造影：前降支单支病变

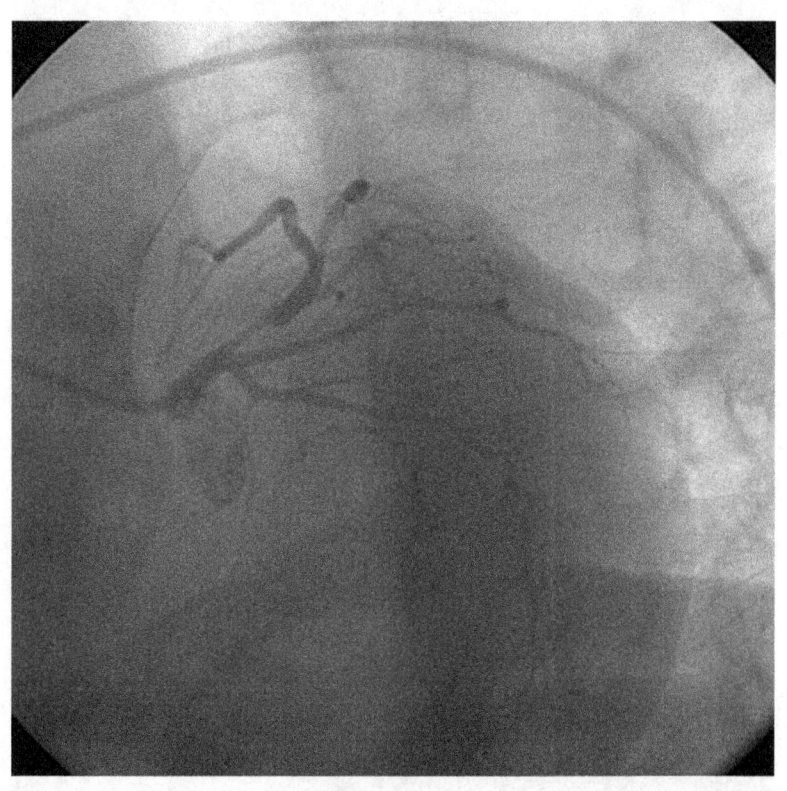

图 23-7-1

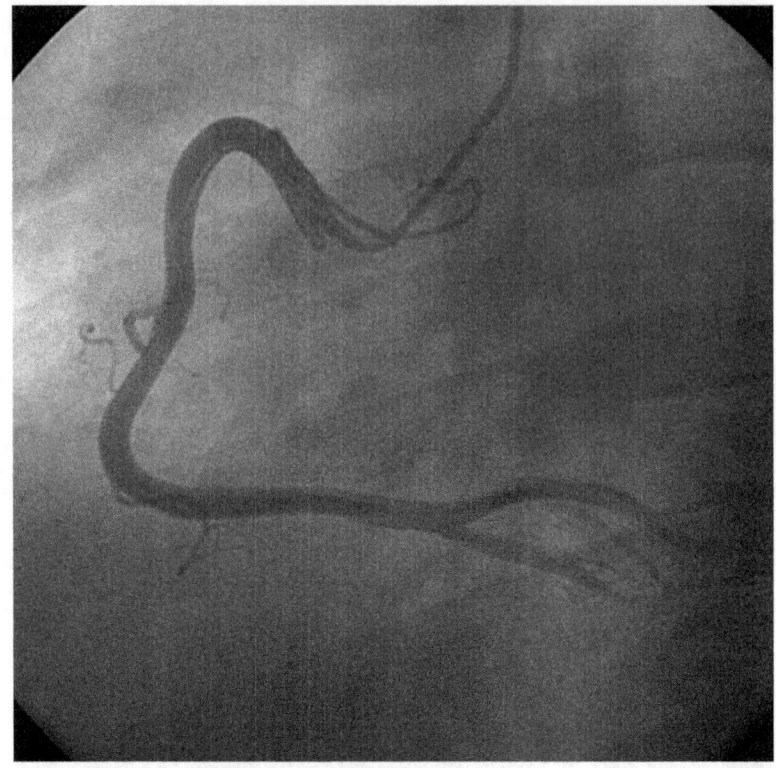

图 23-7-2

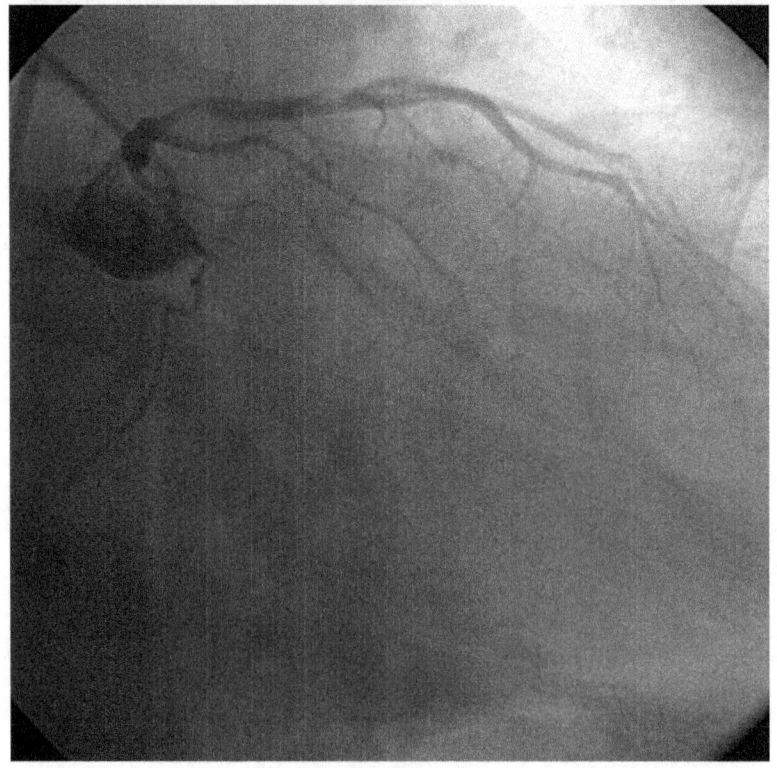

图 23-7-3

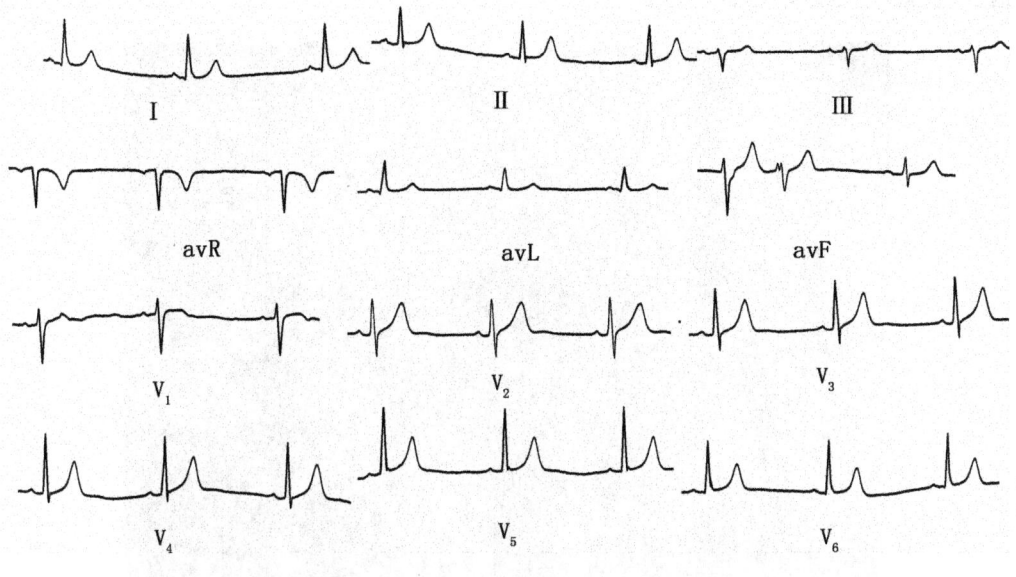

图 23-7-4

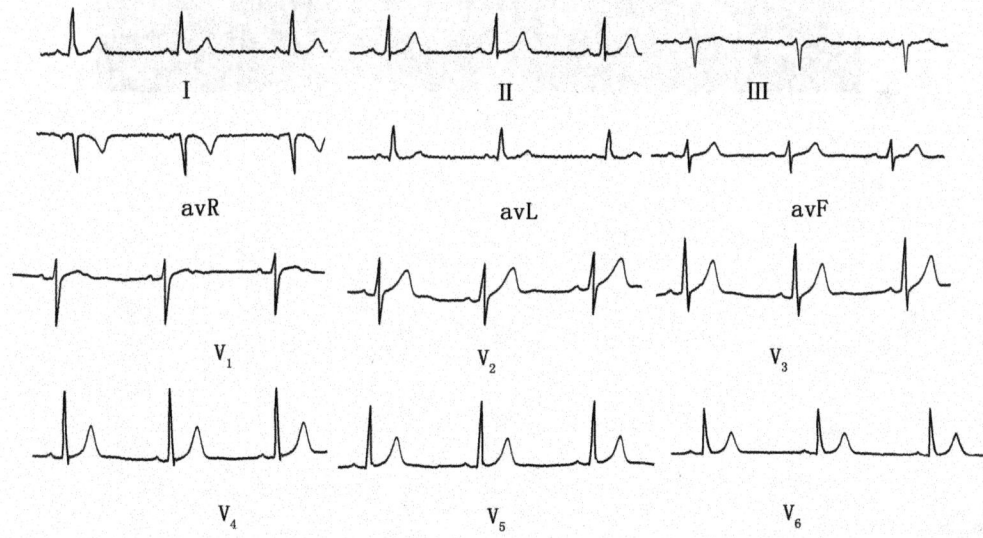

图 23-7-5

病例 8　男　68 岁

临床诊断:不稳定型心绞痛　陈旧性下壁、后壁、高侧壁心肌梗死　心脏扩大

冠状动脉造影:前降支单支病变

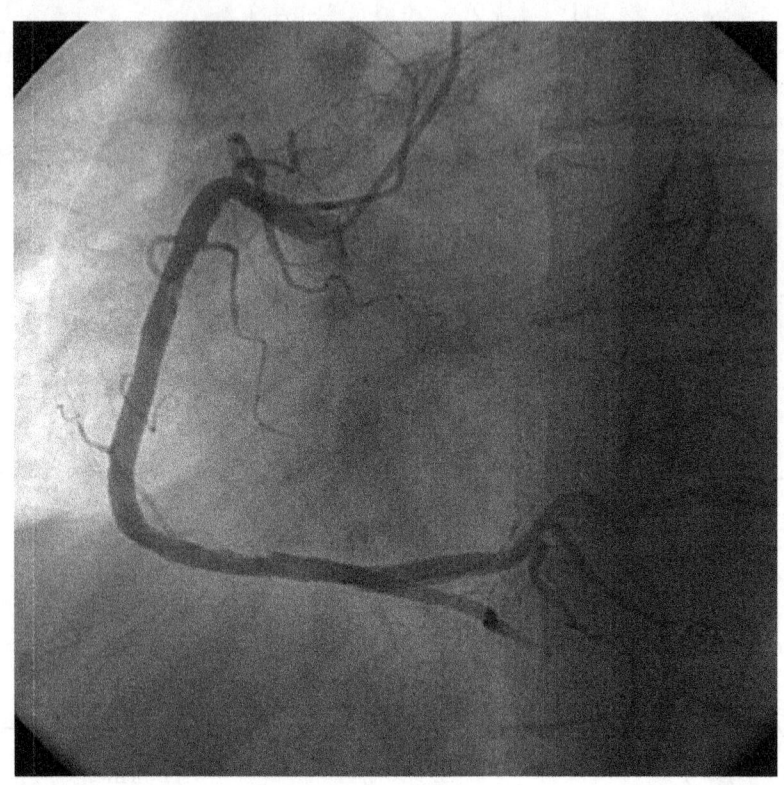

图 23-8-1

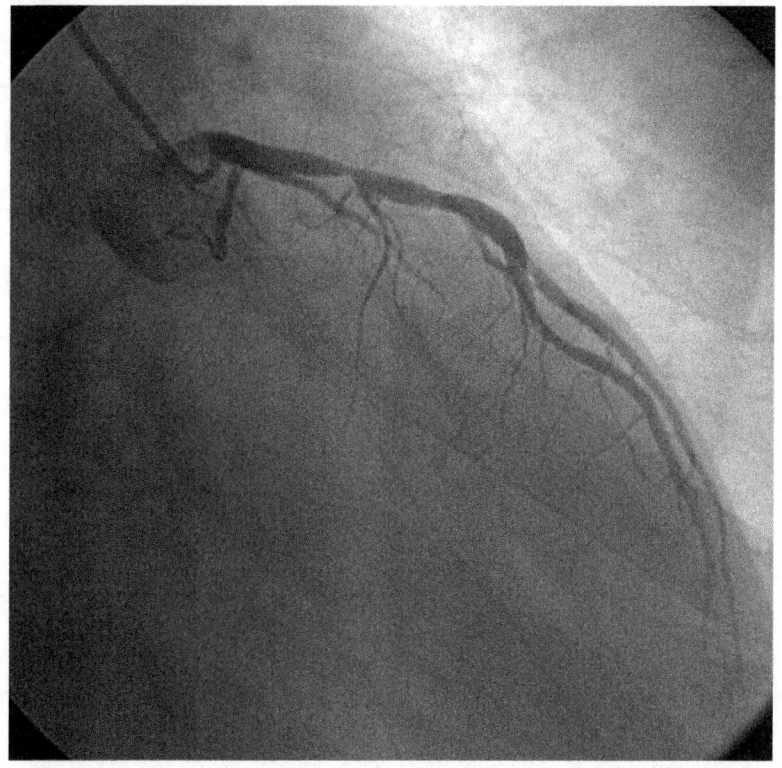

图 23-8-2

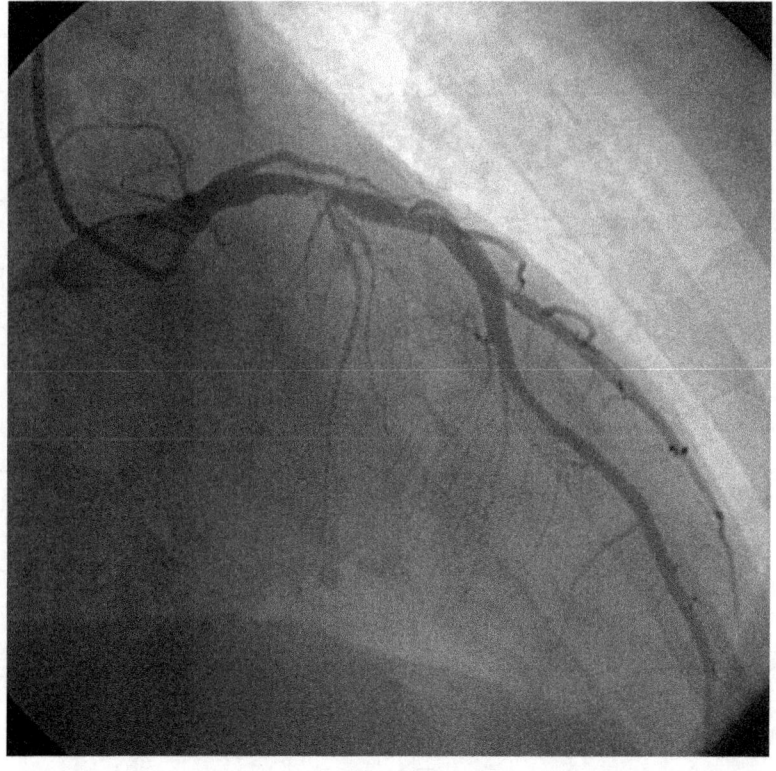

图 23-8-3

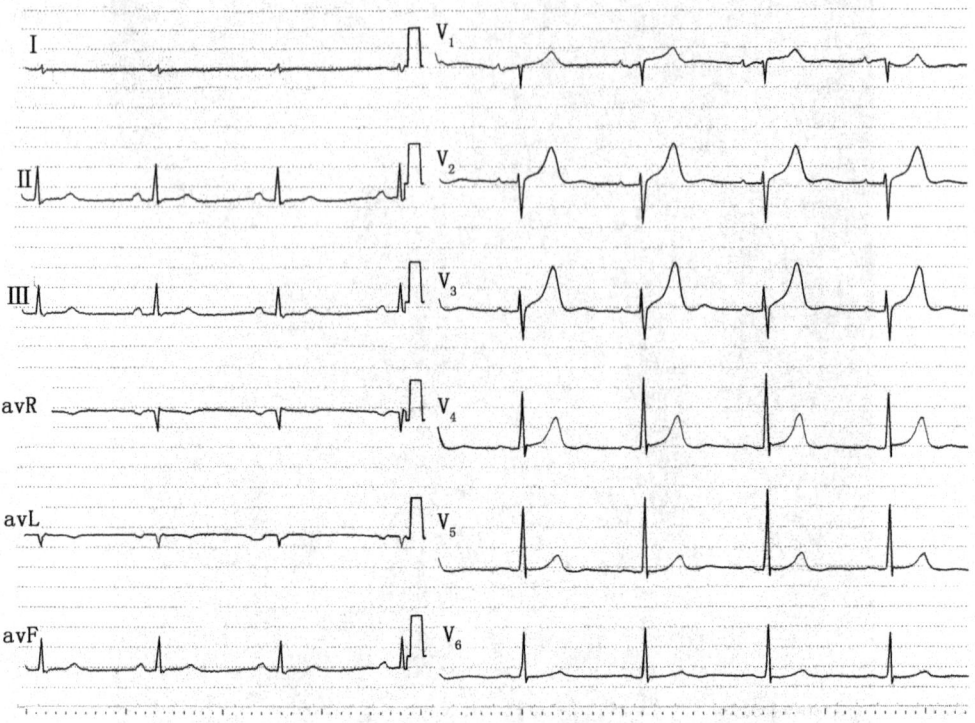

图 23-8-4

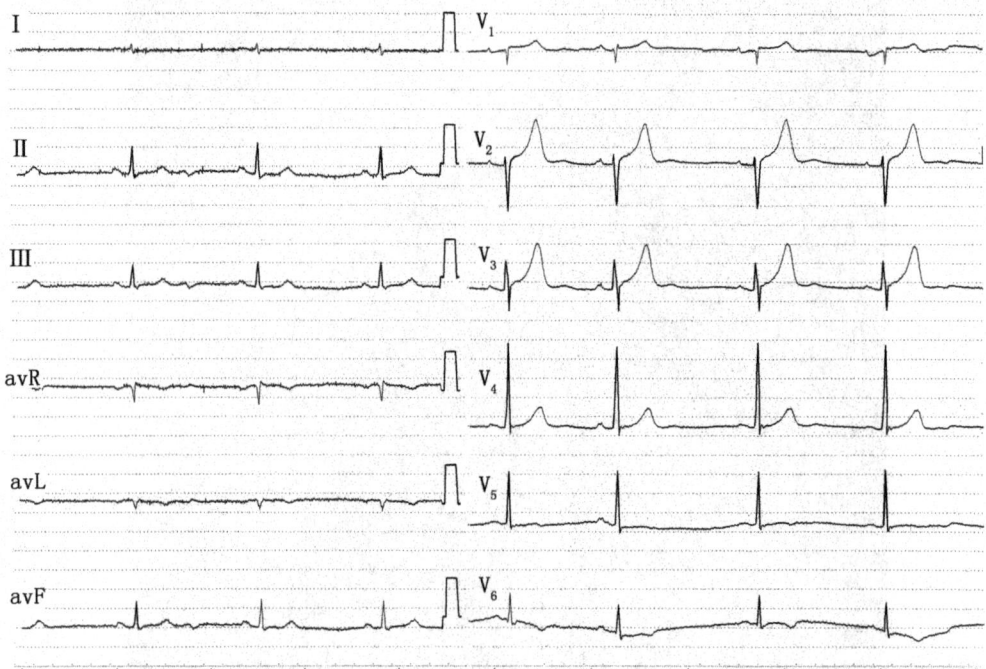

图 23-8-5

病例9 男 43岁

临床诊断：不稳定型心绞痛 心导管治疗术后

冠状动脉造影：回旋支单支病变

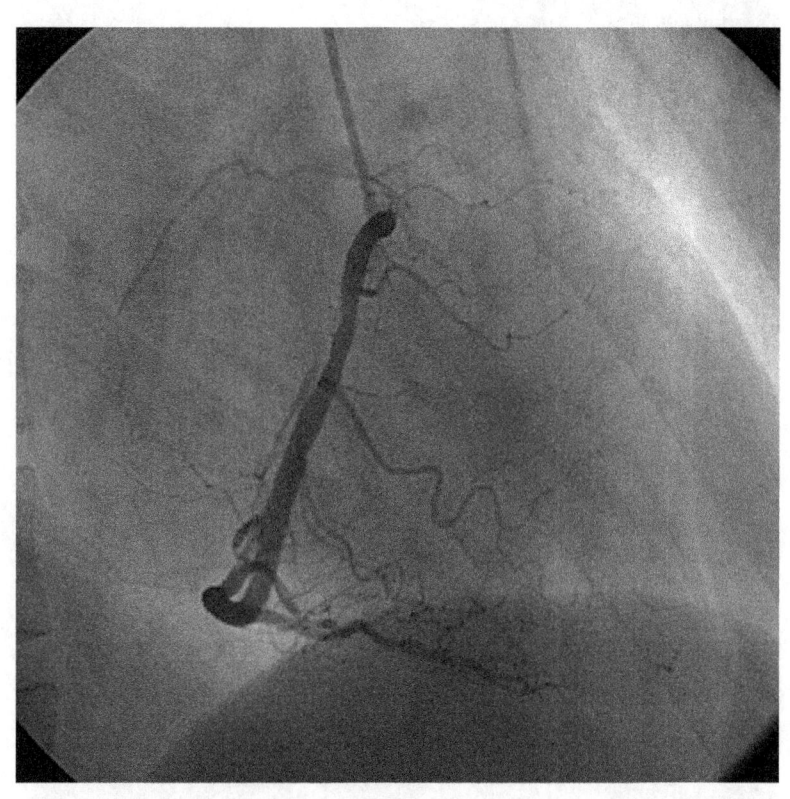

图 23-9-1

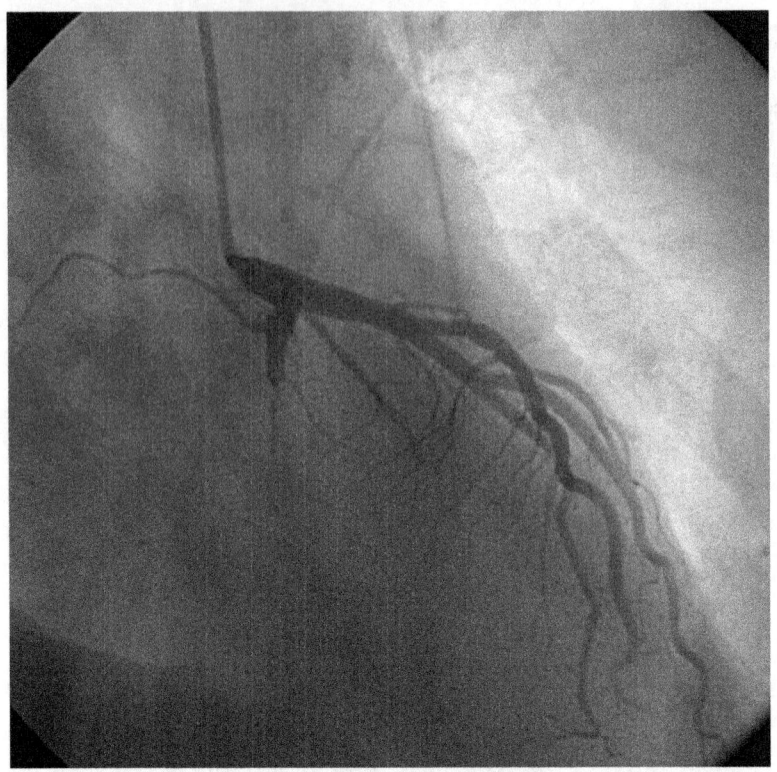

图 23-9-2

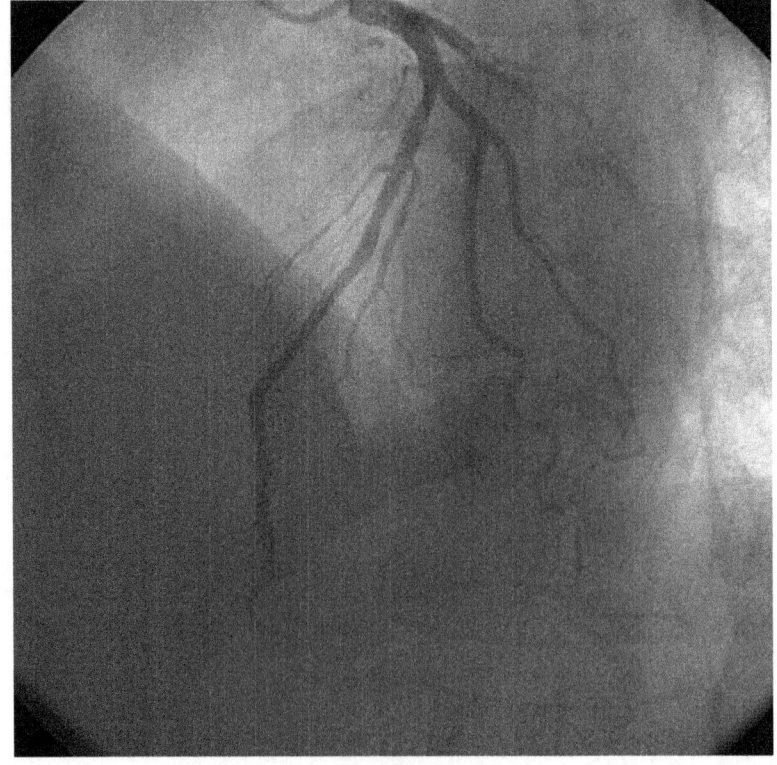

图 23-9-3

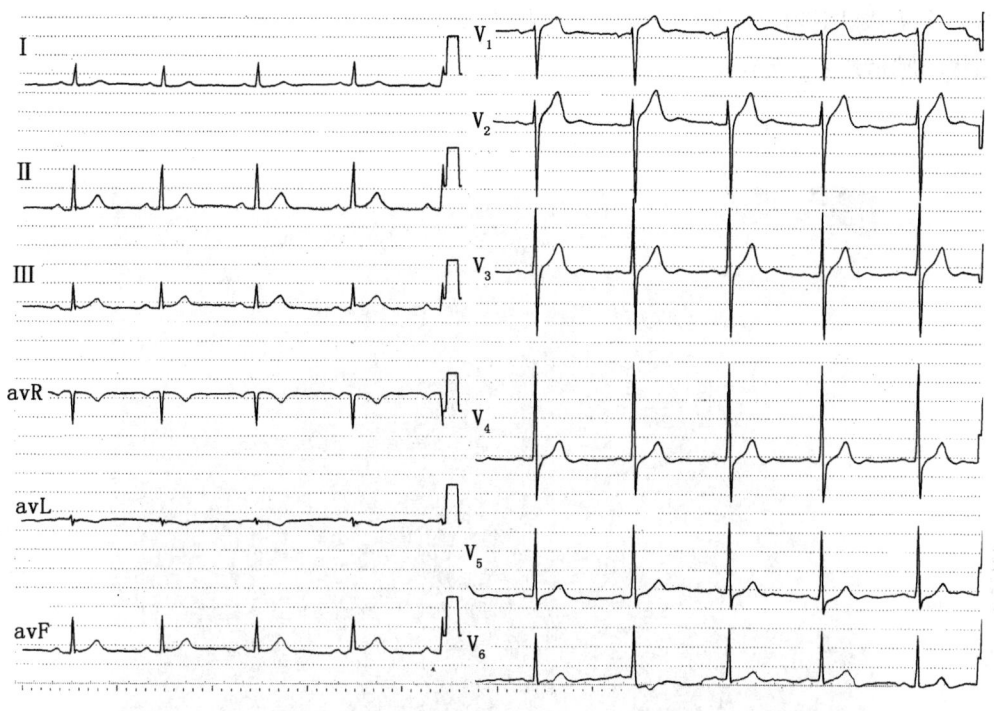

图 23-9-4

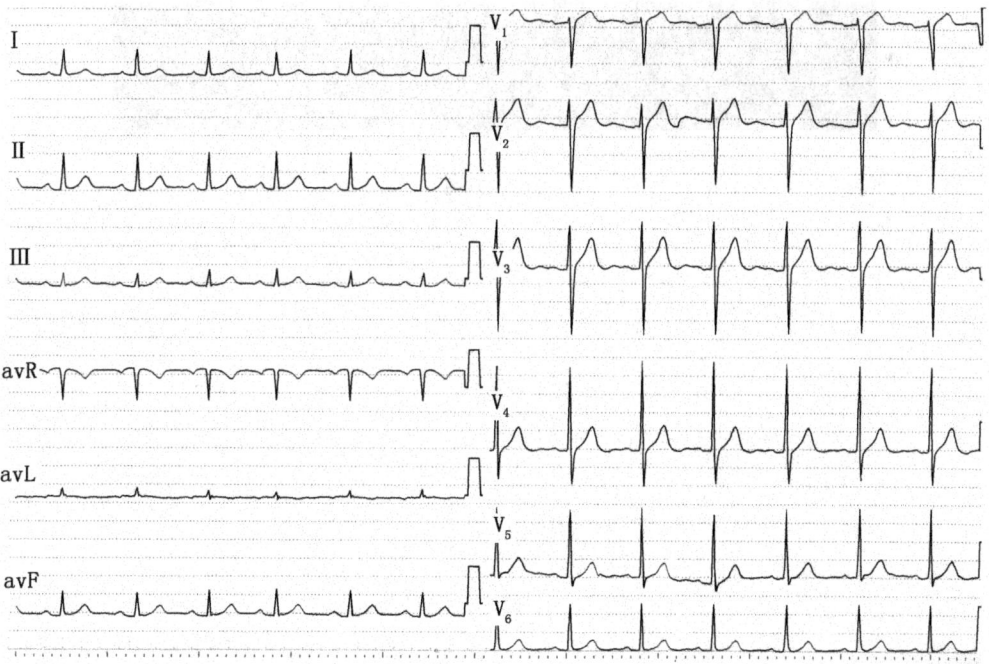

图 23-9-5

病例 10　女　60 岁

临床诊断：陈旧性广泛前壁心梗　心脏扩大

冠状动脉造影：三支病变

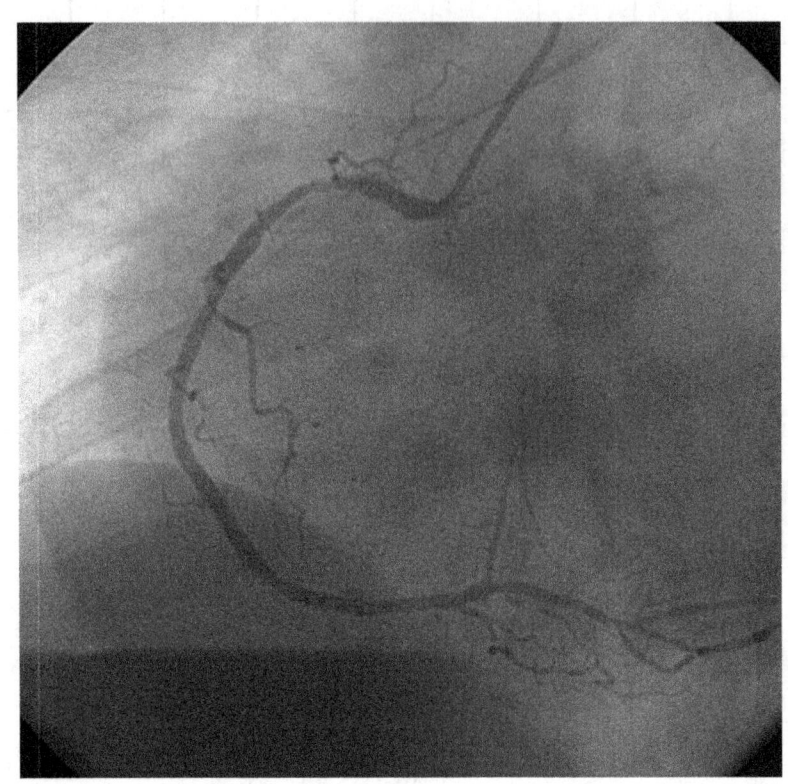

图 23-10-1

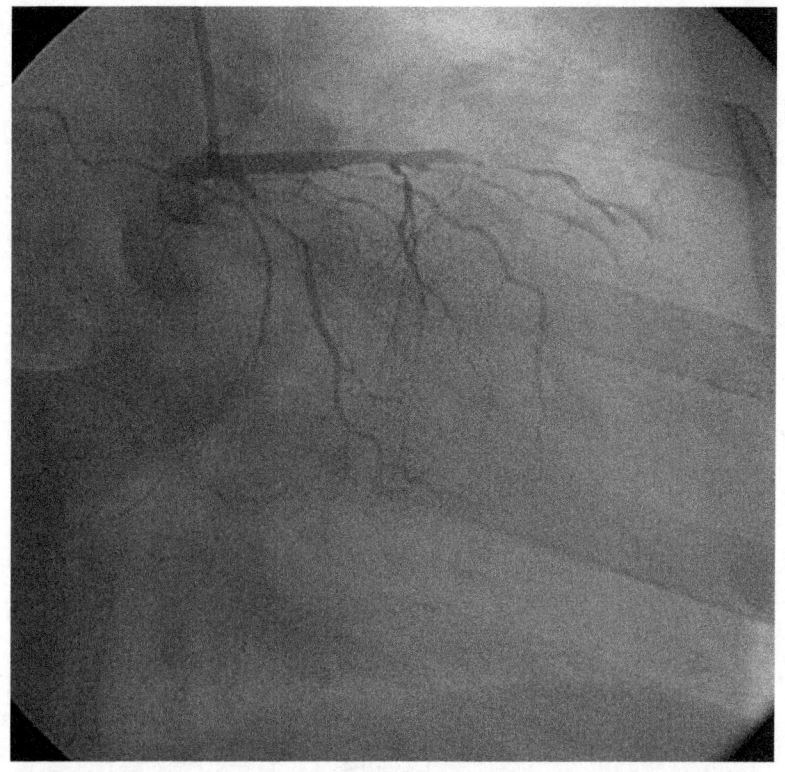

图 23-10-2

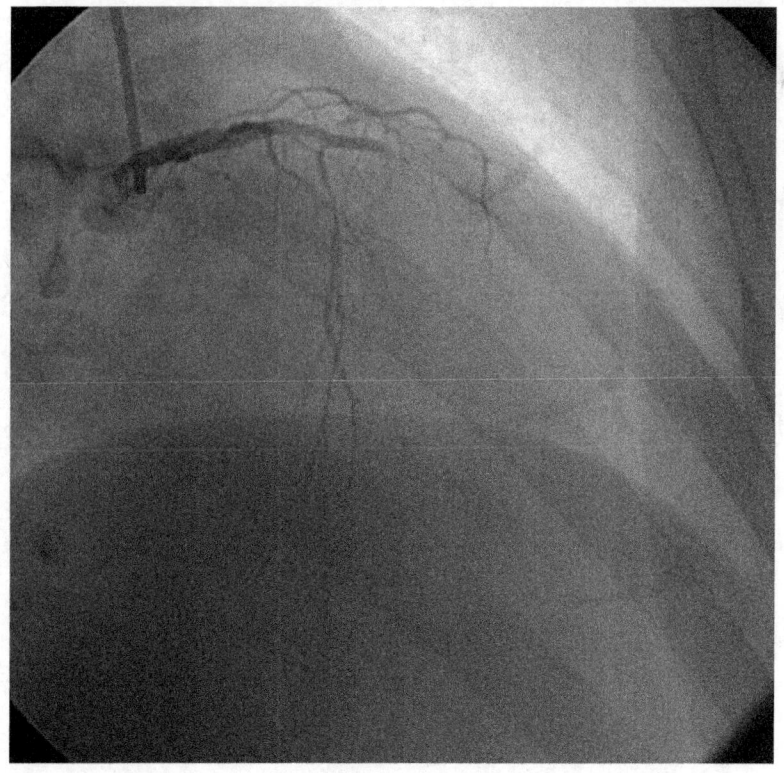

图 23-10-3

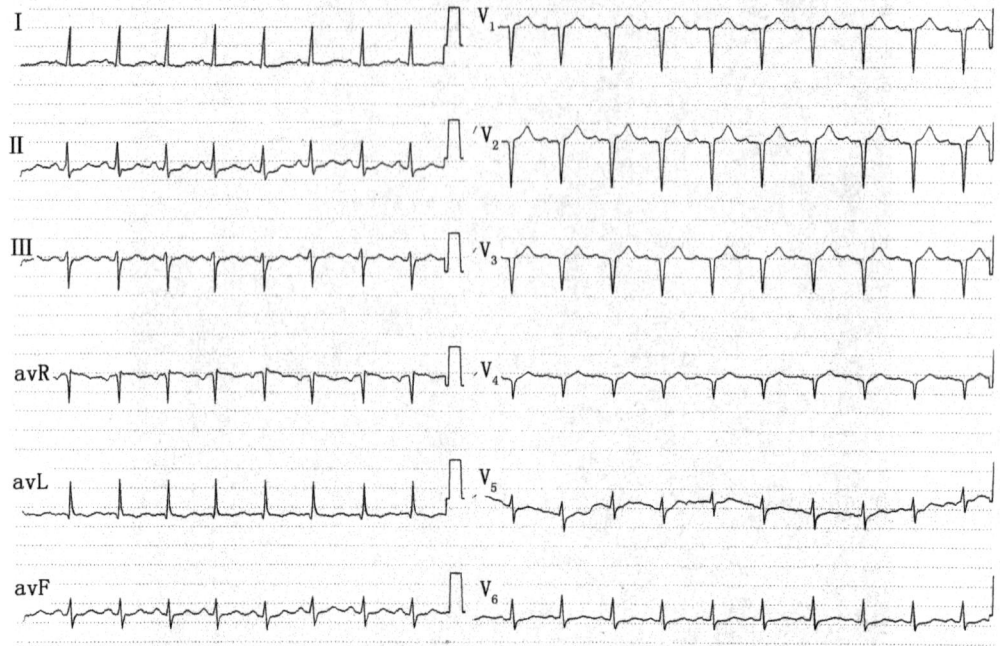

图 23-10-4

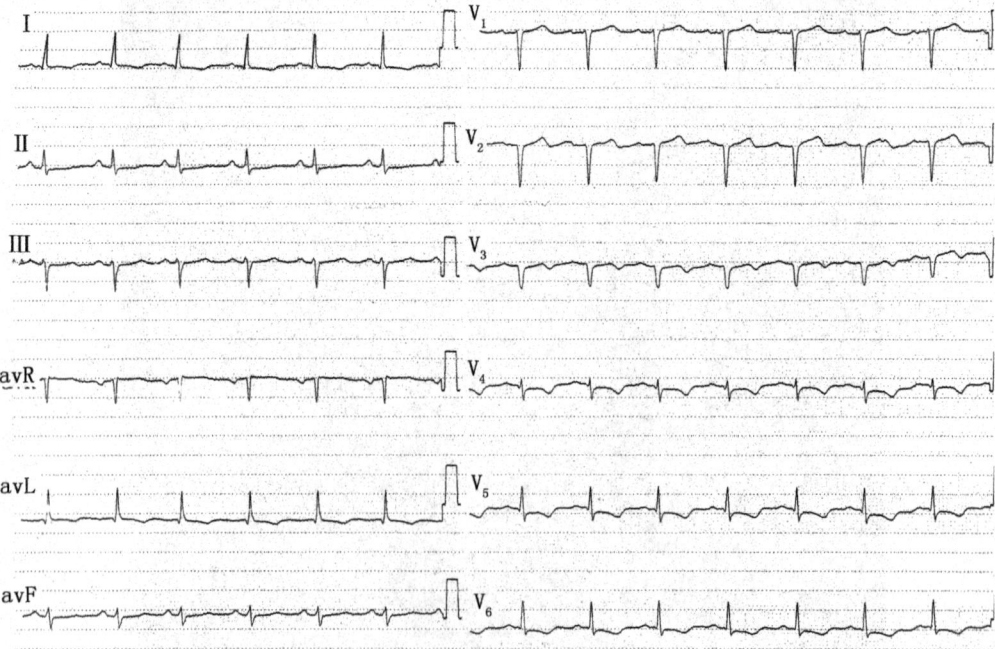

图 23-10-5

病例11 男 72岁

临床诊断：不稳定型心绞痛

冠状动脉造影：前降支、右冠脉双支病变

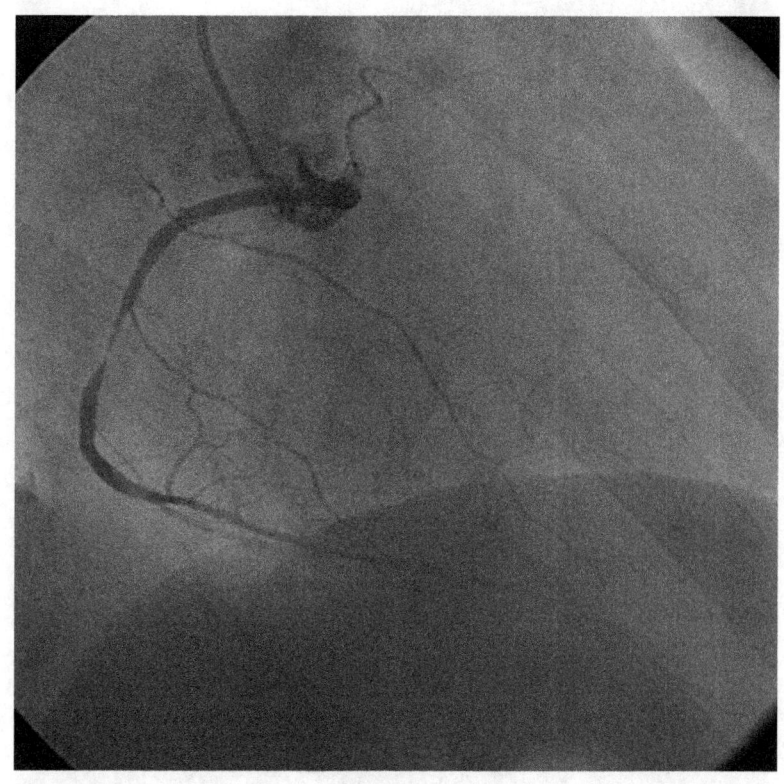

图 23-11-1

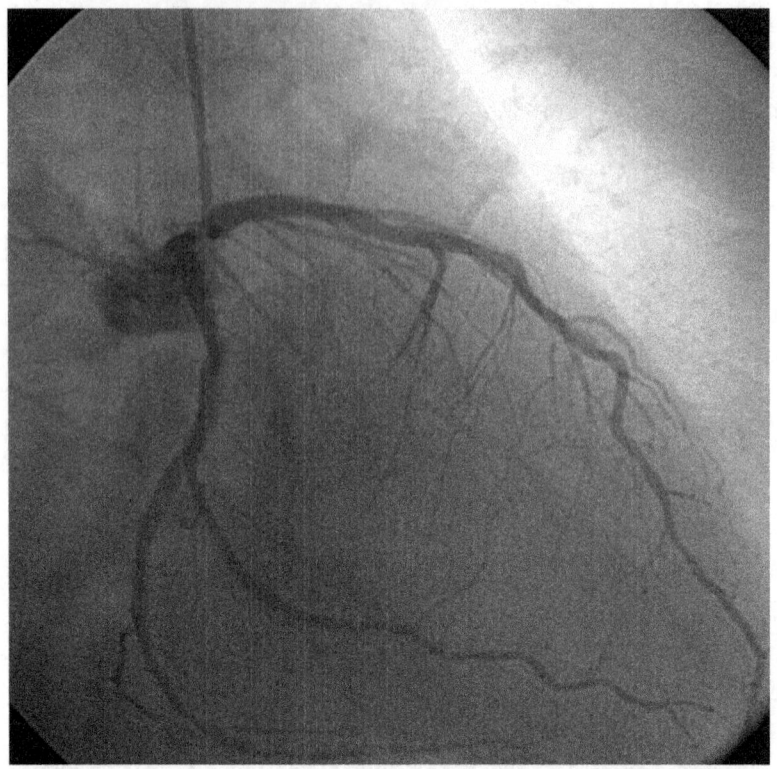

图 23-11-2

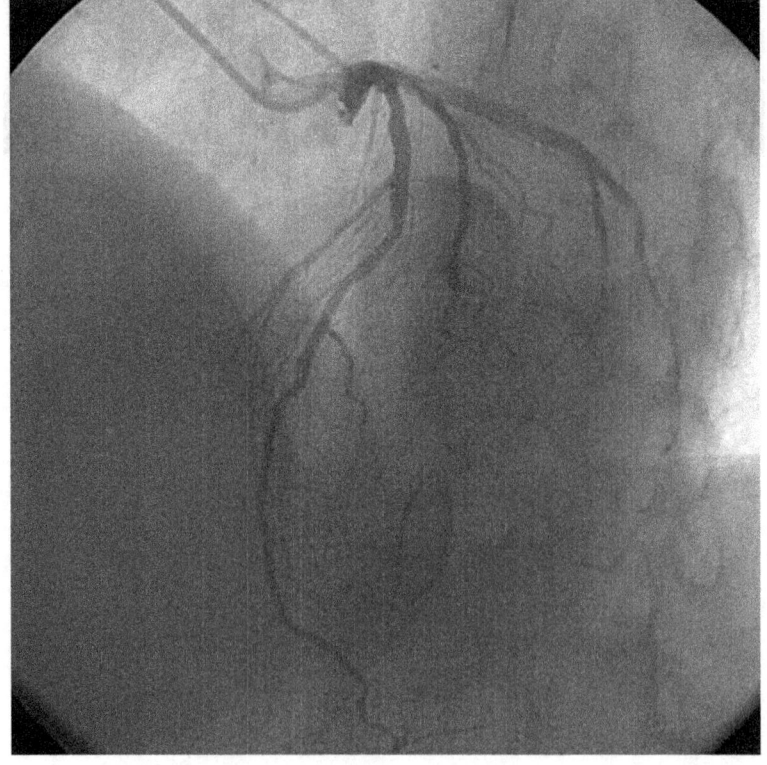

图 23-11-3

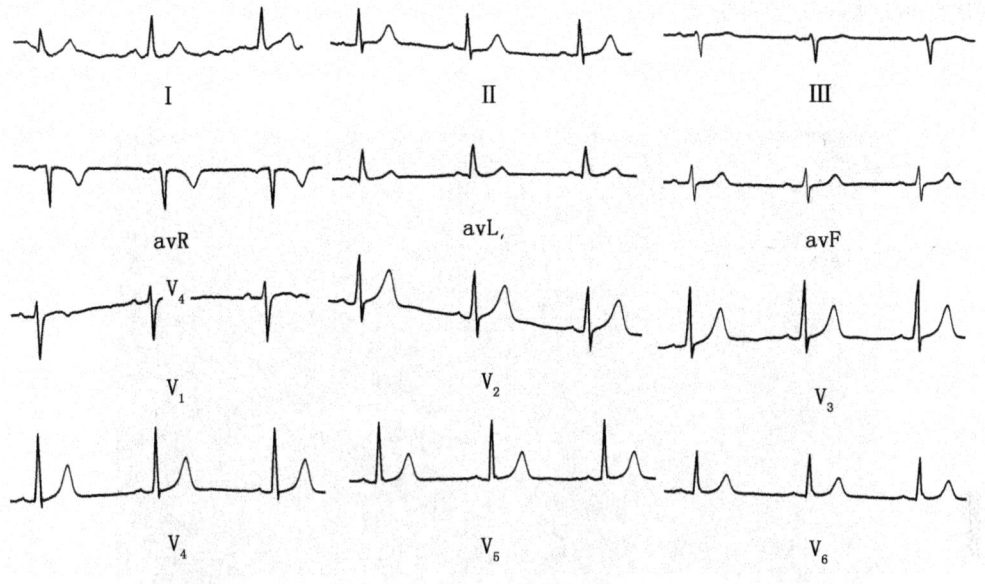

图 23-11-4

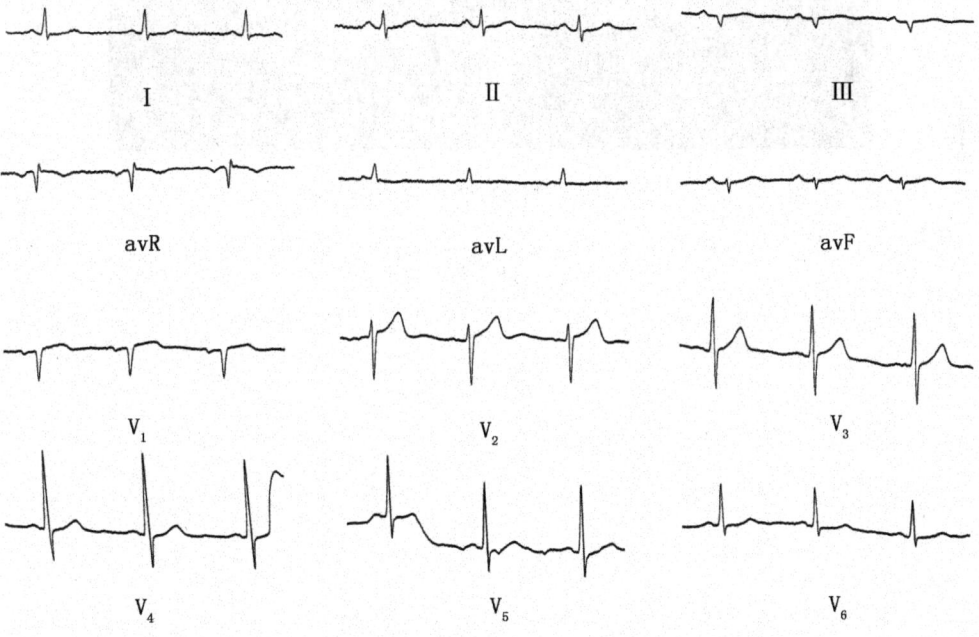

图 23-11-5

病例 12　男　53 岁

临床诊断：不稳定型心绞痛　PCI 术后

冠状动脉造影：三支病变

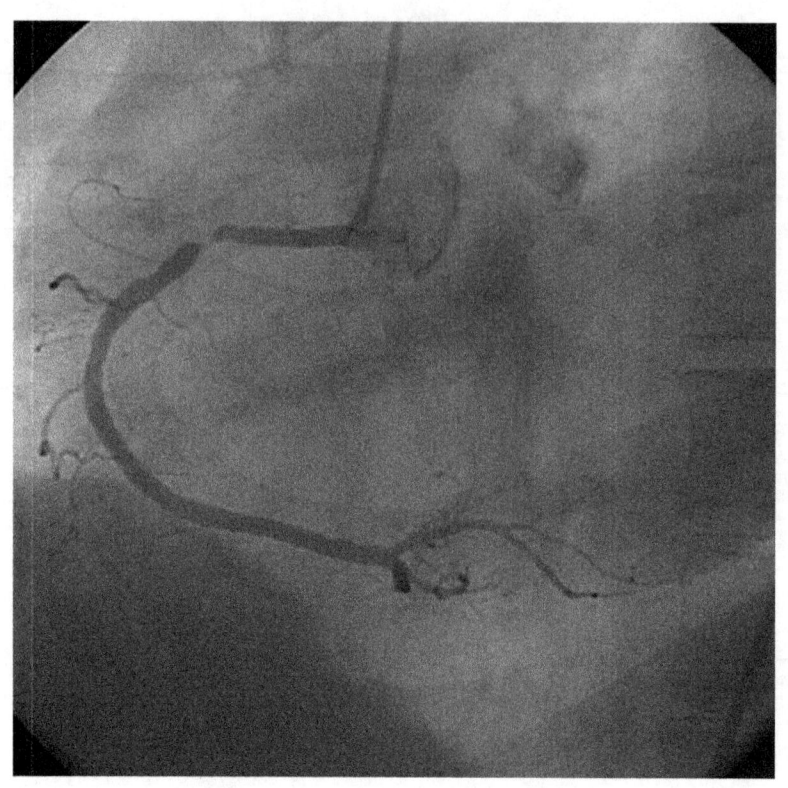

图 23-12-1

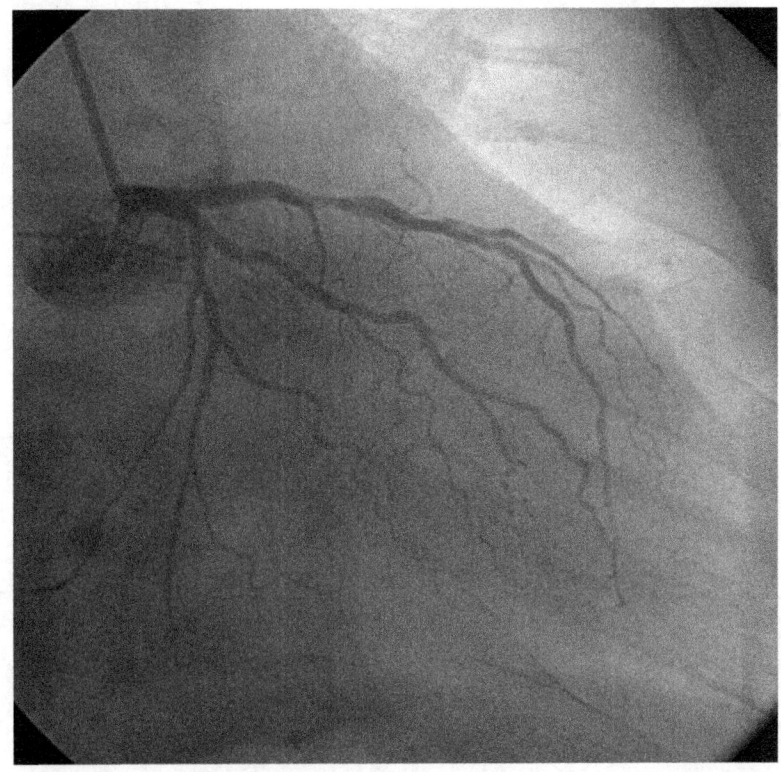

图 23-12-2

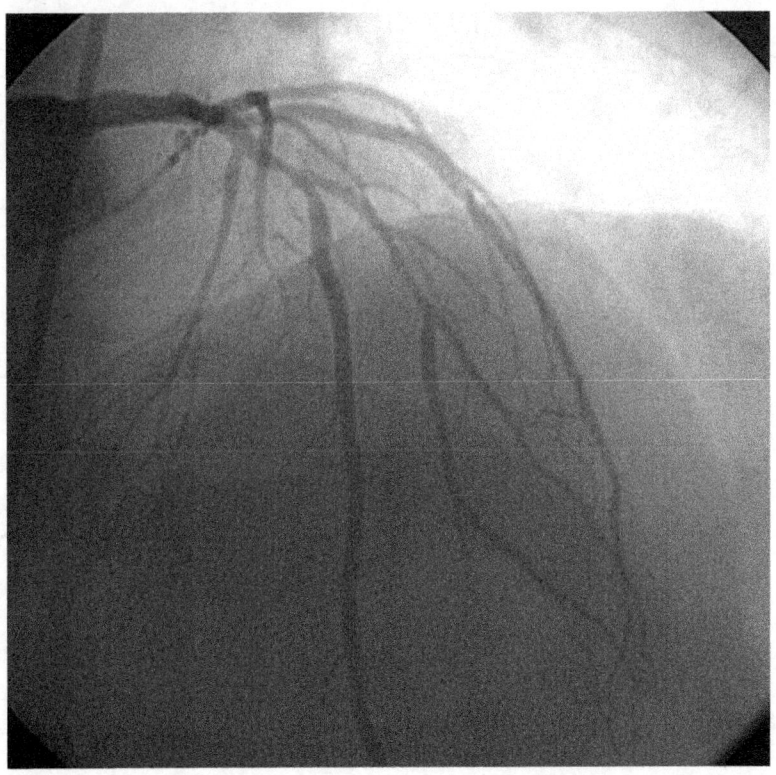

图 23-12-3

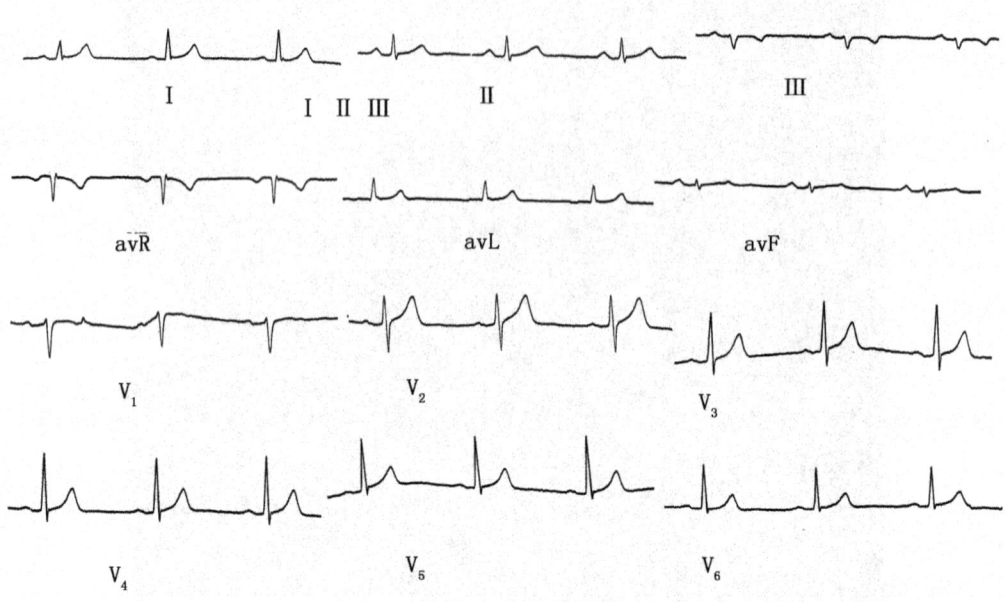

图 23-12-4

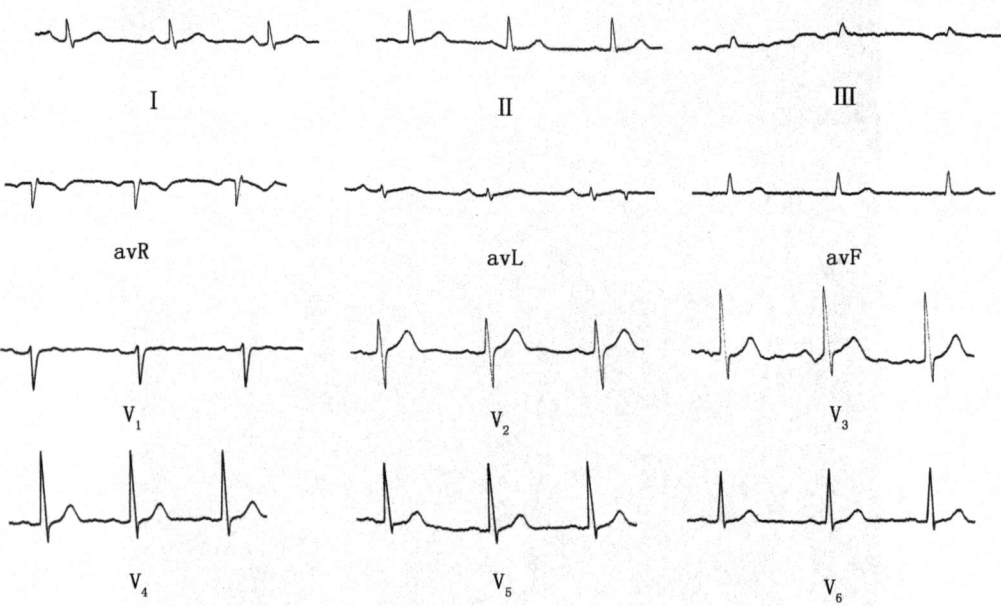

图 23-12-5

病例 13　男　65 岁

临床诊断：陈旧性下、后壁心梗

冠状动脉造影：前降支、回旋支双支病变

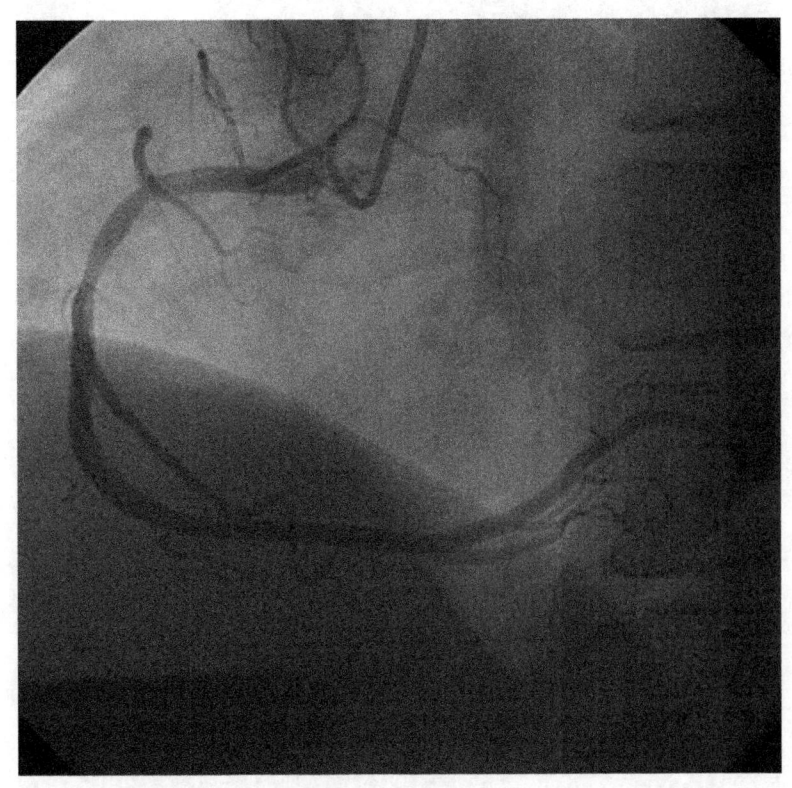

图 23-13-1

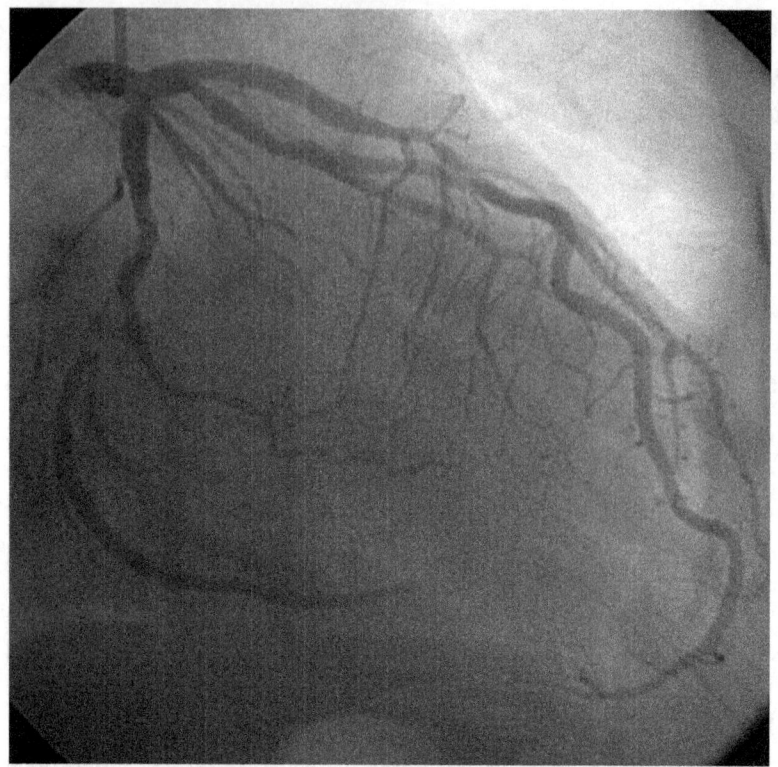

图 23-13-2

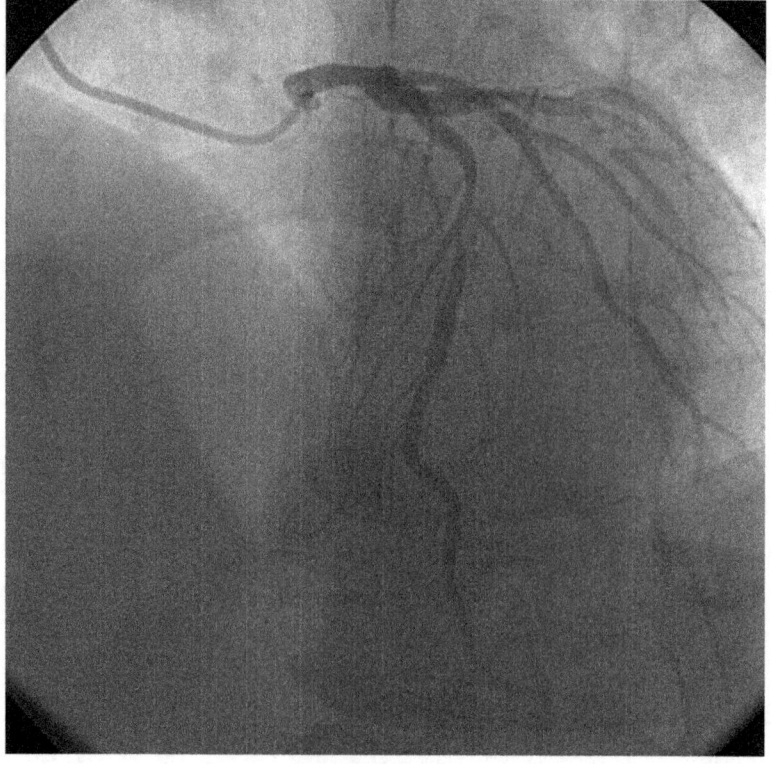

图 23-13-3

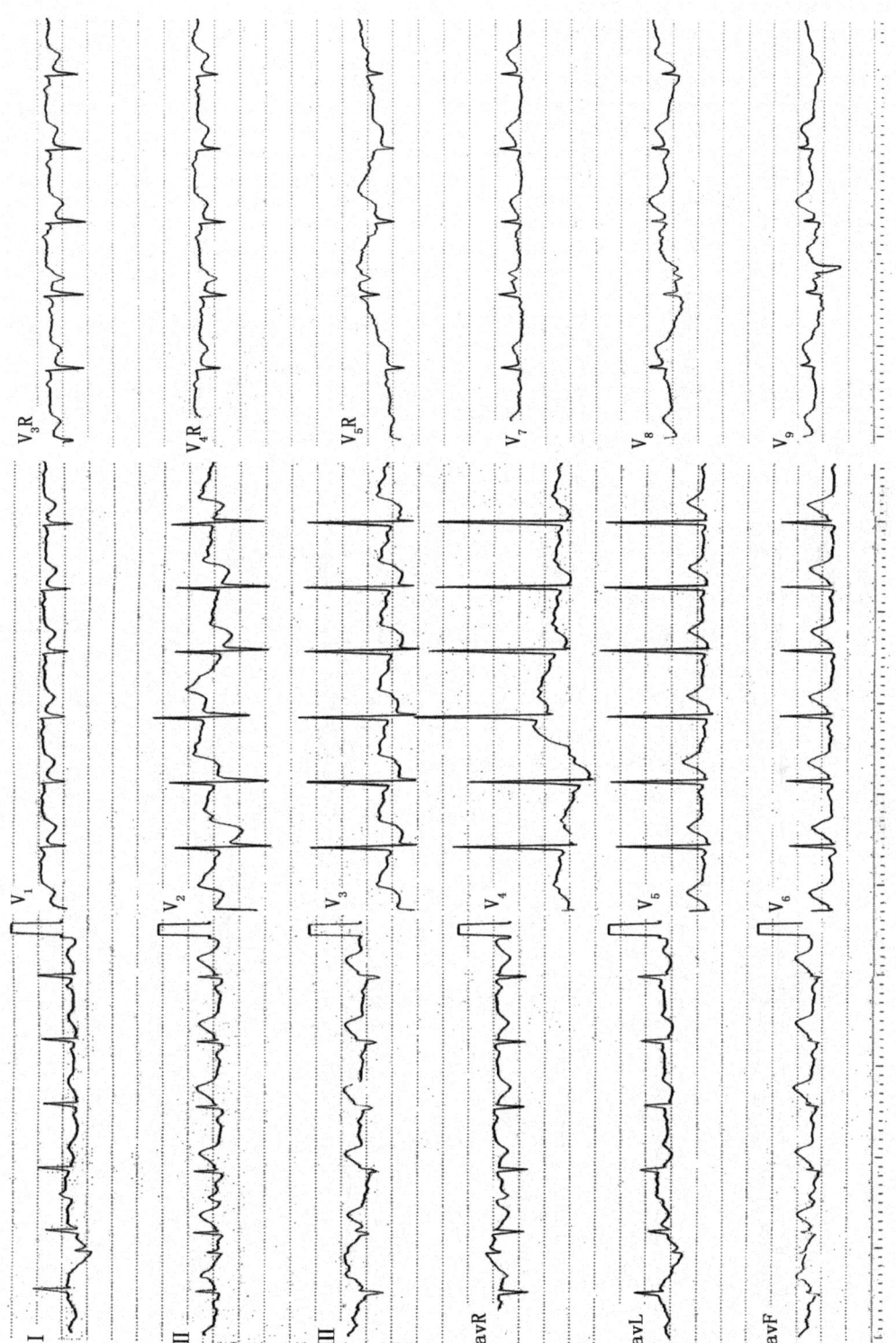

图23-13-4

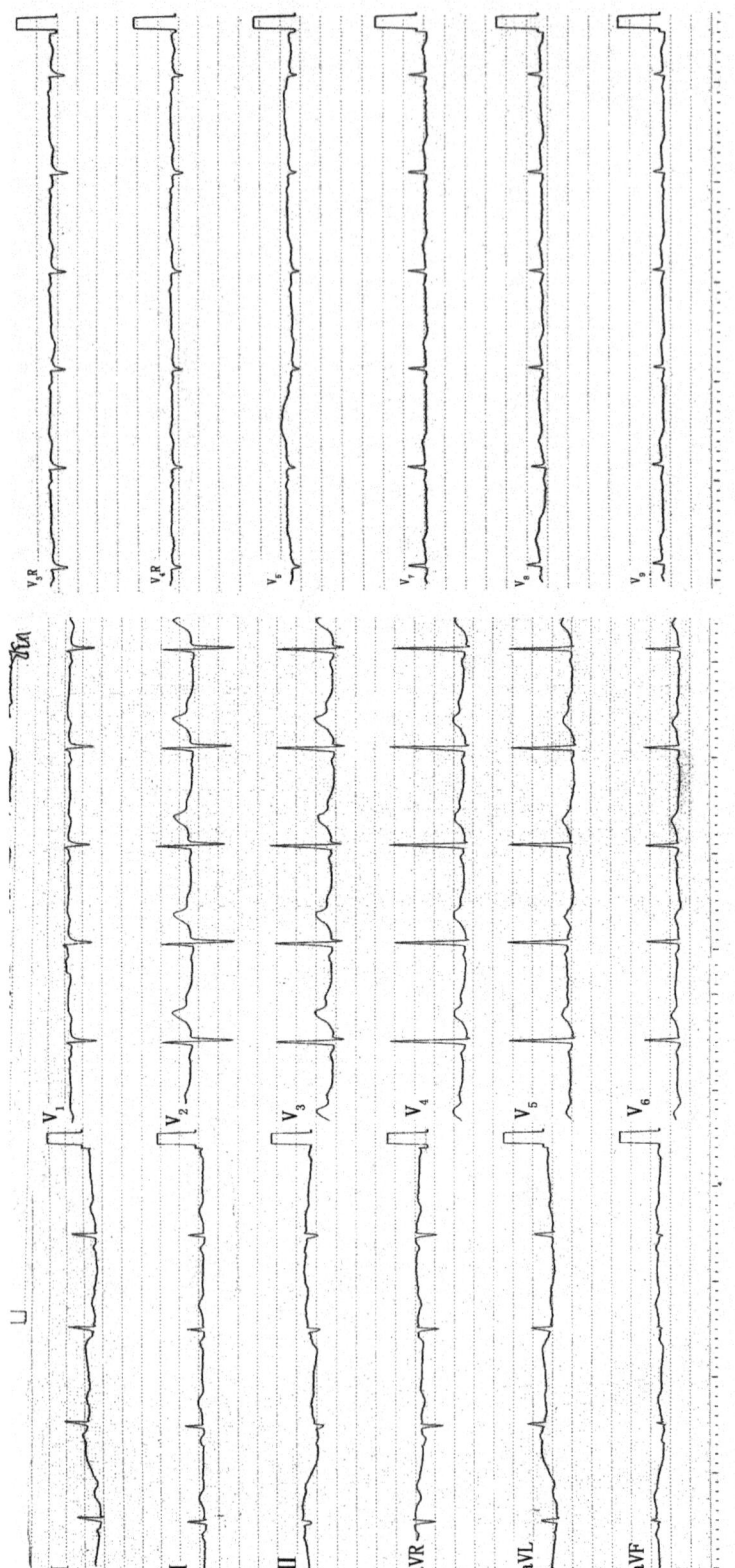

图23-13-5

病例 14 女 72 岁

临床诊断：急性下、后壁心肌梗死（恢复期） 前降支肌桥

冠状动脉造影：三支病变

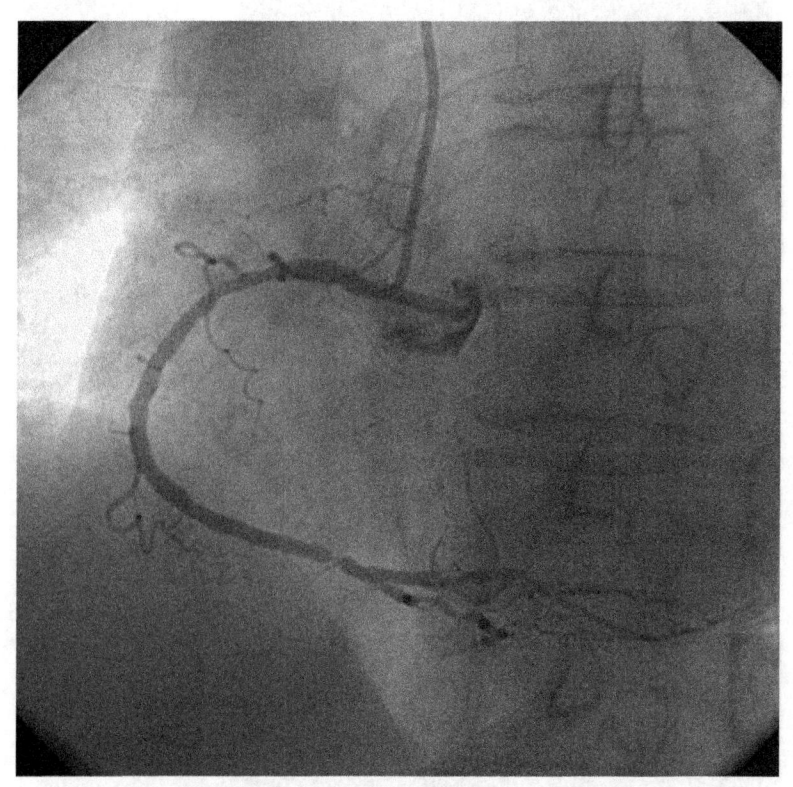

图 23-14-1

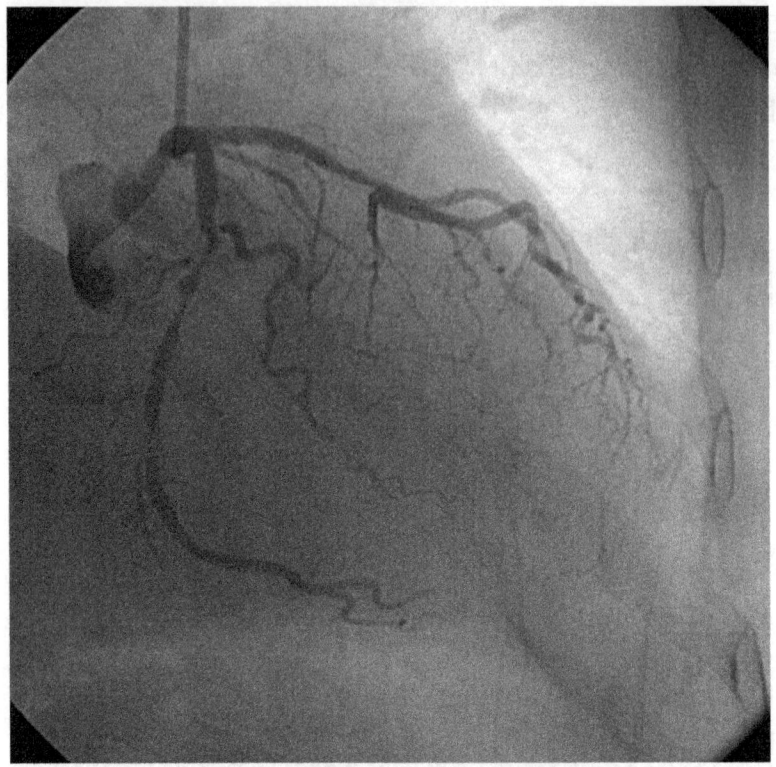

图 23-14-2

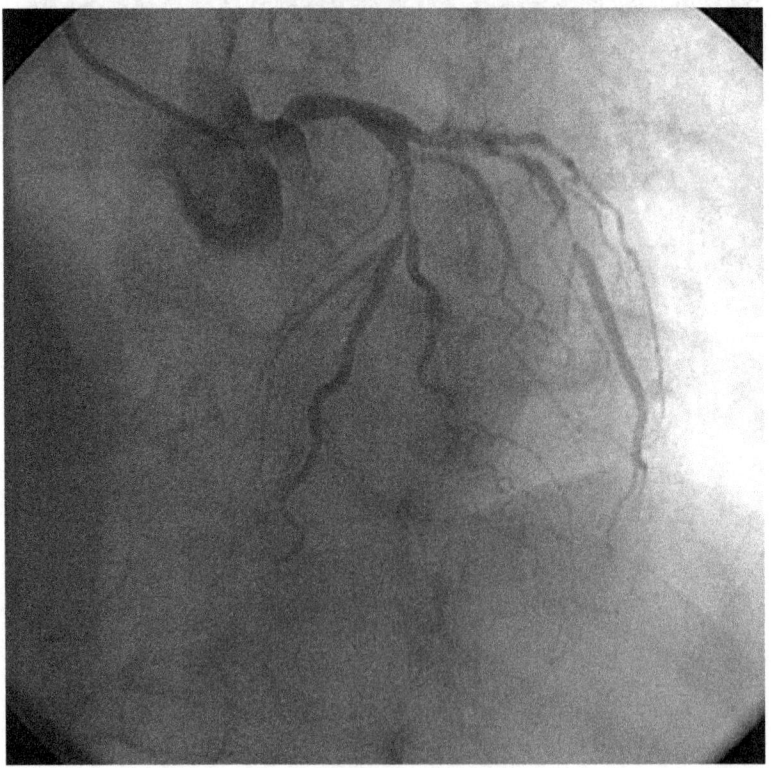

图 23-14-3

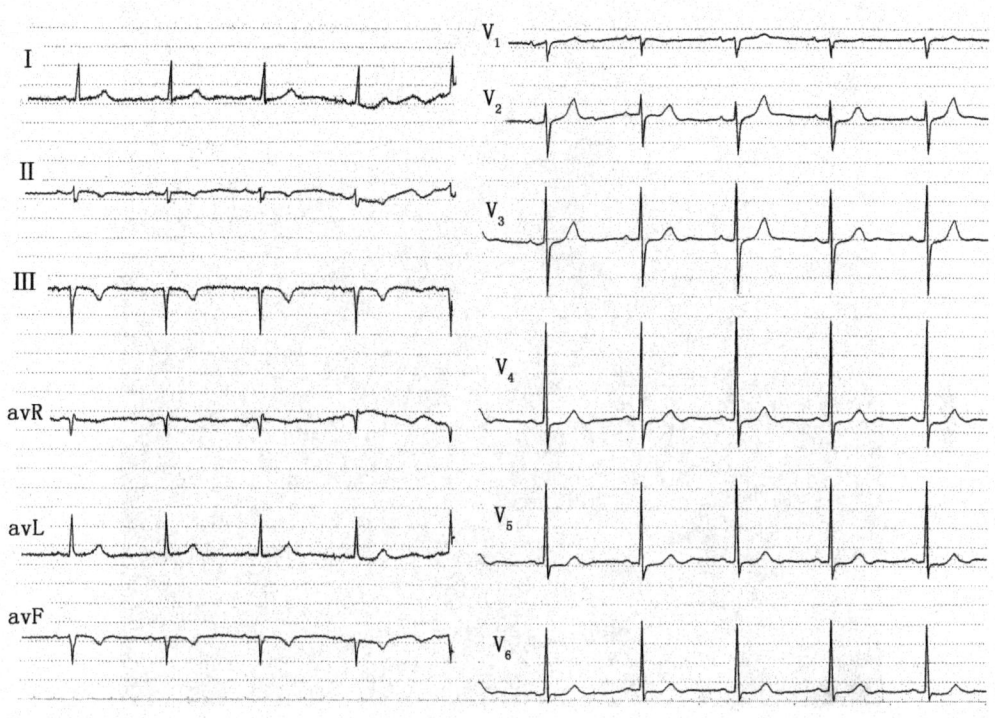

图 23-14-4

病例15　男　71岁

临床诊断：陈旧性下壁心肌梗死

冠状动脉造影：前降支单支病变

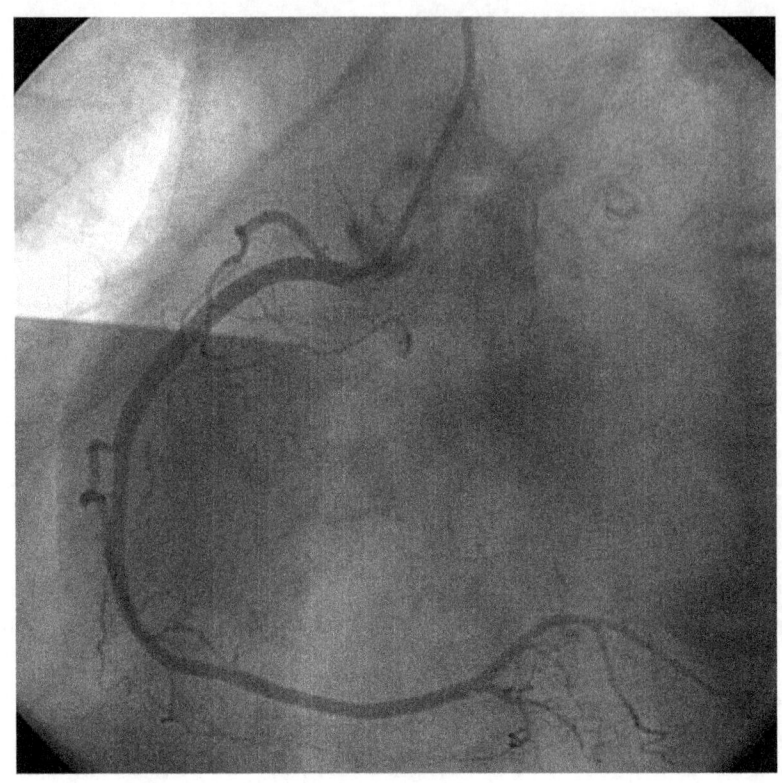

图 23-15-1

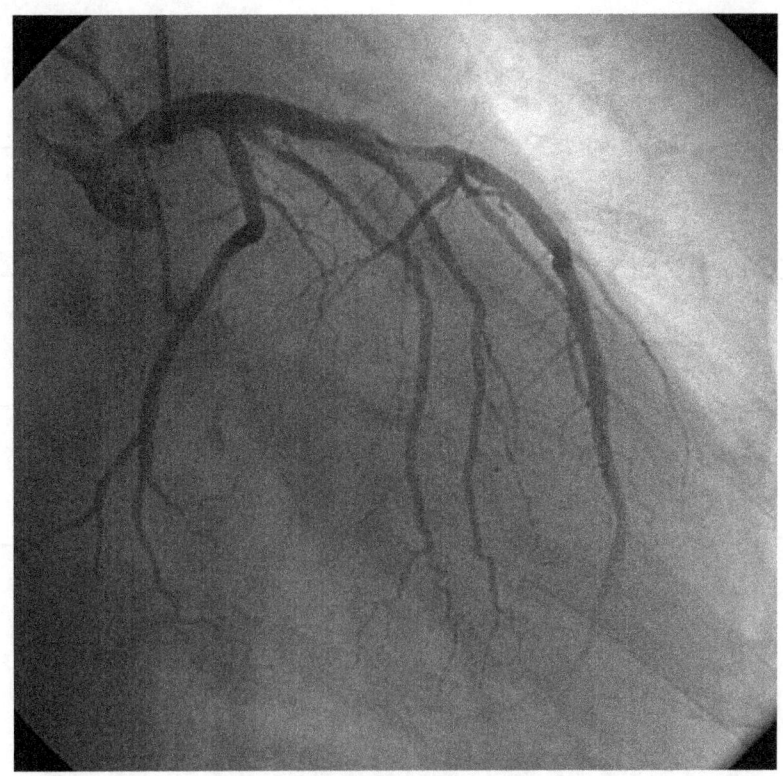

图 23-15-2

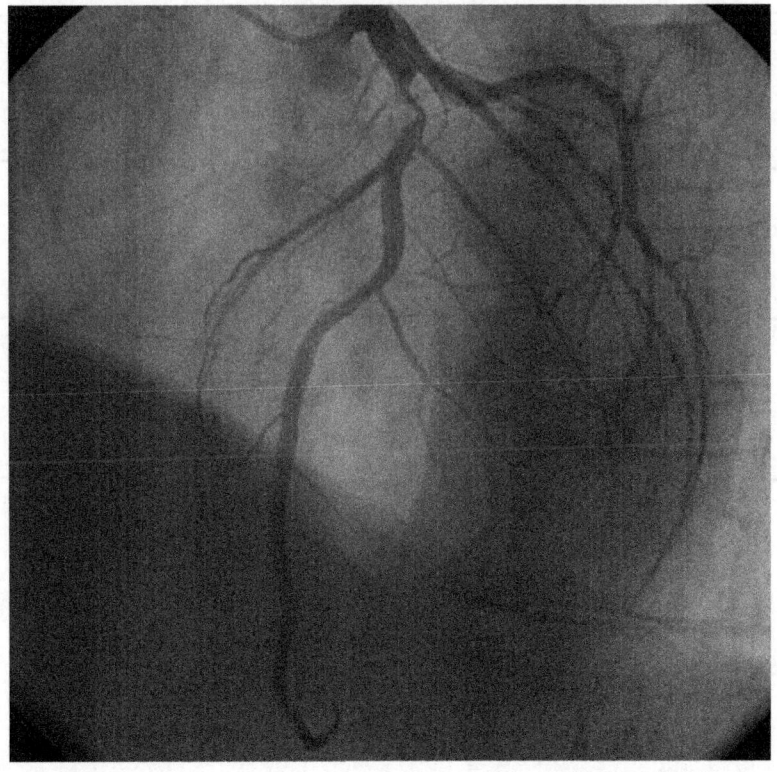

图 23-15-3

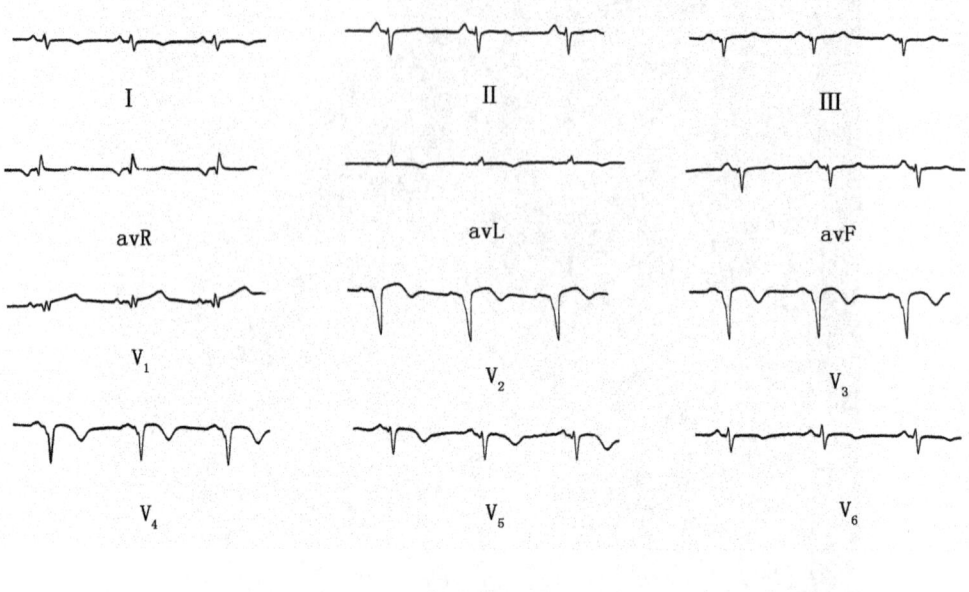

图 23-15-4

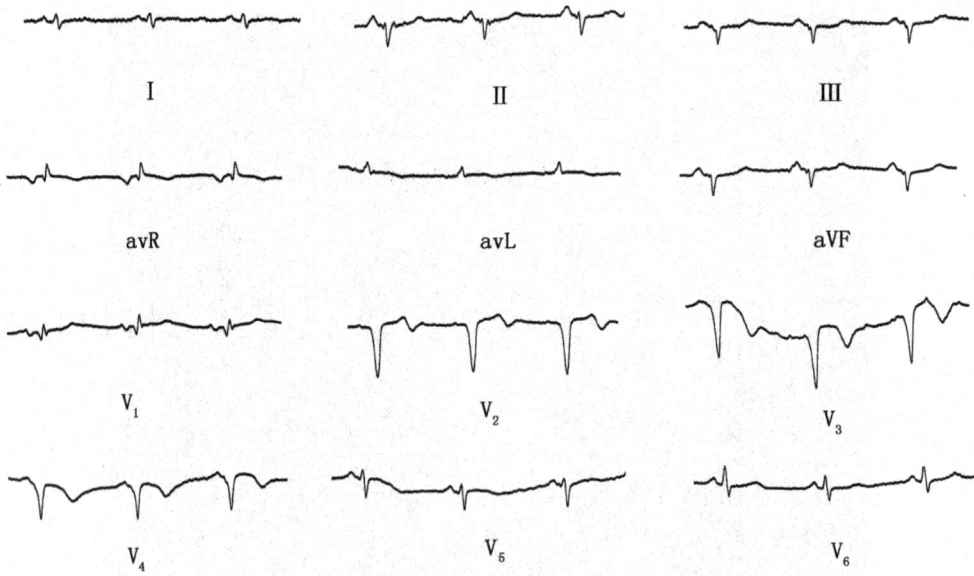

图 23-15-5

病例 16　男　70 岁

临床诊断:急性广泛前壁心肌梗死　心脏扩大　心导管治疗术后　CRBBB

冠状动脉造影:前降支单支病变

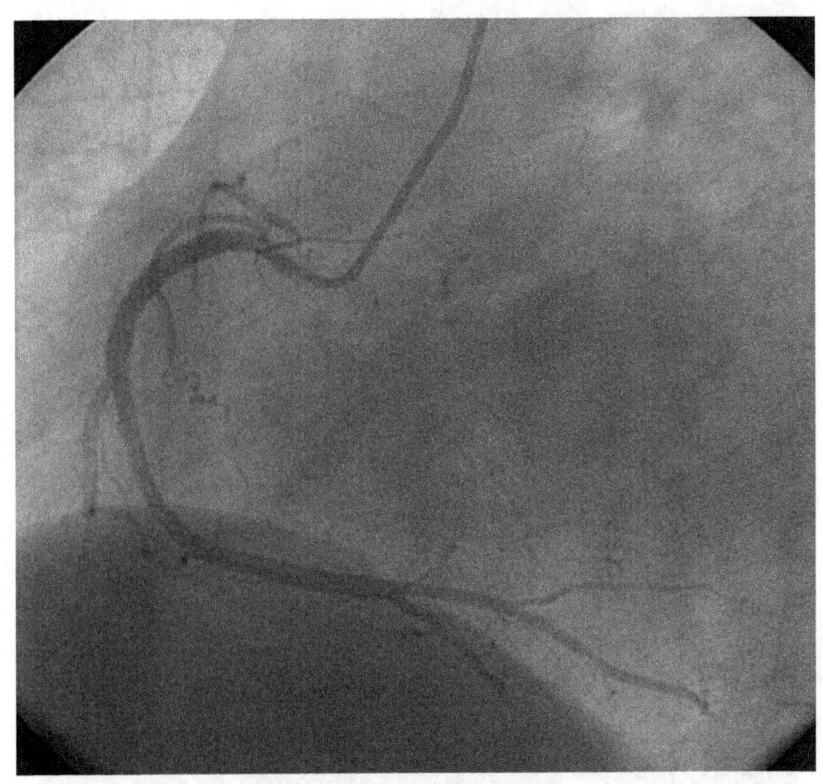

图 23-16-1

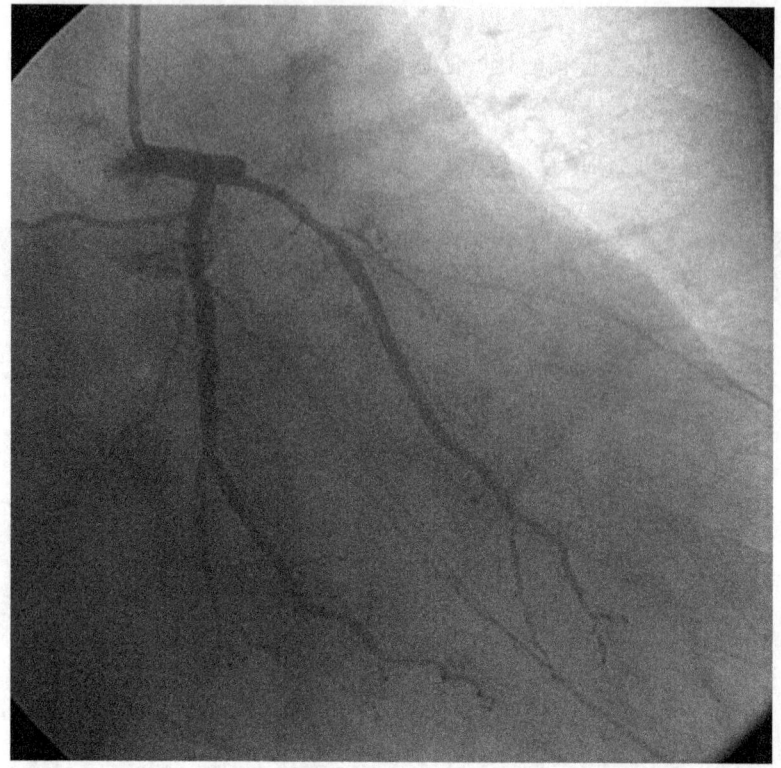

图 23-16-2

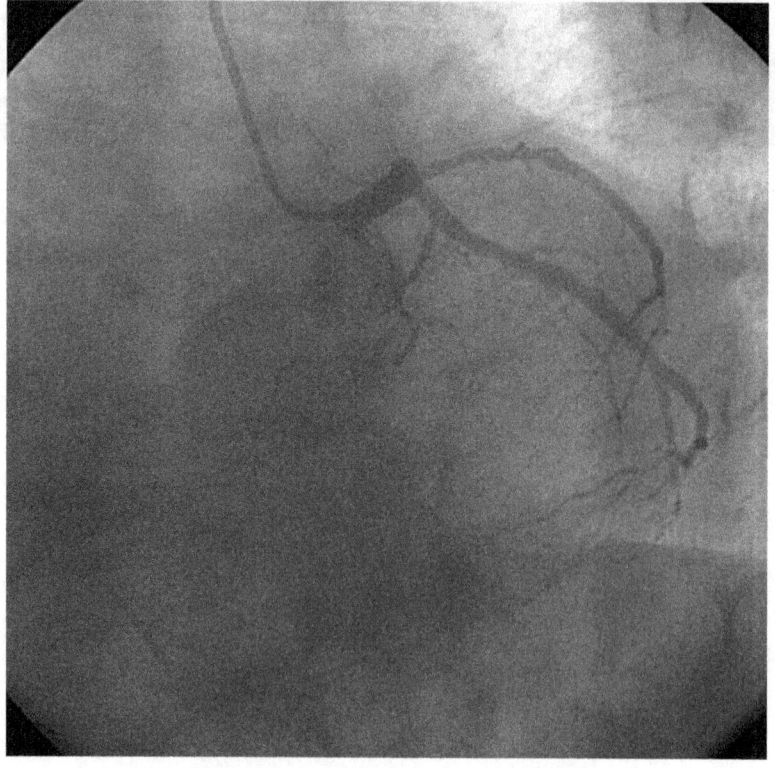

图 23-16-3

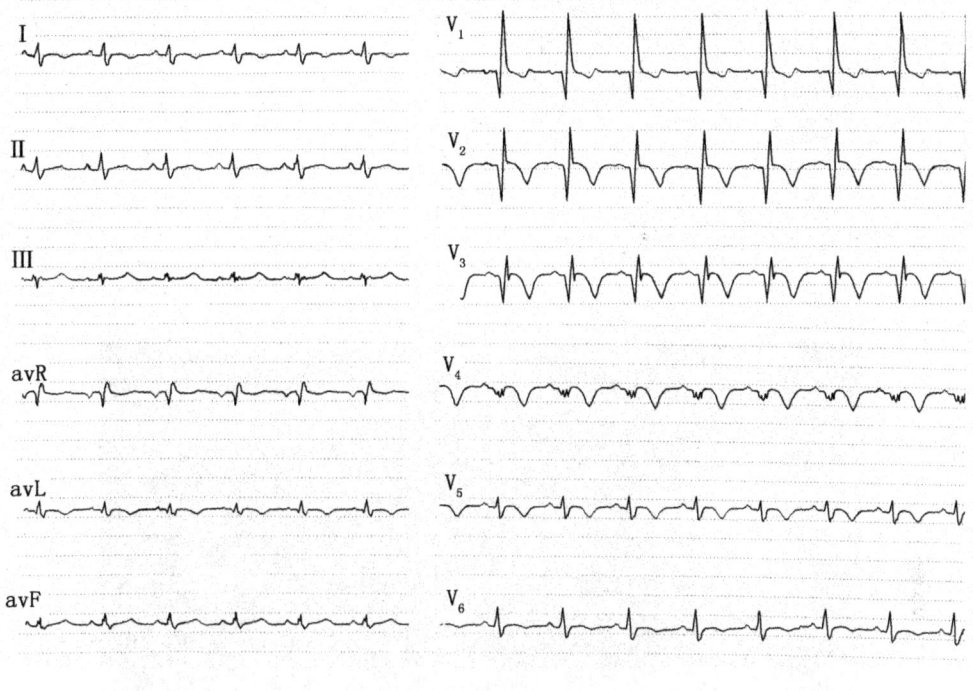

图 23-16-4

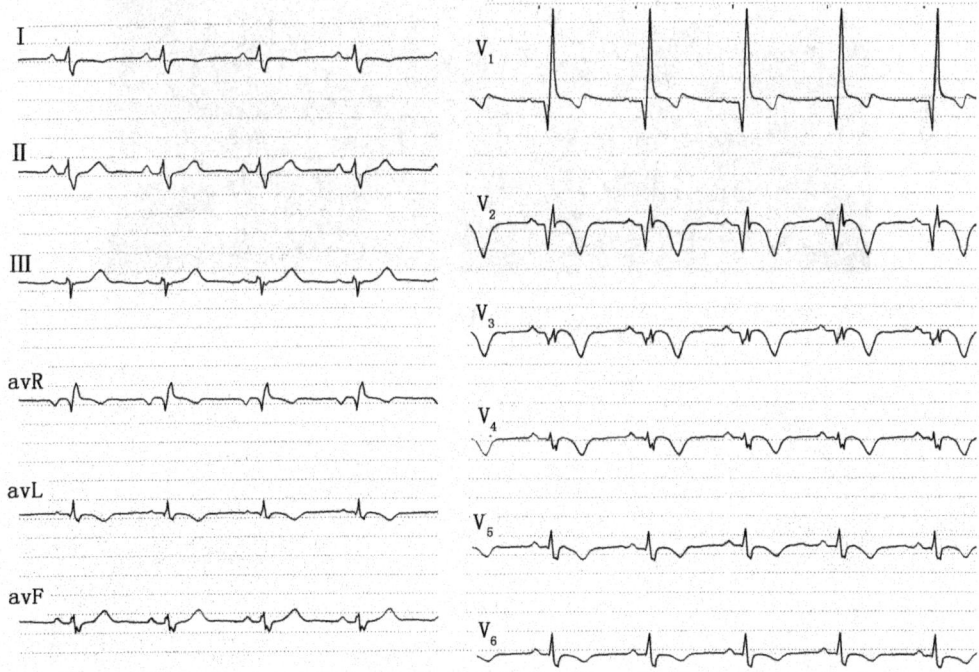

图 23-16-5

病例 17　男

临床诊断：急性前壁心肌梗死（恢复期）

冠状动脉造影：前降支单支病变

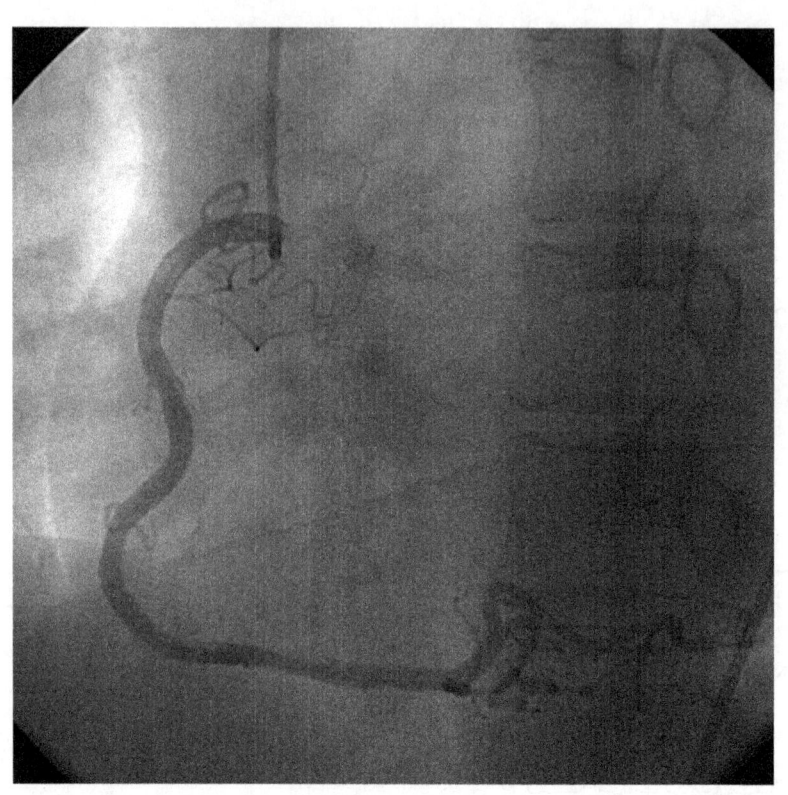

图 23-17-1

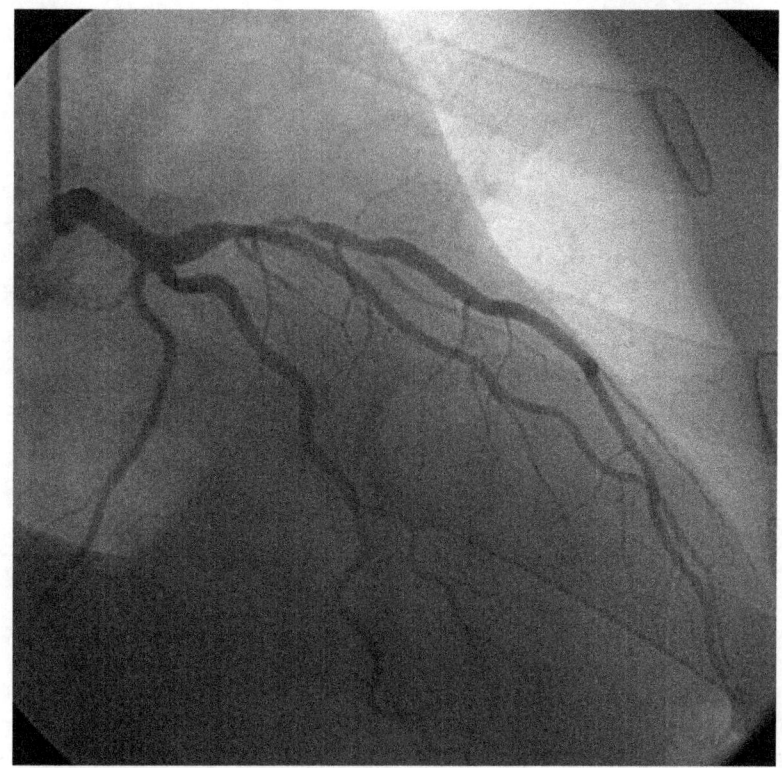

图 23-17-2

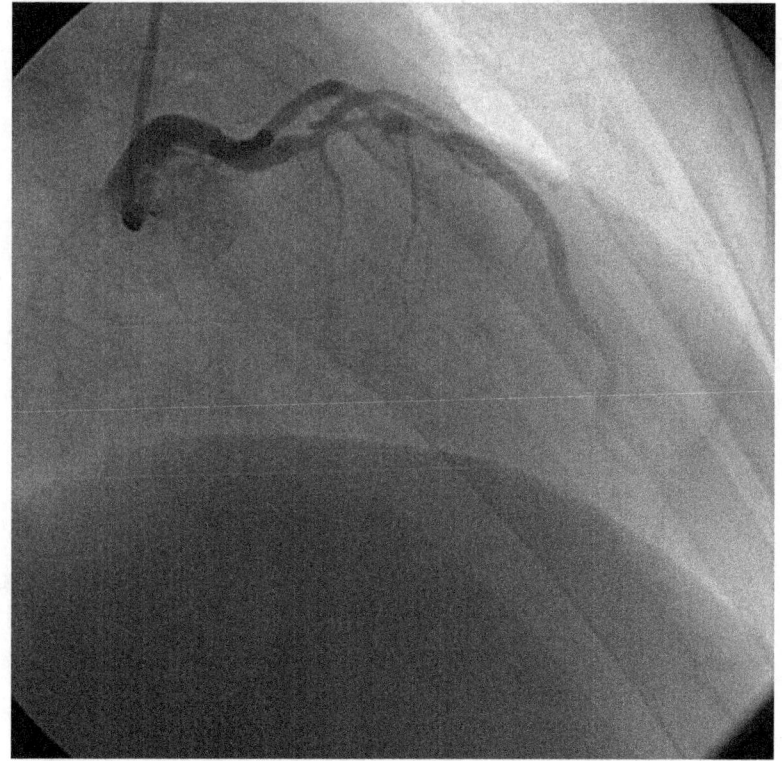

图 23-17-3

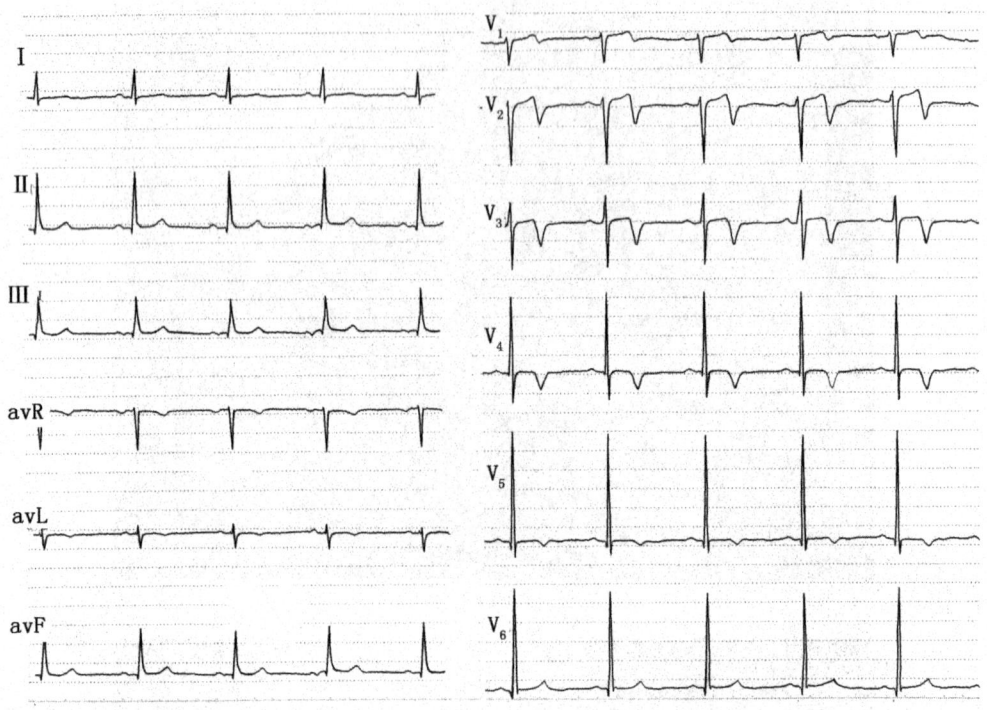

图 23-17-4

病例 18　男　60岁

临床诊断：急性下、后壁，右室心梗

冠状动脉造影：右冠脉单支病变

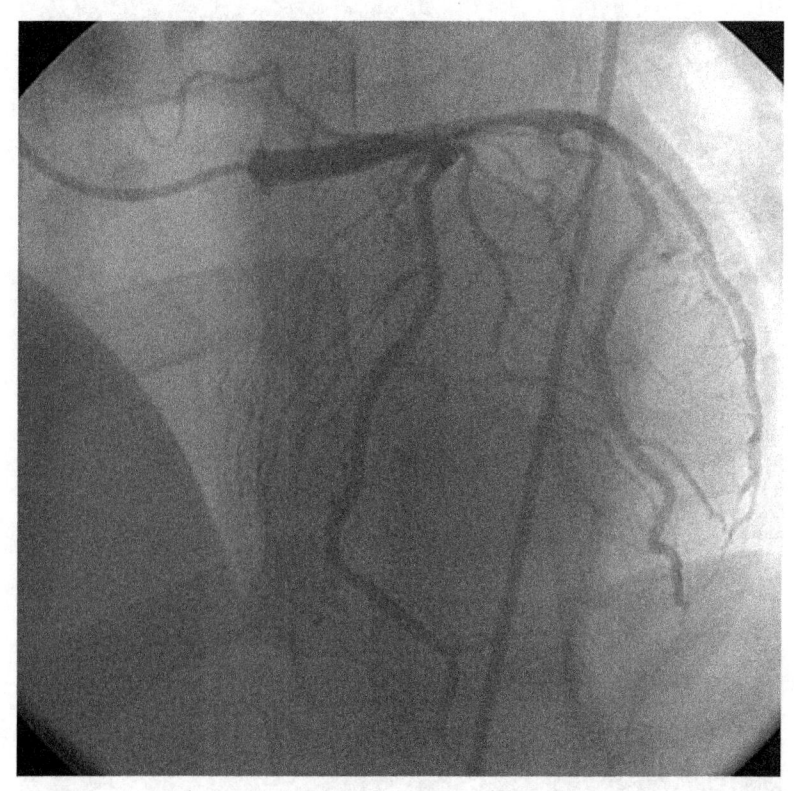

图 23-18-1

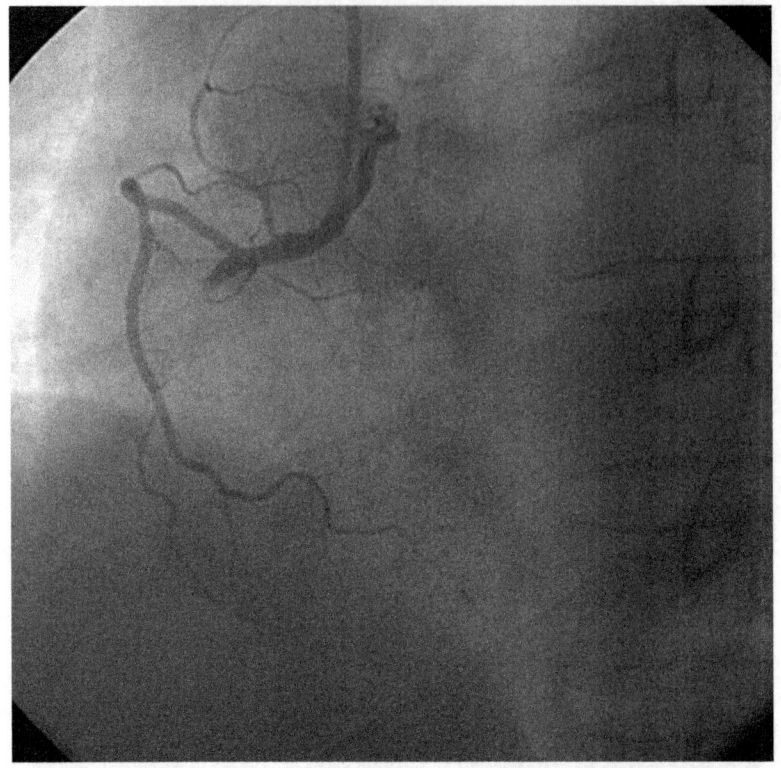

图 23-18-2

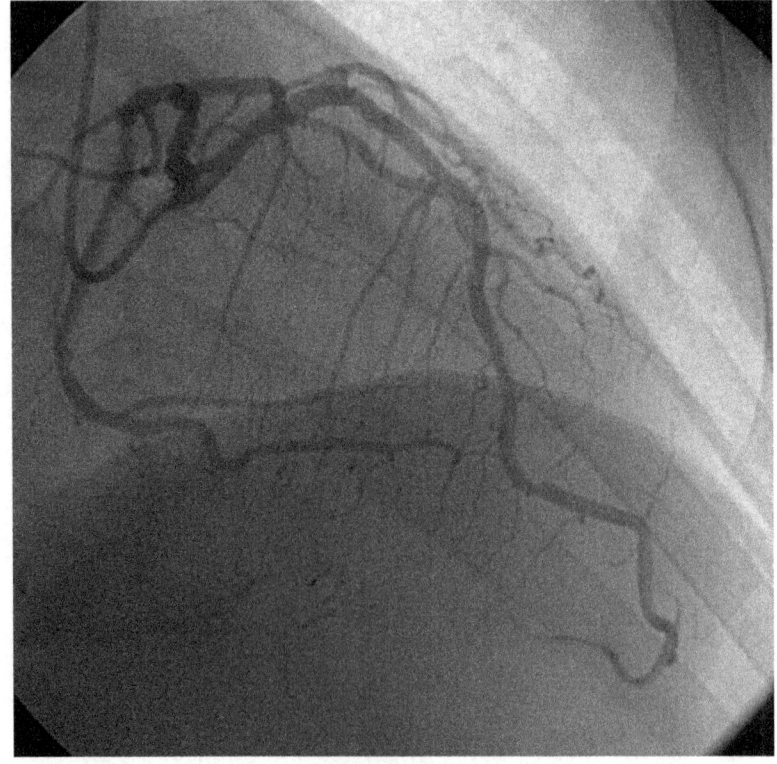

图 23-18-3

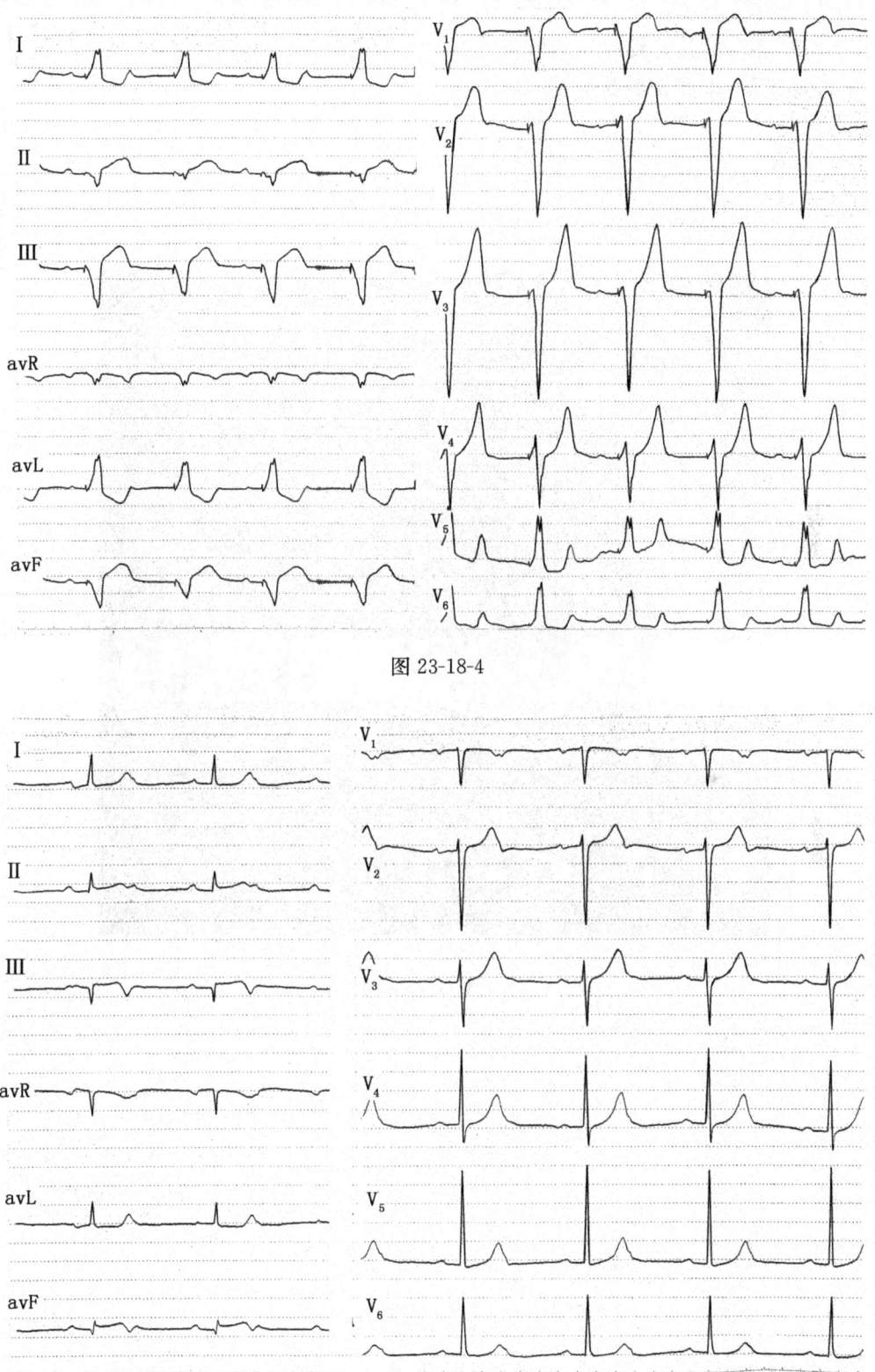

图 23-18-4

图 23-18-5

病例 19　男　53 岁

临床诊断：不稳定型心绞痛　心肌桥

冠状动脉造影：前降支单支病变

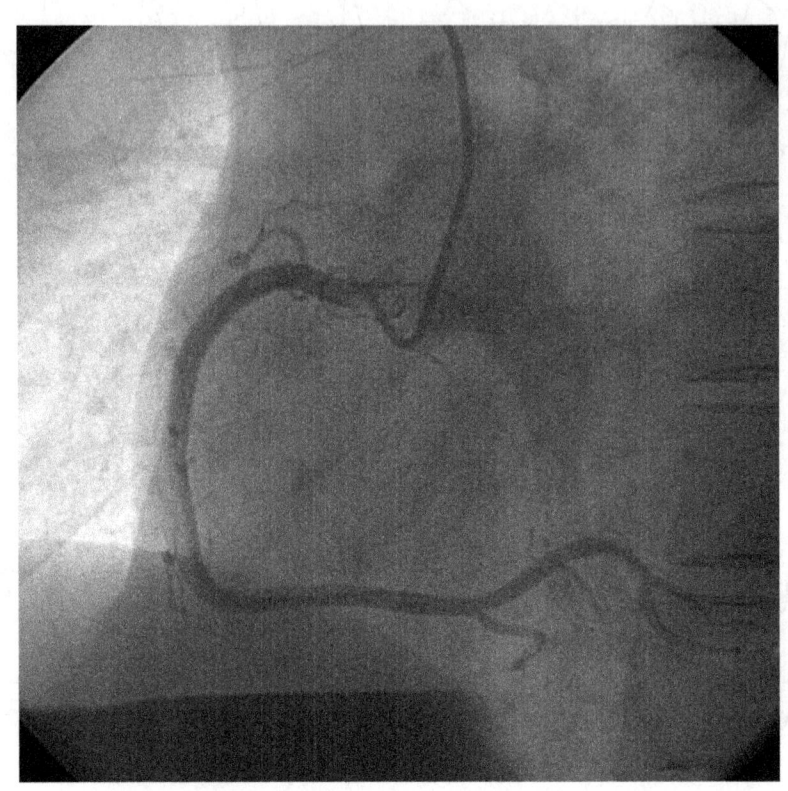

图 23-19-1

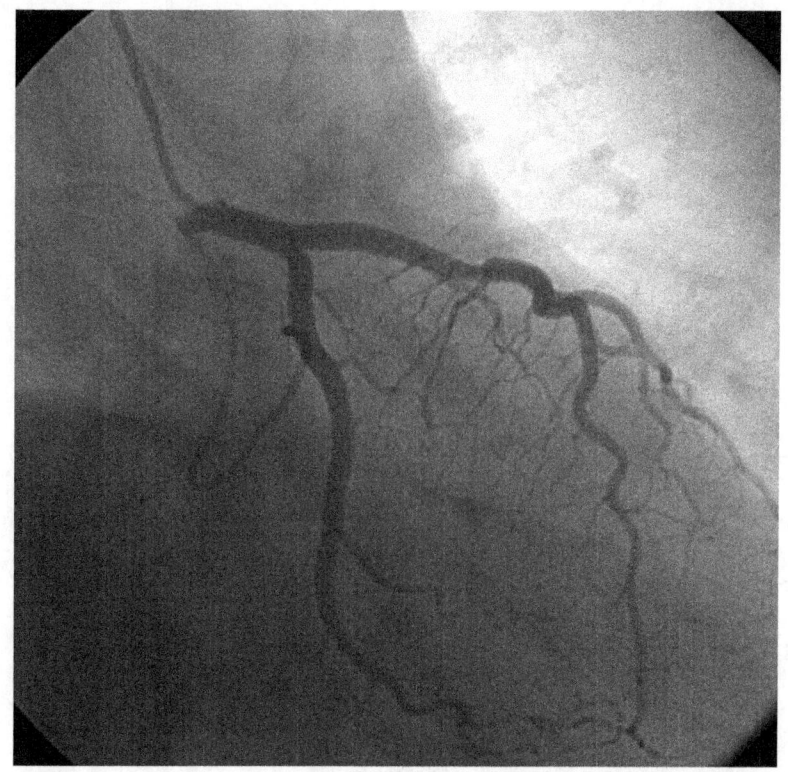

图 23-19-2

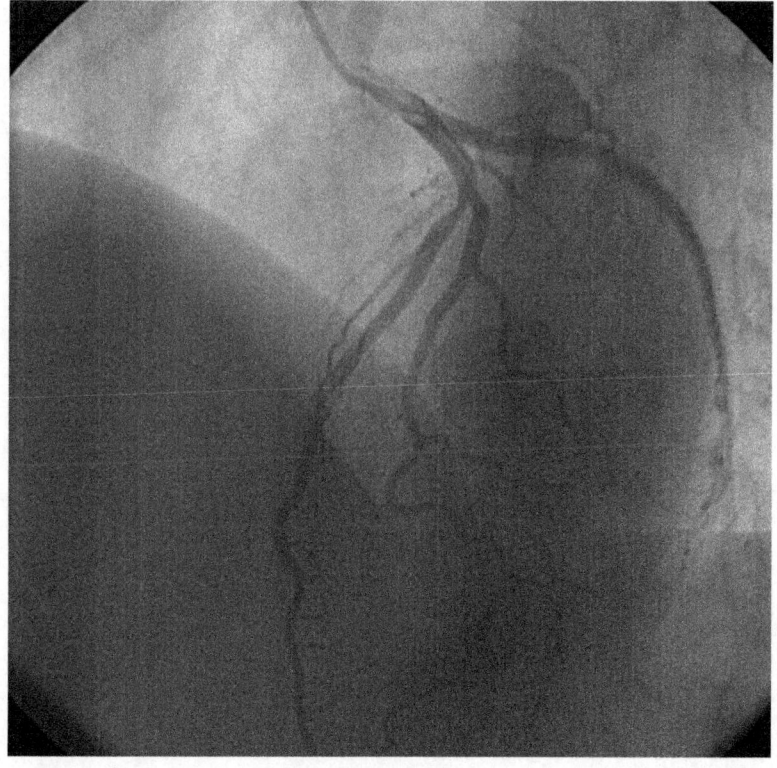

图 23-19-3

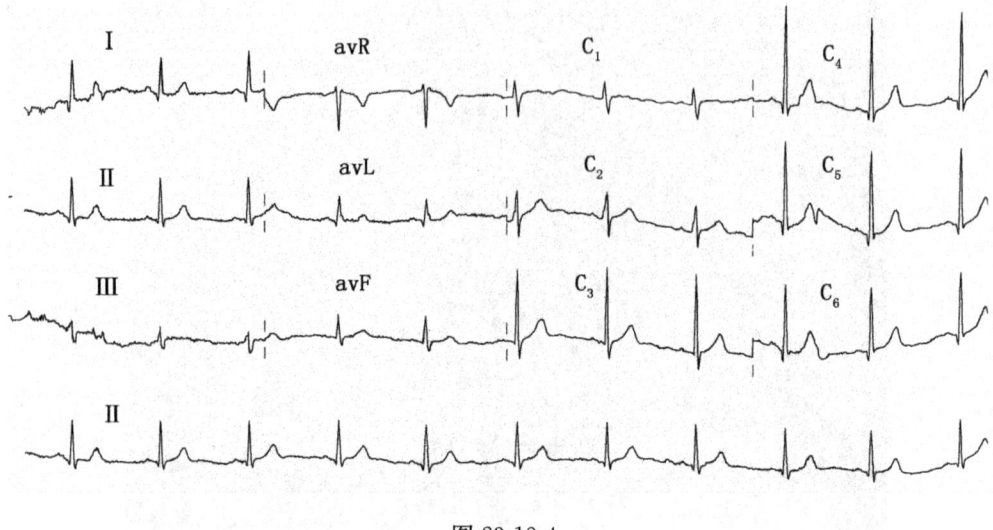

图 23-19-4

部分英汉名词对照及英文缩写

Abnormal Q wave	异常 Q 波
Absolute refractory period	ARP 绝对不应期
Acquired P wave	获得 P 波
Action potention	AP 动作电位
Acute coronary insufficiency	急性冠状动脉供血不足
Acute subendocardial myocardial infarction	急性内膜下心梗
Acute subepicardial injury	急性外膜下损伤
Ambulatory electrocardiogram	动态心电图
Anteroseptal myocardial infarction	前间壁心梗
Arched ST segment depression	弓背型 ST 段下移
Arched ST segment elevation	弓背型 ST 段抬高
Atrial Q wave	心房性 Q 波
Atri-his bundle bypass tract	房束旁路
Atrioventricular bundle	房室束
Atrioventricular bypass tract AVBT	房室旁路
Atrioventricular conduction	房室传导
Atrioventricular junctional area	房室交界区
Atrioventricular node AVN	房室结
Average electrocardial axis	平均心电轴
Bachmann	房间束
Base line	基线
Bimodal P wave	双峰 P 波
Biphasic P wave	双相 P 波
Body surface electrocardiogram mapping lead	体表心电图标测导联
Body surface electrocardiogram lead	体表心电图
Calibration voltage	定准电压
Cardiac apex myocardial infarction	心尖部心梗
Central teriminal	中心电端
Chest leads	胸导联
Classical electrodiogram	典型心电图
Clinical electrocardiology	临床心电图学

Clinical electrophysiology test	临床电生理检查
Clock rotation	钟向转位
Clockwise rotation	顺钟向转位
Conduction system	传导系统
Conductive	传导性
Coronary T wave	冠状 T 波
Correct Q-T interval Q-Tc interval	校正的 Q-T 间期
depolarization	除极
dipole	电偶
Dome and dart p' wave	圆顶尖峰型 P' 波
Dynamic electrocardiogram	动态心电图
Ectopic atrial P' wave	异位房性 P' 波
electrocardiogram(ECG)	心电图
Electrocardiogram of normal variation	正常变异心电图
Extensive anterior myocardial infarction	广泛前壁心肌梗死
Extensive inferior myocardial infarction	广泛下壁心肌梗死
Extensive posterior myocardial infarction	广泛后壁心肌梗死
Giant T wave	巨大 T 波
Hexaxial system	额面六轴系统
High frenquency electrocardiogram	高频心电图
His bundle	希氏束
Indeterminate axis	不确定电轴
Infarction Q wave	梗死性 Q 波
Inferolateral myocardial infarction	下侧壁心梗
Instantaneous synthetic heart vector	瞬间综合心向量
Ischemia type U wave change	缺血性 U 波改变
Lead system	导联体系
Left axis deviation	电轴左偏
Limb leads	肢体导联
Localization of acute myocardial infarction	急性心梗的定位
Mapping electrocardiogram	标准心电图
Mean QRS axis	平均 QRS 电轴
Mono-phasic curve	单向曲线
Multilead electrocardiograph	多导心电图机
Myocardiac tiredness	心肌劳损
Myocardial infarction	心肌梗死
Myocardial injure	心肌损伤

Myocardial ischemia	心肌缺血
Myocardial necrosis	心肌坏死
Necrotic Q wave	坏死型 Q 波
Non-Q wave myocardial infarction	非 Q 波性心梗
Nonspecific ST-T change	非特异性 ST-T 改变
Normal ventricular premature beat	正常的室性早搏
Normalized premature beat	正常化早搏
Over-acute T wave	超急性 T 波
Pacemarker	节律点/节奏点/起搏点
Pathological Q wave	病理性 Q 波
Positional Q wave	位置性 Q 波
Positive retrograde P′ wave	正向逆行 P′ 波
Post-prandial T wave changes	饱餐后 T 波改变
Ptosis type ST segment depression	下垂型 ST 段下降
Purkinje	浦肯野纤维
QRS complex	QRS 波群
R peak time	R 峰时间
Reciprocal ST segment depression	对应性 ST 段下降
rector	向量
repolarization	复极
Rhythmic reset	节律重整
Rhythmicity	节律性
Right axis deviation	电轴右偏
Rotation	转位
Secondary myocardial infarction	再发性心梗
Secondary T wave invention	继发性 T 波倒置
Septal Q disappearance infarction	中隔 Q 波消失
Septal Q wave	间隔性 Q 波
Sinoatrial node	窦房结
Sinoatrial pacemaker	窦性起搏点
Sinus P wave	窦性 P 波
Six axis system frontal plane	额面六轴系统
Six axis system transverse plane	横面六轴系统
Six axis system	六轴系统
Skipped P wave	被跳跃的 P 波
Specific ST-T change	特异性 ST-T 改变
Stereoelectrocardiogram	立体心电图

Subendocardial ischemia of interior wall	下壁心内膜下缺血
Subepicarodial ischemia of interior wall	下壁心外膜下缺血
T wave inversion	T波倒置
Unilead	单导
Unstable angina pectoris	不稳定型心绞痛
Variant angina pectoris	变异性心绞痛
Vector loop	向量环

附录　心电系列检查与诊断的正常参考

一、常规心电图操作标准化

中华医学会心电生理和起搏分会心电图学学组规定。

为了获得质量合格的心电图，除了心电图机性能必须合格以外，还要求周围环境符合条件，受检着的配合和正确的操作方法。

1. 对环境的要求

(1)室内要保持温暖(不低于18℃)，以避免因寒冷而引起肌电干扰。

(2)使用交流电源的心电图机必须接可靠的专用地线(接地电阻应低于0.5Ω)。

(3)放置心电图机的位置应使其电源线尽可能远离诊察床和导联电缆，床旁不要摆放其他电器具(不论通电否)及穿行的电源线。

(4)诊察床的的宽度不应窄于80cm，以免肢体紧张而引起肌电干扰。如果诊察床的以侧靠墙，则必须确定墙内无电源线穿行。

2. 准备工作

(1)对初次接受心电图检查者，必须事先做好解释工作，消除紧张心理。

(2)在每次做常规心电图之前受检者应经充分休息，解开上衣，取仰位，在描记心电图时要放松肢体，保持平静呼吸。

3. 皮肤处理和电极安置

(1)如果放置电极部位的皮肤有污垢或毛发过多，则应预先清洁皮肤或剃毛。

(2)应该用导电膏(剂型分位：糊剂、霜剂和溶液等)涂擦放置电极处的皮肤，而不应该只把导电膏涂在电极上。此外还应尽量避免用棉签或毛笔沾生理盐水或酒精甚至于用自来水代替导膏，因为用这种方法处理皮肤，皮肤和电极之间的接触阻抗较大，极化电位也很不稳定，容易引起基线飘移或其他伪差，尤其是皮肤干燥或皮脂较多者，伪差更为严重。

(3)严格按照国际统一标准，准确安放常规十二导联心电图电极。必要时应加作其他胸壁导联，女性乳房下垂者应托起乳房，将 V_3、V_4、V_5 电极安置在乳房下缘胸壁上，而不应该安置在乳房上。

(4)描记 V_7、V_8、V_9 导联心电图时必须取仰卧位，而不在侧卧位时描记心电图，因此背部的电极最好用扁平的吸杯电极，或临时贴一次性心电监护电极并接上连接导线来代替。

(5)不要为了图方便，将接左、右下肢的电极都放在一侧下肢，因为目前的心电图机都装有"右下肢反驱动"电路，它能有效地抑制交流电干扰，上述作法等于取消了此项功能，从而降低了抗交流电干扰的性能,但是却同时使心电图波形失真。上述情况在使用旧式的心电图机时尤需注意。

4. 描记心电图

(1)心电图机的性能必须符合标准。若使用热笔式的记录纸,其热感性和耐储存兴应符合标准。单通道记录纸的可记录范围不窄于40mm。

(2)无自动描记1mV定标方波的热笔式心电图机,在记录心电图之前必须先描记方波("打标准"),以便观察心电图机的各导联同步性、灵敏度、阻尼和热笔温度是否适当,必要时可按心电图机使用说明书加以调整,以后每次变换增益后都要再描记依次定标方波。方波勿过宽(约0.16s),尽可能与P、QRS、T波不重叠。

(3)按照心电图机使用说明进行操作,常规心电图应包括肢体导联的Ⅰ、Ⅱ、Ⅲ、avR、avL、avF和胸前导联的V_1、V_2、V_3、V_4、V_5、V_6共12各导联。

(4)疑有或有急性心肌梗死患者首次作常规心电图检查时必须加作V_3R、V_4R、V_5R、V_7、V_8、V_9,并在胸壁各导联部位用色笔、甲紫或放射治疗标记用的皮肤墨水做上标记,使电极定位准确以使以后动态比较。

(5)疑有右位心或右心梗死者,应加做V_3R、V_4R、V_5R导联。

(6)不论使用哪一种机型的心电机,为了减少心电图波形失真,应该尽量不用交流电滤波或肌电滤波。

(7)用手动方式记录心电图时,每次切换导联后,必须等到基线稳定后再启动记录纸,每个导联记录的长度不应少于3~4个完整的心动周期(即需记录4~5个QRS综合波)。

(8)遇有下列情况时应及时做出处理:如果发现某个胸壁导联有无法解释的异常T波或U波时,则应检查相应的胸壁电极是否松动脱落,若该电极固定良好而部位恰在心尖搏动最强处,则可重新处理该处皮肤或更换质量较好的电极,若仍无效,则可试将电极的位置稍微偏移一些,此时若波形变为完全正常,则可认为这种异常的T波或U波是由于心脏冲撞胸壁,使电极的极化电位发生变化而引起的伪差。如果发现Ⅲ导联和/或avF导联的Q波较深,则应在深吸气后屏住气时,立即重复描记这些导联的心电图。若此时Q波明显变浅或消失,则可考虑横膈抬高所致,反之若Q波仍较深而宽,则不能除外下壁心肌梗死。如发现心率>60次/min而P-R>0.22s者,则应取坐位时再记录几个肢体导联心电图,以便确定是否有房室阻滞。

5. 心电图机的维护

日常的维护工作有下列几方面:

(1)每天做完心电图后必须洗净电极。用铜合金制成的电极如发现有锈斑,可细砂纸擦掉锈斑后,再用生理盐水浸泡一夜,使电极表面形成电化性能稳定的薄膜,镀银的电极用水洗净即可,使用时应避免擦伤镀银层。

(2)导联电缆的芯线或屏蔽层容易断路损坏,尤其时靠近两端的插头处,因此使用时切忌用力牵拉或扭折,收藏时应盘成直径较大的圆环,或悬挂放置,避免扭转或锐角折叠。

(3)交直流两用的心电图机,应按使用说明书的要求定期充电,以利延长电池使用寿命。

(4)心电图主机应避免高温、日晒、受潮、尘土或撞击,用毕盖好防尘罩。

(5)由医疗仪器维修部门定期检测心电图机的性能。热笔记录式心电图机,应根据记录纸

二、心电图测量标准化

中华医学会心电生理和起搏分会心电图学学组。

1. 心电图各波命名和定义

P、Tp(或 Ta)、QRS、ST-T 和 U 分别表示心电图中的波和波群。

(1)P 波：代表左右心房除极的电位变化，形态可以为单向(正向或负向)、双向。双向 P 波是指波的描迹线在参考水平线两侧各有一个转折点，起始转折在水平线以上称正负(十一)双向，起始转在参考水平线以下称负正(一十)双向，如果正向 P 波终末部在参考水平以下，但无转折，仍应称正向 P 波；同样。如果负向 P 波始末部在参考水平线以上，但无转折，仍应称负向 P 波。

(2)Tp(或 Ta 波)：代表心房复极，位于 PR 段(P 波结束至 QRS 波开始)，并延伸至 QRS 波中。通常 Tp(Ta)波不易观察到。房室阻滞或心房梗死时，Tp(Ta)波可变得明显。

(3)QRS 波：代表左右心室除极电位变化，QRS 波群可由一个或多个成分组成。确定 QRS 波成分时，应以 QRS 波起始部作为参考水平线。第一个在参考水平线以上的 QRS 波成分称为 R 波；R 波之前向下的波称为 Q 波；S 波是继 R 波之后第一个向下的波；R′波是继 S 波之后向上的波；如 R′波后又发生一个向下的波称为 S′波；依次推类 R″、S″波等。如 QRS 波只有向下的波则称为 QS 波。QRS 波结束点称为 J 点或"S-T 连接点"。当 J 点偏离参考水平线时，QRS 波终末成分的定义为 QRS 起始部参考水平延长线与描迹线的交点。

如果在参考水平线同侧一个波的描迹线可见 2 个或 2 个以上转折点则称为切迹。波的上行、下降支或顶部突然明显的斜率变化造成描迹线局部增粗称为粗钝。如果 QRS 波中最大的波小于 0.5mV，并显示 3 个以上的成分或多个切迹和粗钝可称为"错综小波"。

特指某导联 QRS 波各成分时，可在波名后加上导联下标如 R_{V_5}、S_{V_1} 等。可用小写的 q、r 和 s 符号表示振幅相对较小的 QRS 波各成分。

使用十二导联同步心电图仪记录时，各导联 QRS 波并非同时出现和同时终止。进行同步测量时，某些特定导联 QRS 波前或后可见等电位段，分别用字符 I 或 K 表示。

(4)ST-T：S-T 段是指 J 点与 T 波起点之间的一段。S-T 段和 T 波代表左右心室复极过程。S-T 段常呈水平或平缓倾斜，并逐渐过渡为 T 波，因此在大多数情况下，不可能将 S-T 段与 T 波截然分开。T 波形态可以为单向(正向或负向)、双向(正负双向或负正双向)，其定义同 P 波。

(5)U 波：位于 T 波之后的小波，其产生机制尚不清楚。正常 U 波极性常与 T 波相同，以 V_2、V_3、V_4 导联 U 波较显著。

2. 心电图各波的测量

(1)测量参数：基本测量参数包括心率、P 波时限、P-R(P-Q)间期、QRS 时限、Q-T(QTc)间期、平均心电轴等。除特殊要求外，建议振幅测量单位统一用 mV 表示；时间测量单位用 ms

或者 s 表示。

由于受呼吸、干扰等因素影响,各心动周期的心电波形存在某些差异,应选择心电图记录中最具代表性的心搏,通常选择基线平稳,干扰最小的 P-QRS-T 波测量。如果多导同步心电图仪能同时描记出各导联平均后的心搏,建议在这个平均后的心搏上测量。一般情况下,不使用滤波装置,以避免引起心电波形失真。

(2)振幅测量

①P 波振幅测量:P 波振幅测量的参考水平以 P 波起始前的水平线为准。正向振幅自 P 波起始水平线上缘垂直地测到波的顶端,负向振幅自 P 波起始水平线下缘垂直地测量到波的底端。

②PtfV_1 测量:PtfV_1 表示 V_1 导联的 P 波终末电势,是指 V_1 导联 P 波后部负向波的宽度(s)和深度(mm)的乘积。测量时,自 P 波起始水平线下缘作水平延长线与 P 波下降支相交,此交点与 P 波终点之间的水平间距为 P 的负向波的宽度,水平线与负向波底端的垂直距离为波的深度。由于是负向波,应在乘积前加负号,单位为 mm·s。如 P 波终点偏离参考水平线,测量方法仍然相同。PtfV_1 异常时,其绝对值增大,但因是负值,应以<正常负值表示。

③QRS、ST-T 测量:测量 QRS 波群、J 点、S-T 段、T 波和 U 波振幅统一采用 QRS 起始部水平线作为参考水平。如果 QRS 起始部为一斜段(例如受心房复极影响、预激综合征等情况),应以 QRS 波起点作为测量参考点。

向上的 QRS 波成分(R、R′等)自 QRS 起始部上缘垂直地测量到波的顶端,向下的波(Q、S 等)自 QRS 起始部下缘垂直地测量到波的底端。

S-T 段偏移的测量点目前尚无统一标准。S-T 段呈水平型下移时,测量 S-T 段水平部与 QRS 起始部的垂直距离。S-T 段呈非水平型下移时,S-T 段偏移在 J 点后 60ms 或 80ms 处测量,建议在报告 S-T 测量结果时,应说明 S-T 段测量点及 S-T 段移位类型(水平型、下斜型、上斜型)。测量应在 QRS 起始部与 S-T 段描迹线同一缘(上缘或下缘)之间进行。

④T 波振幅测量:除应以 QRS 起始部作为参考水平外,其测量方法与 P 波相同。

(3)时间测量:使用多导同步心电图仪记录可以发现,由于某些导联 QRS 波前或后有等电位段的存在,测量某一导联最宽的 QRS 时间并不能精确地反映真实的心室除极时间。鉴于近年多导(特别是十二导联)同步心电图仪逐步应用,现对各波、段时间测量作如下定义:

①P 波时限:P 波时限在不同导联可有不同,推荐采用多导联同步心电图仪测量较为准确。应从十二导联同步心电图记录中最早的 P 波起点测量至最晚的 P 波终点。鉴于绝大多数情况下,额面 P 环向量投影与肢导电轴平行,可采用同步记录的肢导中最早的 P 波起点到最晚的 P 波终点的间距作为 P 波时限。如采用单导联心电图仪,应选择十二导联中最宽的 P 波作为 P 波时限。

②P-R(P-Q)间期:各导联的 P-R 间期可不相同,正确的 P-R 间期测量应是十二导联同步心电图记录中最早的 P 波期至最早的 QRS 起点的间距。如使用导联可以任意组合的 3 导联同步心电图仪,建议采用类似正交体系的组合导联,例如 Ⅰ、avF、V_2 或 avL、Ⅱ、V_1 或 Ⅲ、avR、V_2 或 Ⅲ、V_1、V_4 同步测量,以组合导联中最早的 P 波起点至最早的 QRS 起点的间距作为 P-R(P-Q)时限。如使用单导联心电图记录,应选择 P 波宽大且有 Q 波的导联进行测量。

③QRS时限:正确的测量应在十二导联同步心电图记录中进行,以十二导联中最早的QRS起点至最晚的QRS终点的间距作为QRS波时限。如使用3导联同步心电图记录,应采用上面提及的类似正交体系的组合导联进行测量。如使用单导联心电图记录,应选择十二导联中QRS最宽的导联进行测量。

采用多导联同步心电图记录测量某一特定导联QRS波成分Q、R、S时限时,各波成分的分界由QRS起始部参考水平延长线与描迹线的交点决定。测量特定导联Q、R、S波时限应排除等电位段时间。

④Q-T间期:指十二导联同步心电图记录中最早的QRS起点至最晚的T波终点的间距。在临床实践中为了降低测量的变异性,建议测量V_1、V_2或V_3导联,取其中最长的间距为Q-T间期。测量Q-T间期应排除U波。

⑤R峰时间(R peak time):旧称类本位曲折时间或室壁激动时间,建议采用术语R峰时间更为确切。正确的测量应是十二导联同步心电图记录中最早的QRS起点至特定导联R波顶端垂直线的间距。如使用单导联心电图记录,则直接从各导联QRS起点测量至R峰。如有R'波,则测量至R'峰,如R波呈切迹,应测量至切迹第二个峰。一般测量V_1、V_2与V_5、V_6导联。

(4)平均心轴:通常指由肢体导联测得的额面QRS平均电轴。计算机自动分析仪采用面积法计算以获得较高的测量精度。人工测量仍采用Ⅰ、Ⅲ导联QRS波振幅代数和法。

附表1 自R-R间期推算心率表

心动周期(s)	心率(bpm)	心动周期(s)	心率(bpm)	心动周期(s)	心率(bpm)
0.20	300	0.57	105	0.94	63
0.21	284	0.58	103	0.95	62
0.22	270	0.59	101	0.96	62
0.23	260	0.60	100	0.97	61
0.24	250	0.61	98	0.98	61
0.25	240	0.62	96	0.99	60
0.26	230	0.63	95	1.00	60
0.27	222	0.64	93	1.01	59
0.28	215	0.65	92	1.03	58
0.29	206	0.66	91	1.05	57
0.30	200	0.67	90	1.07	56
0.31	192	0.68	89	1.09	55
0.32	186	0.69	87	1.11	54
0.33	182	0.70	85	1.13	53
0.34	177	0.71	84	1.15	52
0.35	173	0.72	83	1.17	51

续表

心动周期(s)	心率(bpm)	心动周期(s)	心率(bpm)	心动周期(s)	心率(bpm)
0.36	168	0.73	82	1.20	50
0.37	164	0.74	81	1.23	49
0.38	158	0.75	80	1.25	48
0.39	155	0.76	79	1.27	47
0.40	150	0.77	78	1.29	46
0.41	145	0.78	77	1.33	45
0.42	142	0.79	76	1.36	44
0.43	138	0.80	75	1.38	43
0.44	136	0.81	74	1.42	42
0.45	133	0.82	73	1.45	41
0.46	129	0.83	72	1.50	40
0.47	127	0.84	71	1.55	39
0.48	125	0.85	70	1.58	38
0.49	123	0.86	70	1.64	37
0.50	120	0.87	69	1.68	36
0.51	117	0.88	68	1.73	35
0.52	115	0.89	67	1.77	34
0.53	113	0.90	66	1.82	33
0.54	111	0.91	66	1.86	32
0.55	109	0.92	65	1.92	31
0.56	107	0.93	64	2.00	30

附表 2　正常 P-R 间期最高值

心率(bpm) 年龄	70 以下	71～90	91～110	110～130	130 以上
成年人	0.20	0.19	0.18	0.17	0.16
14～17 岁	0.19	0.18	0.17	0.16	0.15
7～13 岁	0.18	0.17	0.16	0.15	0.14
1.5～6 岁	0.17	0.165	0.155	0.145	0.135
0～1.5	0.16	0.15	0.145	0.135	0.125

附表3 Q-T间期的正常最高值

R-R 间期(s)	心率(bpm)	Q-T 间期正常值	Q-T 间期正常最高值
1.50	40	0.478	0.52
1.40	43	0.461	0.50
1.30	46	0.445	0.49
1.25	48	0.437	0.48
1.20	50	0.427	0.47
1.15	52	0.418	0.46
1.10	54.5	0.409	0.45
1.05	57	0.400	0.44
1.00	60	0.390	0.43
0.95	63	0.380	0.42
0.90	66.5	0.369	0.41
0.85	70.5	0.359	0.40
0.80	75	0.348	0.39
0.75	80	0.337	0.38
0.70	86	0.326	0.37
0.65	92.5	0.314	0.35
0.60	100	0.302	0.34
0.55	109	0.289	0.33
0.50	120	0.276	0.32
0.45	133	0.261	0.30
0.40	150	0.246	0.29
0.35	172	0.230	0.27

附表4 运动试验年龄与最大心率相关表

年龄	最大心率 bmp(极量运动试验用)	最大心率之85%bpm(次极量运动试验用)
25	200	170
30	194	165
35	188	160
40	182	155
45	175	150
50	171	145
55	165	140
60	159	135
65	153	130

附表 5 额面心电轴表

II \ I	-10	-9	-8	-7	-6	-5	-4	-3	-2	-1	0	1	2	3	4	5	6	7	8	9	10
-10	240	238	236	234	231	229	226	222	219	214		-155	-161	-168	-174	180	173	167	160	155	150
-9	-118	240	238	236	233	230	227	224	220	215		-156	-162	-169	-177	176	169	161	155	150	145
-8	-116	-118	240	237	235	232	229	225	221	215		-157	-164	-172	-180	170	164	156	150	144	139
-7	-114	-116	-117	240	237	234	231	227	222	216		-158	-167	-175	175	166	157	150	143	138	138
-6	-111	-113	-115	-117	240	237	233	229	224	217		-158	-170	180	168	158	150	142	136	129	125
-5	-109	-110	-112	-114	-117	240	236	236	226	219		-151	-175	173	161	150	140	134	128	124	119
-4	-106	-107	-109	-111	-113	-116	240	235	229	221		-167	179	163	150	139	131	124	120	115	113
-3	-102	-104	-105	-107	-109	-111	-115	240	233	224		-170	168	150	135	127	120	116	112	109	107
-2	-99	-100	-101	-102	-104	-106	-109	-113	240	229		180	130	130	120	112	109	106	102	101	100
-1	-94	-95	-95	-96	-97	-99	-101	-104	-109	-120	210	150	120	110	105	102	99	98	97	96	95
0																					
1	-86	-85	-84	-83	-82	-78	-73	-70	-57	-90	30	90	70	75	78	81	82	83	84	85	85
2	-79	-78	-77	-73	-70	-65	-60	-47	-30	-30		60	60	67	71	74	76	78	79	80	81
3	-72	-70	-67	-63	-60	-51	-41	-30	-8	5		50	50	60	65	68	71	73	75	76	77
4	-66	-63	-60	-50	-47	-38	-30	-13	7	10		43	45	56	60	64	67	69	71	73	74
5	-60	-56	-51	-45	-38	-30	-18	-5	11	18		41	45	52	57	60	63	66	68	69	71
6	-53	-49	-43	-36	-30	-19	-10	2	15	20		39	44	49	53	57	60	63	65	67	68
7	-46	-42	-36	-30	-23	-13	-4	5	16	22		37	42	47	51	55	57	60	62	64	66
8	-40	-35	-30	-22	-16	-7	1	10	18	23		36	41	45	49	53	55	58	60	62	64
9	-34	-30	-24	-17	-10	-3	6	11	19	24		35	40	44	47	51	53	56	58	60	62
10	-30	-24	-19	-13	-7	1	7	13	19	25		34	39	43	46	49	52	55	57	59	60

附表6 食道调搏法心脏生理检查诊断参考值

项目	英文缩写	诊断参考值
窦房结恢复时间	SNRT	>1400（老年>1500）ms 为导演，≥2000ms 有诊断价值
校正窦房结恢复时间	CSNRT	>550（老年>600）ms 为异常
窦房结恢复指数	SNRTI	>1.6 为异常
前5个心动周期之总和	PPC$_{1-5}$	≥5800ms 为异常
校正前5个心动周期之和	CPPC$_{1-5}$	≥1200ms 为异常
窦房传导时间	SACT	>160ms 为异常
窦房结有效不应期	SNERP	41±5ms（正常范围）
心房有效不应期	AERP	230～390ms（正常范围）
房室结有效不应期	AVNERP	240.2±26ms（正常范围）
右束支有效不应期	RBERP	350.66±69ms（正常范围）
左束支有效不应期	LBERP	346.67±41.90ms（正常范围）
旁道有效不应期	APERP	284.20±49.20ms（正常范围）

附表7 小儿正常窦性心律、窦速及窦缓

年龄	出生～6天	7天～1月	2月～1岁	2～3岁	4～5岁	6～10岁	11～16岁
窦性心动过缓	>170	>160	>150	>140	>130	>120	>110
窦性心动过速	<110	<90	<90	<80	<80	<70	<60

低电压：Ⅰ+Ⅱ+Ⅲ<0.8mV

附表8 小儿P-R间期随年龄和心率变化正常范围(s)

年龄 \ 心率 / P-R间期	<70	71～90	91～100	111～130	131～150	>150
出生1天			0.12	0.09～0.13	0.09～0.13	0.09～0.12	0.08～0.10
1天～7天				0.09～0.13	0.09～0.14	0.09～0.12	0.10～0.12
7天～1月				0.10	0.08～0.125	0.08～0.12	0.085～0.12
1月～3月					0.08～0.12	0.09～0.14	0.08～0.11
3月～6月				0.10～0.14	0.09～0.13	0.08～0.13	0.09～0.11
6月～12月				0.10～0.14	0.09～0.14	0.09～0.12	0.10
1岁～3岁		0.11～0.13	0.10～0.14	0.10～0.14		0.11
3岁～5岁		0.10～0.15	0.10～0.15	0.10～0.14		
5岁～8岁	0.14	0.10～0.16	0.10～0.16	0.11～0.14		
8岁～12岁	0.13～0.14	0.11～0.18	0.12～0.16	0.13～0.16		
12岁～16岁	0.11～0.17	0.11～0.18	0.11～0.15	0.14		

附表 9　小儿额面电轴

年龄	正常	右偏	左偏
新生儿	70°～180°	>180°	<70°
1月～1岁	10°～150°	>150°	<10°
1岁～3岁	10°～130°	>130°	<10°
3岁以上	10°～120°	>120°	<10°

附表 10　小儿心房扩大

年龄	右心房扩大	年龄	左心房扩大
6个月以内	P>0.25～0.30mV	1个月以内	P>0.09s
6个月以后	P>0.25mV	1月～7岁	P>0.10s
		7岁以后	P>0.11s

附表 11　小儿心房肥厚的主要指标

年龄	右心室肥厚	年龄	左心室肥厚
		出生～8岁	R_{V_5}>4.0mV
	V_1、V_{3R}呈 qR、qRS、R、Rs、RS、	9岁～12岁	>3.5mV
	rSR'型，V_5呈 rS 型 R_{V_1}>1.5mV	13岁～16岁	>2.6mV
		16岁以后	>2.5mV
7天以内	R_{aVR}>4.0mV		R_{aVL}>1.2mV
7天～2岁	>0.8mV		>2.0mV
2岁～7岁	>0.6mV	1岁以前	R_1+S_m>2.5mV
7岁以后	>0.5mV	1岁～3岁	>2.0mV
		3岁～16岁	>1.5mV
1月以内	$R_{V_1}+S_{V_5}$>4.0mV	出生～3岁	$R_{V_5}+S_{V_1}$>
1月～1岁	>2.8mV	3岁～16岁	4.5mV～5.0mV
1岁～4岁	>2.5mV		
4岁～13岁	>2.0mV		
13岁～16岁	>1.5mV		

主要参考书目

1. 黄宛．临床心电图学．北京：人民卫生出版社，1991
2. 山东医学院附属医院．实用心电图学．济南：山东科技出版社，1979
3. 仪忠直．实用心电图．济南：济南出版社，1992
4. 吴生国．人体解剖学．北京：人民卫生出版社，2001
5. 陈文彬．诊断学．第六版．北京：人民卫生出版社，2006
6. 张开滋．临床心脏负荷试验．北京：中国医药科技出版社，2007
7. 贾大林．冠心病心电图学．沈阳：辽宁科技出版社，2003
8. 萧传实，王红宇．心电图系列检查方法与诊断标准．山西：山西科学技术出版社，2000.8
9. 郭继鸿，张萍．动态心电图学．北京：人民卫生出版社，2003.7

图书在版编目（CIP）数据

实用临床心电图学／李保等主编．—北京：科学技术文献出版社，2009．11
（2025.9重印）
ISBN 978-7-5023-6396-3

Ⅰ．实… Ⅱ．李… Ⅲ．心电图 Ⅳ．R540.4

中国版本图书馆 CIP 数据核字（2009）第 105509 号

实用临床心电图学

| 策划编辑：丁坤善 责任编辑：付秋玲 责任校对：唐 炜 责任出版：张志平 |

出 版 者	科学技术文献出版社
地 址	北京市复兴路15号 邮编 100038
编 务 部	（010）58882938，58882087（传真）
发 行 部	（010）58882868，58882870（传真）
邮 购 部	（010）58882873
官方网址	www.stdp.com.cn
发 行 者	科学技术文献出版社发行 全国各地新华书店经销
印 刷 者	北京虎彩文化传播有限公司
版 次	2009年11月第1版 2025年9月第17次印刷
开 本	787×1092 1/16
字 数	445千
印 张	19.5
书 号	ISBN 978-7-5023-6396-3
定 价	40.00元

版权所有 违法必究

购买本社图书，凡字迹不清、缺页、倒页、脱页者，本社发行部负责调换